咀嚼吞嚥困難
多職類整合照護 全書
運用KT平衡圖表的由口進食支援全技巧

口から食べる幸せをサポートする包括的スキル 第2版：KTバランスチャートの活用と支援

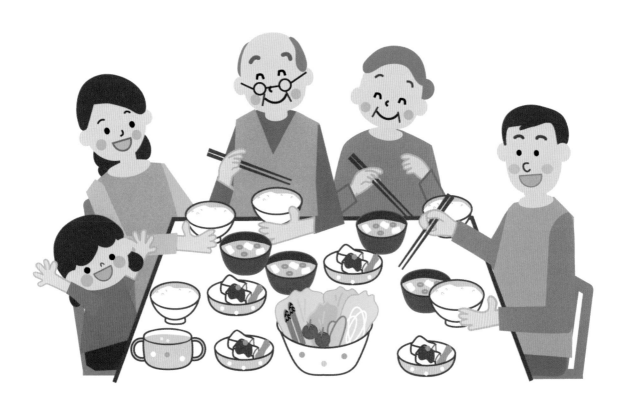

小山珠美 編

陳光棻、蔣君莉 譯

咀嚼吞嚥困難多職類整合照護全書
運用KT平衡圖表的由口進食支援全技巧

口から食べる幸せをサポートする包括的スキル 第2版:
KTバランスチャートの活用と支援

編　　　者	小山珠美
譯　　　者	陳光棻、蔣君莉
封 面 設 計	呂德芬
中文版編輯	張海靜
行 銷 業 務	王綬晨、邱紹溢
行 銷 企 畫	曾志傑
副 總 編 輯	張海靜
總 編 輯	王思迅
發 行 人	蘇拾平
出　　　版	如果出版
發　　　行	大雁出版基地

地址 台北市松山區復興北路333號11樓之4

電話 02-2718-2001

傳真 02-2718-1258

讀者傳真服務 02-2718-1258

讀者服務信箱E-mail　andbooks@andbooks.com.tw

劃撥帳號 19983379

戶名 大雁文化事業股份有限公司

出 版 日 期	2020年12月 初版
定　　　價	850元
I S B N	9789578567764

Authorized translation from the Japanese language edition, entitled
口から食べる幸せをサポートする包括的スキル 第2版: KTバランスチャートの活用と支援
ISBN: 978-4-260-03224-7
編集: 小山珠美
published by IGAKU-SHOIN LTD., TOKYO Copyright© 2017
All Rights Reserved. No part of this book may be reproduced or transmitted in any form or by any means, electronic or mechanical, including photocopying, recording or by any information storage retrieval system, without permission from IGAKU-SHOIN LTD.

Complex Chinese Characters edition published by大雁文化事業股份有限公司如果出版事業部
Copyright© 2020 through HONNO KIZUNA, Inc., Tokyo and FUTURE VIEW in Taipei.

國家圖書館出版品預行編目（CIP）資料

咀嚼吞嚥困難多職類整合照護全書：運用 KT 平
衡圖表的由口進食支援全技巧 / 小山珠美編；陳光
棻, 蔣君莉譯 . -- 初版 . -- 臺北市 : 如果出版：大雁
出版基地發行 , 2020.12
　　面；　　公分
譯自：口から食べる幸せをサポートする包括的ス
キル：KT バランスチャートの活用と支援
ISBN 978-957-8567-76-4
1. 吞嚥困難 2. 健康照護
415.51　　　　　　　　　　　　　　　109017968

　　治療吞嚥障礙需跨領域團隊合作才易成功。然而，各職類有其專業評估方式，如何透過一個簡易明瞭的平台，進行整體性的評估並追蹤其進度，是我們一直在努力的目標。小山珠美老師的KT平衡圖表（Kuchikara Taberu Balance Chart; KTBC）涵蓋吞嚥相關的四大面向：身心醫學面向、吞嚥功能面向、姿勢‧活動面向、進食狀況‧食物質地‧營養面向，以及十三項五等級量表項目，並透過雷達圖示呈現進展，是非常值得參考的方式。

　　目前在台灣吞嚥照護領域，各專業之間均使用各自的評估表單，未有共通的評估量表，利用KT平衡圖表可讓各專業之間快速了解彼此的結果。特別在高齡長照場域中，許多患者的吞嚥困難不同於醫院中因急性疾病造成的吞嚥困難有較佳恢復潛力，有時使用單一評估表難以呈現吞嚥障礙者全人的變化，此量表可帶給高齡社區吞嚥照護一個較為全觀的評估面向分數。然而，各國家有不同的文化背景及醫療人員的養成方式，過去台灣較依循歐美對吞嚥困難的治療模式。首先會確認及分析吞嚥異常所在，再進行適當的訓練及吞嚥策略調整，進行這些工作需為國家專業認定之醫療人員。

　　這本書提供了另一種治療吞嚥困難的模式，在利用這套系統時需注意選擇合適的病患及醫療人員的訓練及認證，畢竟，吞嚥困難的訓練治療稍一不慎會造成患者的吸入性肺炎甚至死亡。

　　我強烈推薦在臨床上需處理吞嚥困難的醫護人員都能閱讀這本書，我相信它一定會給您帶來重要的參考及啟發，對未來照顧吞嚥困難患者有很大的幫助。但也呼籲閱讀者要了解其中真正的內涵，小心行事，如果只是依樣畫葫蘆，也可能造成病患風險及傷害。

王亭貴

（台灣大學醫學系復健科教授／台灣咀嚼吞嚥障礙醫學會理事長）

「吃」這件事，能讓人填飽肚子、攝取營養，也能滋潤乾渴的喉嚨、消除疲勞，是我們日常生活的一部分。吃也能讓人開心暢談，享受幸福時光，更能成為面對明天的活力，是無可取代的生命泉源。因此協助「由口進食」，是在維護人類的尊嚴，也可說是在保障人生幸福的權利。

但是，隨著需要照護的高齡者日漸增加，進食機能衰退的人也愈來愈多。而且，因為經管營養的普及，與過度擔憂「誤嚥」，都讓大眾對無法進食的患者及其家屬的痛苦缺乏「同理心」，也讓「協助進食技巧的精準度」逐漸降低。

有句話說「不吃東西讓人絕望」。人類每天大約分泌一公升唾液，但當長期處在不吃飯、不說話、臥床的狀態時，身體就會慢慢不再分泌唾液，口腔內部會變得極為乾燥。此外，殺菌的能力也會變差，口腔會成為細菌的溫床，讓人容易生病；難以用呼吸道呼吸，大腦機能衰退，進而導致廢用症候群等連鎖反應。更嚴重的是，無法填飽肚子，生存的希望被剝奪，讓人喪失活力。也就是說，因為不由口進食，會讓影響健康或長期臥床的問題一一出現。考慮到這些狀況，讓人不得不問，真的有那麼多人必須不由口進食嗎？

要協助「由口進食」，不只是要關注營養和吞嚥功能，更必要的是要為人提供所需的綜合評估與處理方法。

為此，我們不能只看個案的劣勢或困難點，而是要提供良好的照護、復健，並具備足夠的協助進食技能，知道如何運用個案好的能力與優勢以彌補不足的部分。此外，也要將協助的成果視覺化、提高技巧的精準度，以將技巧傳承到將來。

我們希望透過不同職類的相互合作，支援人類與生俱來的「進食」能力，運用這些協助進食技巧，串連起人人想進食的希望，讓所有人都能在更幸福的高齡社會生活下去。我們秉持著這樣的想法完成了這本書。

此外，為了提升技巧，本書也使用了大量的照片，盡可能在視覺上讓處理方法更容易理解。請從每一張照片中感受當事人努力進食並想恢復健康的心情，以及照顧者們衷心的祈願吧。同時也藉此機會，向允諾拍攝的當事人及其家屬、相關機構的負責人們，致上最深的謝意。

參與撰稿的所有人員都衷心期盼，本書能夠成為各位讀者在支援行動上的指引，也希望由口進食的幸福能夠廣為大眾所理解。最後，由衷感謝醫學書院的北原拓野先生，在企劃、編輯、鼓勵與細節上給予的極大協助。

二〇一五年八月

編者　小山珠美

我們開發了一種能在觀察與實務中，評估並制定協助進食策略的「由口進食平衡圖表」（以下簡稱為KT平衡圖表）。這是一種協助由口進食的綜合技巧，二〇一五年時曾出版了本書的初版。之後，這個KT平衡圖表被許多不同職類的各界人士廣為使用，視為一種容易評估及共享的工具；也開始有許多機會在學術研討會等中，發表實際使用KT平衡圖表的成果報告。同時，也感受到許多醫療從業人員終於開始認知：「未經確實評估就認定『有誤嚥的危險所以不可以由口進食』，是一個問題」。

但是，由於管餵太過輕鬆方便、吞嚥功能檢查門檻過高、對吸入性肺炎過度擔憂，以及協助進食技巧不足等等原因，禁止由口進食的醫療行為一直仍然存在。但在本書的初版序中也曾提到，對無法進食的患者及家屬要有「高度的同理心」，這也同樣重要。

大家希望生活在什麼樣的高齡社會中呢？難道不會希望能幸福地生活在一個到人生臨終之前，都能持續進食的溫柔社會裡嗎？

如果因為疾病等原因損害了健康，盡早由口進食，縮短不由口進食的時間非常重要。但影響維持或恢復飲食過程的，絕不會只有單一因素。讓進食姿勢穩定、調整食物質地，以更加安全的技巧協助進食等，都不可或缺。此外，配合多種醫療相關職類來共同推動如：預防併發症發生、完善口腔護理技巧、協助提升活動性，提供營養照護等的整合照護與復健，也同樣重要。最重要的是，希望能站在對方的立場，同理對方希望能夠感受由口進食的幸福這一點。

抱著這種心情所開發的KT平衡圖表，在本書初版出版之後，進行了信度與效度的相關研究，研究結果被刊登在《美國老年醫學會期刊》（*Journal of the American Geriatrics Society*）上，這堪稱是一大成果。此外，過程中也將KT平衡圖表初版中所使用的文字敘述，重新修正到能讓使用者更容易評估。最終版的KT平衡圖表更新在這次的第二版中。自初版出版後僅僅兩年，KT平衡圖表已受到國際的認可，被視為一項可以廣泛在醫院、社福機構、居家照護實務與研究上使用的工具，並不斷進化，成為能邁向未來的重要資產。

參與撰稿的所有人員都衷心期盼，本書能夠成為通往由口進食幸福之路的穩固指引。並且由衷感謝醫學書院的北原拓野先生，繼初版之後，在企劃、編輯、激勵與細節上給予的極大協助。

二〇一七年六月

編者 小山珠美

● 編輯

小山 珠美　　NPO 法人守護由口進食的幸福協會理事長、護理師

● 撰稿

古屋 聰　　山梨市立牧丘病院院長、醫師

前田 圭介　　玉名地區保健醫療中心攝食吞嚥療法科、醫師

小山 珠美　　NPO 法人守護由口進食的幸福協會理事長、護理師

安田 廣樹　　櫻十字病院呼吸道科主任、醫師

藤本 篤士　　札幌西圓山病院牙科診療部長、牙科醫師

黃金井 裕　　日本醫科大學多摩永山病院語言治療室、語言治療師

一瀬 浩隆　　I 訪問牙科診所院長、牙科醫師

金 志純　　東京小兒療育病院看護・生活支援部、護理師

竹市 美加　　NPO 法人守護由口進食的幸福協會副理事長、護理師

寺本 千秋　　紀州復健照護訪問護理站、職能治療師

若林 秀隆　　橫濱市立大學附屬市民綜合醫療中心復健科講師、醫師

社本 博　　南相馬市立綜合病院腦外科／福島縣立醫科大學災害醫療支援講座、醫師

嶋津 小百合　　熊本復健病院營養管理科長、營養師

小椋 泉　　金田病院營養科長、營養師

宮田 榮里子　　紀南病院護理部、護理師

甲斐 明美　　調布東山病院護理部主任、護理師

安部 幸　　三重病院護理部副護理部長、護理師

建山 幸　　櫻十字病院護理部護理長、護理師

長野 奈巳　　櫻十字病院護理部、護理師

榎本 淳子　　玉名地區保健醫療中心醫療合作室、護理師

鹽野崎 淳子　　村田當天來回外科手術 WOC 診所訪問營養支援中心（仙台）、營養師

小野寺 裕子　　特別養護老人之家惠潮苑、護理師

小山 龍也　　特別養護老人之家惠潮苑、照護福祉士

第 1 章

支援由口進食
幸福的意義

支援由口進食幸福的意義

山梨市立牧丘病院　古屋聰

「由口進食」是每個人都應該被保障的「權利」

　　「想支援由口進食的幸福」是所有患者、家屬，還有許多醫療、照護從業人員共同的想法。我們在日常生活中都有這樣的感覺吧，「眼前好吃的飯菜真是美味」、「能和家人一起圍著餐桌吃飯很開心」、「能和喜歡的人一起享用美食真高興」——我們身邊的世界四處充滿著食的喜悅，並且，我們聽到「世界上有好幾億孩子為飢餓所苦」的報導時，也會為此心痛。但是世界上還有另外一種，雖然不缺乏食物，但卻難以感受「食之喜悅」的情況存在。這種情況我們在醫療、照護工作的第一線經常看到。

　　所有動物都一樣，「如果不從嘴巴進食就會死」，人類也是如此。
　　換言之，「進食」和「活著」是同義詞。
　　因此，「由口進食」可說是只要是人類就應該獲得保障的「權利」。

　　以前，人類最害怕的一種死法就是「餓死」。
　　人心最恐懼的懲罰或拷打就是「不准吃飯」。

　　而這麼可怕的「不准吃飯」，在目前的醫療第一線，卻輕易地就被說出口。不是因為個案沒有意識無法讓他進食，也不是因為嚴重的消化道疾病等導致的腸道吸收困難，而是因為在個案突然發炎或處於壓力下時，醫療人員的技巧不夠確實，也缺乏自信，因此逃避協助個案進食；藉由一般人對醫療行為的過度依賴，同時又藉口使用了沒有特別的營養功效的靜脈營養劑，經常宣布病患要禁止由口進食。

　　如果醫療人員對有疾病症狀時常伴隨出現的廢用症候群、肌少症和營養不良等危機沒有敏感度，隨意使用抗生素，也沒有採取任何作為避免個案失去由口進食的能力，久而久之，就會傾向使用沒有任何人想用的人工營養。更不用說，在禁止個案由口進食的時候，真的已經充分確認過患者本人的想法了嗎？

　　沒有充分確認患者本人的想法與意願，沒有說明預後狀況，在這種狀態下僅以「這是為了治療」的說法，就宣告停止與維持生命最息息相關的「進食」。

　　這難道不是對「生命權利」的褻瀆嗎？
　　這難道不是對「人類尊嚴」的侵害嗎？

以為醫療能夠左右人生的錯覺

昭和三十（一九五五年）年代之後，在經濟高度成長的背景下，醫療技術急速進步、日本導入了引以為傲的全民健保制度，讓日本的高齡者獲得許多醫療照顧，長期住院安養也終於能夠實現。但從另一方面來看，卻也造成大眾過度信任醫療「在延續生命上，總是能發揮決定性的力量」，結果產生了一股在不可避免的人生臨終期也希望過度醫療的風潮，讓「人類的死亡」離現實生活愈來愈遙遠。這導致產生了一種「醫療能夠左右人生」的錯覺，讓醫療相關從業人員在決定患者的人生時，誤以為醫療及醫療人員的立場要更優於患者或患者家屬的決定。

EBM（evidence-based medicine，實證醫學）的發展，讓醫療技術的成果更容易相互比較，更能揭露在大眾面前，但同時也讓醫療的極限變得愈來愈明確。

有些人認為，讓「被禁止由口進食」的患者「重新進食」，一定要有相關的實證。這個想法原本是推動評估和技能標準化的正確學術心態，但有時卻越了界，反而窺見醫療人員（尤其是醫師）想控制患者，或是試圖站在照護團隊金字塔頂端的心態。絲毫不見「維護人權」、「貼近當事者人生」的謙虛態度。

正如一開始所說，「由口進食」是人權，本來就應該是最優先考量的事項。

然而，有些人就是無法從嘴巴進食。或許是起因於特殊的消化道疾病（發炎性腸道疾病等），或許是因為口腔至腸胃部位的癌症等相關臟器的損傷，但醫療技術的進步帶來了福音。胃造口·腸造口的技術、全靜脈營養療法的發展，為完全無法從口進食的患者，開創出一條讓人生延續的道路。醫療技術為患者帶來能與家人、心愛的人共度珍貴時光的「幸福」，即使無法從口進食，「幸福」也應該存在。

但「胃造口」終歸是一個工具，而且並不是「放棄的工具」。是為了生存所需、為了進一步復健，讓身體能好好攝取營養，延伸至下一階段的工具。正如前面所說，胃造口應該是一種能夠讓患者藉著使用它，盡可能與自己珍視之人，有更長的時間共享人生豐富價值的工具。

有沒有「技能」讓患者進食

然而，現在「胃造口」這個原本應為患者帶來幸福的醫療技術，卻矛盾地未能為患者帶來幸福。問題在於醫療本身行為造成的廢用，導致患者難以再度回到由口進食，因為使用了「胃造口」，結果反而侵害了「進食」的權利。但這其實與「吞嚥障礙」所伴隨的專業知識與技能未充分普及的現象息息相關。

因為「沒有技能讓患者進食」，所以選擇了經管營養。可是患者長期住院，會造成醫院經營上的困難，所以為了方便患者出院或轉移至其他機構，設法做些「看起來像在補充營養」的事，大量裝設了胃造口。如果這個方式不利於健保點數計算，就維持鼻胃管灌食，甚至採取全靜脈營養療法。在這些醫療行為背後，絲毫感受不到好好面對患者人生的態度。

總之，「就是要讓患者能由口進食」。即便身陷病痛，只要及早開始讓患者盡可能安全地進食，就能維持患者由口進食的能力。此外，即便機能受損，裝設了胃造口，長期無法進食，但還是有少數可能性，透過正確的評估與到位的照護技巧，有機會重新獲得由口進食的能力。

這也是醫療、照護從業人員的「能力」問題。我們醫療、照護從業人員是可能成為患者及其家屬的「一般人」，但另一方面卻也是不折不扣的技術人員。

我們當然希望能夠具備身為專家的「能力」。

為了成為能對人類幸福有所貢獻的專業人員

照片中的個案因為有常壓性水腦症（NPH），不得不進行引流手術並裝設胃造口，但後續經由本人、家屬與照護團隊數年的努力，由口進食這件事從偶一為之的小確幸，最後終於恢復到三餐都能自己進食。許多不同職類的相關人員，一起研究食物質地與協助如何用餐，這是所有人一路以來努力的成果。某一天當筆者前往該個案家中訪查時，這位個案正靠著自己的力量吃飯，還不知不覺地露出了得意的表情！（照片1）這當中蘊含了「行使自主權的滿足感」與「由口進食的幸福」。

照片2～5是由個案們的家屬和親友傳來的「由口進食的幸福‧讓人進食的幸福」的各個場景。

人都會老。無論是誰，生命的盡頭終將到來。人是「為了活著」而吃，也是「一邊吃」才一邊活到了現在。直到生命的終點都想從嘴巴進食是理所當然的。

如果身體的機能全都衰退了，當然吃東西也會變得困難，但如果直到臨終之前都能夠從嘴巴進食，就不會想接受不必要的點滴，患者和家屬也能非常滿足地迎接這個時刻的到來。

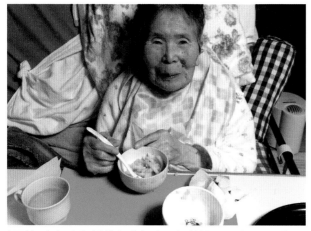

（照片1）個案經過數年的努力，終於擺脫胃造口，恢復獨立進食能力的「得意表情」

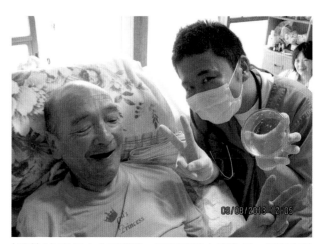

（照片2）東日本大震災後，不得不裝上胃造口，但現在已經恢復到能夠吃最喜歡的拉麵，不禁比出勝利手勢的個案與陪跑員

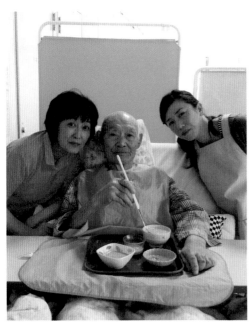

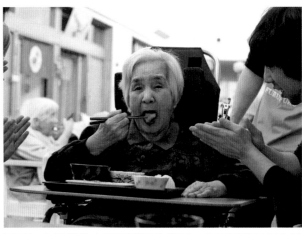

（照片4）終於能自己用筷子吃飯了，今天是筷子紀念日
（宮城縣氣仙沼市「惠潮苑」）

（照片3）終於能夠靠自己的力量進食，讓機構的照護人員也覺得很開心（宮城縣氣仙沼市「菩提樹之森」）

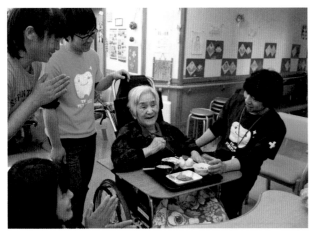

（照片5）終於能自己用筷子吃飯的患者是團隊的驕傲（宮城縣氣仙沼市「惠潮苑」）

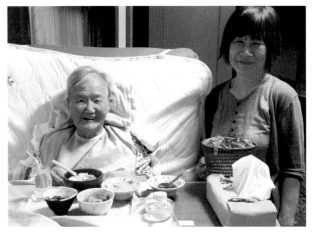

（照片6）和家人一起晚餐，今天也平靜地迎接幸福的時刻

　　即便在醫療行為已沒有力量時，人們還是能抱著希望繼續活下去。

　　我們想成為支持大家盡力走到最後的專家。

　　我們做為一個人，自己也和對人類非常重要的「吃」這件事有關；我們做為專業醫療、照護工作從業人員，也擁有對進食與協助進食的專業知識與技巧；但只有在我們貼近患者的期望或選擇時，才真正能夠成為對患者的幸福有所貢獻的專業人士。

　　以前，在選擇自己的職業時，我們的期望是什麼？

　　為了希望能「對人類的幸福有所貢獻」，所以我們選了這份工作。

　　「支援由口進食的幸福」這項行動，也是我們希望能得到肯定的人生選擇。

我們為了「維護由口進食的尊嚴」而創立，為了「守護由口進食的幸福」而行動。本書是為了這些直到最後，都想體驗「由口進食的喜悅」的患者和家屬，以及那些抱持著「支援由口進食的幸福」的相同目標，但現在還未相遇的夥伴們所編撰的。

高齡者模式中飲食支援的有效性與展望

玉名地區保健醫療中心　**前田圭介**

　　近來日本的人口統計當中，六十五歲以上高齡人口所占的比例——即高齡化的比率，上升至約27％。再半個世紀之後，預估會上升至約40％。從一九七〇年代前期開始，日本人的平均壽命超過了七十五歲，之後以肺炎為主要死因的死亡人數日趨增加，目前日本的肺炎死亡人數已經是一九七〇年代前期的四・四倍（**圖1-1**）。由此可以推測，肺炎死亡人口主要是七十五歲以上的高齡者，這意味著即將來臨的40％都是高齡者的的高齡化時代裡，高齡者的肺炎照護是我們要面臨的課題。

　　高齡者的肺炎絕大多數都是與誤嚥有關的肺炎。建立吸入性肺炎的預防照護及有效的治療體系，理解、學習相關技術，並在第一線提供這些技術，是我們目前追求的目標。為此，一定要從以往被視為不可動搖的、按疾病及內臟器官分類的醫療模式，轉換成今後不可或缺的高齡者照護模式。在本節當中，將討論高齡者的照護模式與飲食支援。

以往的醫療模式

　　上個世紀時醫療有了戲劇性的進步。原本是以症狀和病程為中心來診斷疾病，後來影像檢查、血液檢查、細菌學檢查、病理學檢查等各種各樣檢查方法也逐漸確立，精準度也隨著時代不斷提升。能正確且早期診斷出疾病，可謂是診斷學上的進步。

　　此外，為了治療疾病也發明了許多新藥。因為對疾病愈來愈瞭解，藥品開發技術獲得改善，高效能的藥物一一出現；手術方法也進步了，對人體侵入性較低的外科治療席捲了時代。這一類藥物與手術的出現，可謂是治療學上的進步。

　　醫師的使命是藉由診斷與治療提供最好的醫療。的確，比起上一個年代，許多疾病的治療成效都日益進步。但諷刺的是，這個進步卻造成了只關注內臟器官與疾病的弊病，造成不易將焦點放在把患者視為一個人來治療、照護這件事情上。最近，因為前所未有的超高齡社會到來，也開始有醫療相關人士對這個傳統醫療模式的極限表示意見。呼籲除了傳統醫療外，還有全人醫療的必要。

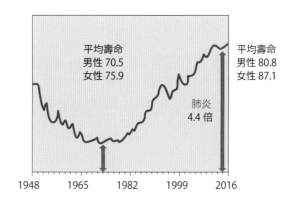

圖 1-1　日本肺炎死亡人數與平均壽命
（根據日本厚生勞働省《人口動態統計月報年計》
〈簡易生命表〉）

高齡者模式

WHO（世界衛生組織）提倡以ICF（International Classification of Functioning, disability and health，國際健康功能與身心障礙分類）來定義健康狀態，以及作為協助的工具[1]（**圖1-2**）。在ICF中，把內臟器官、身心障礙視為身心機能及身體結構的範疇。在以往的醫療模式中所診察的，或許就是這個範疇。但除此之外，ICF中還包括了活動、參與、環境因素、個人因素等，合計以六個面向來評估健康問題。可見身體活動與社會參與也是與疾病治療同等重要的因素。而且，為了達成這兩個面向，還要掌握與個案相關的環境因素，以及個案的個人特質，為每個個案分別制定計畫和進行協助。

在預防有進食問題或身體障礙的高齡者發生吸入性肺炎，或是在治療吸入性肺炎的照護中，不妨導入ICF的概念。引發吸入性肺炎的因素包括了ADL（Activities of Daily Living，日常生活活動）低下、營養不良、吞嚥障礙、認知功能低下、口腔衛生不佳等，這些是無法靠藥物或手術預防的。接受吸入性肺炎治療的患者中，約有四成的高齡者有進食功能衰退[2]的經驗。這個治療中遇到的問題，也是藥物或手術無法因應處理的。以ICF的概念為軸心，訂定活動或參與的個別目標，多面向進行支援至關重要。

周全性老年評估（CGA）

CGA（Comprehensive Geriatric Assessment，周全性老年評估）[3]是適用於高齡者的綜合評估方法。在CGA當中，除了身體機能與營養狀態外，同時也注重醫學、藥學與認知、心理、社會等面向（**圖1-3**）。CGA與ICF同樣是多面向的評估工具，在海外已有許多報告指出CGA的研究成果。針對因各種疾病而住院的高齡者，運用CGA進行評估，由多種不同職類的相關人員介入，就可能有降低死亡率，逐漸減少身體障礙、提升出院率、降低再住院率等成效。

日本醫療給付制度中，在「綜合評價合計」的項目中就有CGA這一項。但原始的CGA所追求的結合多方面綜合評估、介入計畫、介入管理、再評估當中，在實際臨床上，往往只把焦點放在多方面評估中的一部分而已。高齡者隨著年齡增加，會發生各式各樣生理上的變化。進行個別評估、定期監測介入計畫，一邊適當調整介入內容一邊做出因應處理，才能稱得上是考量到個案個別需求的細膩照護。

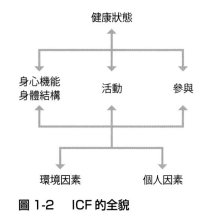

圖 1-2　ICF 的全貌

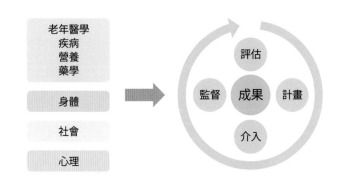

圖 1-3　CGA 的多面向評估與介入流程

飲食支援與高齡者照護

對於有進食困難的人提供進食上的協助稱為「飲食支援」。就如同本書所一貫描述的，飲食支援要關注的要素非常多（多面向），毫無遺漏地涵蓋眾多要素（綜合）的支援非常重要。換言之，僅只是進行「吞嚥復健」，並不是飲食支援。吞嚥復健只是飲食支援的其中一個面向而已。

飲食支援的概念比較接近ICF或CGA所代表的高齡者照護模式。高齡者的飲食支援要從先擬定一個照護計畫開始，毫無遺漏地解決目前的整體健康狀態、潛在疾病、藥物、口腔問題、吞嚥問題、認知功能問題、ADL、進食動作、食物質地、營養狀態、居住環境、支持環境系統、本人意願等多方面的問題。接下來，必須按照計畫介入、再評估、再計畫，這般反覆進行支援。無法從傳統醫療模式轉換到高齡者模式的醫療從業人員，往往都「只」關注吞嚥障礙的部位和程度，以及相對應的吞嚥復健為何而已。

KT 平衡圖表的信度與效度

高齡者飲食支援需要的是多面向且綜合性的支援。由我們開發，在本書中所介紹的「KT平衡圖表」中的各項目，就是為了要能夠綜合支援多面向而設計的。此外，透過繪製成雷達圖，將其「視覺化」，也有助於不同職類之間共享資訊。藉由比較各張按照時序進展的雷達圖，能更直觀地掌握其改善的程度。沒有獲得改善的項目，就必須重新計畫介入方案。

KT平衡圖表（英語名稱：KT index）作為一項工具的信度與效度，於二〇一六年經過研究之後，已經證明具備充分的準確度[4]。尤其值得一提的是，信度（再現性）的研究，是有賴於長照機構的人員評估的。因此，這並不是一個只能由完成特殊訓練的人員，或具備相關證照的專家才能進行評估的工具。它具備任何人都能運用自如的優勢，所以可以有效地運用在所有飲食支援的現場。

今後的展望

就如同CGA在高齡者的復原過程中有良好的效果一樣，正確的飲食支援應該也能在解決高齡者飲食問題、預防與治療吸入性肺炎上發揮作用。雖然這仍處於在學會發表論文的階段，但已經開始有許多數據與案例報告，顯示了KT平衡圖表的有效性。此外，處處可見英文文獻指出，以類似概念為基礎所進行的營養導向的復健，能有效地改善吞嚥障礙[5-7]。今後也期待在各種場合（醫院、照護機構、居家醫療等）裡出現有效的研究。

若想要多面向且整合性地推展高齡者的飲食支援，勢必會為協助用餐者帶來煩惱。因為根據協助用餐者的技巧高低，高齡者在用餐中的誤嚥量與進食量會出現差異。由於誤嚥或進食量下降（營養不良）可能會成為肺炎或併發症的導火線，所以提升協助用餐者的技術水準，是進食協助相關工作者的使命。用餐協助技巧較難在課堂講座上學會，希望相關人員能透過實用技能研討會，磨練協助用餐者的實際技能與實務能力。

高齡者飲食支援的關鍵詞，就是多面向且綜合性的評估與介入，並鑽研協助用餐的技術。希望與高齡者照護相關的所有人，都要先記住這些關鍵詞。

朝向移除氣切之路

氣管切開術會在①長期需要人工呼吸氣道時、②需要確保能抽吸大量呼吸道分泌物時、③處理上呼吸道狹窄問題等的目的之下進行。

若爲進行性疾病，有時裝了氣切造口會無法移除，但若是在肺炎重症、腦血管疾病等的急性期所進行的手術，只要急性期過了，氣切的必要性就會消失，經常能把氣切造口移除。

氣管切開在確保呼吸道上雖是安全的方法，但仍會有頸部感覺不適、喉部上抬動作受限引發吞嚥障礙、空氣不通過鼻腔導致嗅覺變差、咳嗽力變弱、未加濕的空氣流入下呼吸道造成呼吸道乾燥等許多問題。因此，當必要性消失時，考慮移除氣切造口也很重要。

氣切管上附有氣囊的目的，是在防止正壓呼吸器的氣漏，不是爲了預防誤嚥。在進行吞嚥動作時，若我們的氣管與氣囊不密合，累積在氣囊上方的東西會容易流進氣管內，此外，當氣囊壓迫到氣管時也會阻礙喉部的活動，導致容易誤嚥。實際上在反覆誤嚥唾液，需要頻繁抽吸的案例中，也曾有過只是去除氣囊，就不再需要抽吸的經驗。我們有時會聽到「在吞嚥訓練時提高氣囊壓力」的指示，但筆者認爲這個指示是個誤會。

下圖介紹筆者進行移除氣切套管時的流程。

關閉氣切（造口）的時機，是在不再發生大量的誤嚥、能夠自己咳出痰液的時候。因此，若進行本書28頁「③呼吸狀態」項目中所提示的評估與方法，抽吸的次數就能減少，也能強化咳嗽力。在氣切（造口）關閉之後，很多患者都說「喉嚨沒管子舒服多了」。每當這種時刻，都能實際感受到是真的消除了患者的痛苦。希望相關人員在進行治療時，都能時時意識到盡量不要讓不必要的氣切持續下去。

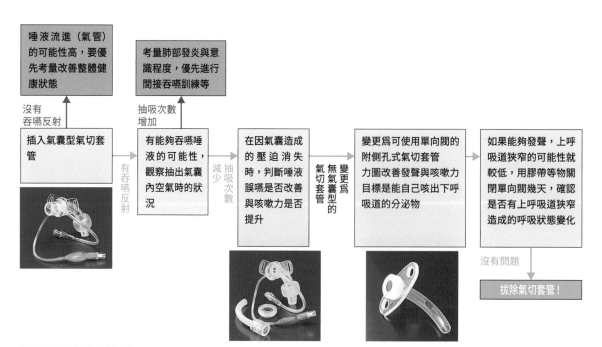

移除氣切套管的流程

（安田廣樹）

第 2 章

達成由口進食需要的綜合評估與支援技巧

介紹KT平衡圖表的綜合評估項目

開發 KT 平衡圖表的目的

　　隨著需要照護的高齡者日益增加，吞嚥功能衰退的人也日漸增多。支援由口進食，除了考慮吞嚥功能之外，也需要考量QOL（quality of life，生活品質）所提到的，從「人類生活的整體面向」來進行評估與支援。

　　但是，過去許多書籍的內容，大多只偏重在吞嚥功能或營養等身體機能的部分，並沒有結合身心各方面的綜合評估方式與支援技巧。此外，經常都只是由特定的專業職類在固定情境下做出評估、診斷，因此產生了評估情境與生活情境之間的落差。且更大的問題是，一旦被診斷為無法由口進食，幫助這些人再度回到由口進食的支援體系與技巧也都很薄弱，所以有許多需要照護的高齡者希望能恢復由口進食的願望，就再也無法實現。

　　沒有人是完美的。身體脆弱的時候，如果能用其他的方式來彌補不足的部分，就有可能恢復健康或達到身心平衡。協助高齡者「由口進食」的人也一樣，經驗和能力往往各不相同。於是，我們開發了由不同職類進行綜合性評估，再配合協助技巧的「**由口進食平衡圖表**」（**Kuchikara Taberu Balance Chart**，以下稱為「**KT平衡圖表**」或「**KTBC**」）。

　　有吞嚥障礙且需要照護的高齡者，往往有無法自己解決的問題。因此，需要多面向且有系統的協助技巧。換言之，在面對這些個案時，不僅要從醫學、照護的面向介入，也需要有方法和技巧支援他們成為能因為「吃」而積極生活的人。

　　KT平衡圖表開發的用意，是在提供綜合性的協助技巧與照護，彌補個案不足的部分，並且引導出個案的潛能與優勢。而且，在不同職類進行綜合性評估，並同時展開治療、照護、復健時，可將其做為把成果視覺化的工具。

KT 平衡圖表的概要

　　KT平衡圖表的評估內容由十三個項目所構成（**圖2-1**）。

1）**身心醫學的面向**〔進食意願、整體健康狀態、呼吸狀態、口腔狀態〕

2）**吞嚥功能的面向**〔認知功能（用餐期間）、咀嚼・後送、吞嚥〕

3）**姿勢・活動的面向**〔姿勢・持久度、進食動作、活動〕

4）**進食狀況・食物質地・營養的面向**〔進食狀況水準、食物質地、營養〕

　　十三個項目分別以1分至5分來進行評分，對得分較低的項目要採取更優質的照護，以及可使其更進步的方法與技巧。得分較高的項目可視為優勢條件繼續維持，以優勢來彌補不足的部分，全面追求生活的平衡與和諧。

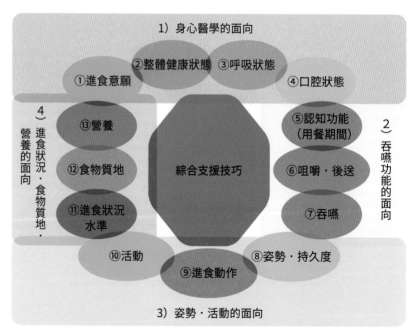

圖 2-1　為達成由口進食所需的綜合評估面向與支援技能要素

　　KT平衡圖表的綜合評估項目，讓個案需要介入的面向、能力良好的部分、介入後的變化都可以視覺化，這讓各個個案、家屬與不同職類之間，能夠共享這些資訊。不僅在醫療機構，也能夠有效運用在社福機構或居家（醫療照護）的團隊工作上。此外，由於這是能夠視覺化的工具，所以也有助於聚焦在個案的不足之處上，擬定具體的計畫。

　　KT平衡圖表的十三項評估內容，分為以下四個面向，它們是彼此連動的。

1）身心醫學的面向

①**進食意願**：進食意願很多時候會因為疾病或狀態不佳而受影響，與維持生命直接相關。

②**整體健康狀態**：整體健康狀態，還有發燒、呼吸狀態，需要進行多方面的醫療監控。

③**呼吸狀態**：呼吸狀態是肺炎的重要因素，是與安全進食直接相關的醫學面向。

④**口腔狀態**：口腔的衛生狀態與呼吸器官感染或全身疾病有關。

2）吞嚥功能的面向

⑤**認知功能（用餐期間）**：認知功能會大幅影響整個進食行為與吞嚥動作。

⑥**咀嚼・後送**：由於拿取食物、咀嚼・後送，與進食的行為是連動的，所以必須要能誘發出這一連串動作。

⑦**吞嚥**：能夠做到認知、拿取食物・咀嚼（咬斷、磨碎）・後送，就能引發出吞嚥動作。此外，用狹義的吞嚥定義（吞下食物），進行更簡易的評估，就有機會及早開始進食。

3）姿勢・活動的面向

⑧**姿勢・持久度**：如果個案的姿勢能夠從不穩定改善為穩定，就能管理誤嚥或窒息的風險，也有助於安全舒適地由口進食與更進步到能獨立進食。

⑨**進食動作**：如果能夠自行做到拿取食物的動作，就能減輕照護者的負荷，也能提高個案的認知功能與自理能力。

⑩**活動**：提升身體活動性，能讓進食量穩定，預防長期臥床。

4）進食狀況・食物質地・營養的面向

⑪**進食狀況水準**：要確認經口攝取與非經口攝取營養量的平衡，以做為增加由口進食量的指標。此外，也要研究如果無法只靠由口進食達到足夠營養時的營養處置。

⑫**食物質地**：為能安全美味地進食，在食物質地上做適當的變化，就能夠開始、維持並提升由口進食的能力。

⑬**營養**：穩定的營養狀態是追求身心和諧，且能夠繼續有效進食的指標。

KT 平衡圖表的評估標準與運用方法

在KT平衡圖表中，把十三個項目分別以1分～5分來進行評分，並製成雷達圖（1分：很差或是困難／2分：差或困難／3分：稍微差或困難／4分：大致良好／5分：相當良好）。

為了維持個案身心狀態的良好，關於得分較低的項目，要力求加強該項目所需的照護，並要整合不同職類檢討能夠一分一分提高的方法。得分較高的項目，則以維持、強化為目標，繼續原有的照護與復健。透過視覺化的圖表，在針對改善不足的部分進行介入時，可以用具體的分數指出照護或復健的改善目標，也能讓團隊每個成員該做的事更為明確。

再加上，觀察介入前後KT平衡圖表的變化，不只能得知問題點和成果，也能運用在改善下一次介入時的方法上。但是，KT平衡圖表也不光只是看分數上升與否，癌症、罕見神經疾病、安寧照護的患者，有時也會出現分數降低的情況，以這些變化來進行評估，研究什麼樣的方法才能有助於改善個案的生活品質，也同樣重要。

透過KT平衡圖表，能夠客觀地掌握個案的全貌。藉由吞嚥團隊及NST（Nutrition Support Team，營養支持小組）等的案例討論會、用餐訪視、居家支援團隊來共同暸解這些變化，就能更清楚看出需要改進的方向與改變。此外，本表可視覺化且容易理解，有助於在個案住院出院時提供資訊，或是向本人及家屬說明情況時分享資訊。

KT 平衡圖表的特徵

KT平衡圖表除了是為能廣泛運用在醫療機構、社福機構、居家等各種現場而開發的之外，也是為了能夠簡便評估所開發出來的工具。

十三個項目中分數較低的部分，我們可以用增進相關照護的方式來提升個案的整體能力，讓分數提高。

不過，KT平衡圖表原本的目的，並非只是計分與評估而已。而是為了更能支援「由口進食的幸福」，更能靈活地介入，把重點放在掌握個案狀況所開發出來的工具。

不同職類都能運用的 KT 平衡圖表

KT平衡圖表的四個面向，雖然是根據各個職類的專業性所分類的，但透過不同職類一起對個案提供進食支援或口腔護理等，就能實際感受到安全由口進食需要整合性的照護。透過在各自專業領域的相互連結，就更能發揮團隊優勢。一開始要先進行任何人都能做的第一次評估，根據結果可以再於必要時由專家進行第二次評估及專業介入，並由團隊共同使用評估結果。

KT 平衡圖表的運用方法

舉例來說，如**圖 2-2** 所示，如果在身心醫學的面向上個案的情況良好，很多時候吞嚥功能也會良好。換句話說，在沒有發燒、呼吸也穩定的情況下，評估吞嚥功能，找出由口進食的可能性，逐漸增加進食次數或每次的進食量是很重要的。或者，如**圖 2-3** 所示，整體狀況雖然不錯，但如果有假牙不合、活動性變差的情況，就可以藉由牙科治療來提升咀嚼力，增加外出機會來提高個案的活動性。

進行方法如下：首先要處理好整體健康狀態、呼吸狀態、口腔機能，之後進行理學檢查，進行床邊篩檢評估（參見 93 頁）。若個案意識不清判斷難以進行評估時，需要找出意識不清的原因，要和相關人士合作，依照病情以抗重力姿勢來進行維持姿勢的訓練，以特殊感覺刺激協助喚醒，調整視覺空間和身體認知，和團隊協同工作調整環境，將整體健康狀態調整到能及早開始由口進食。

關於開始進食的時機，主要是根據篩檢評估的得分來進行（參見 87 頁）。若有顏面神經麻痺或舌下神經麻痺的情形，會同時進行伸展口腔周圍肌群等符合障礙類別的間接訓練。若有意識不清或認知功能低下等高階腦功能障礙時，要給予環境的足夠視覺刺激、進行減敏感（desensitization therapy）等，並依照其症狀給予適當的治療方式，以期能提升認知功能。然後，根據整體健康狀態和呼吸狀態的評估，目標是及早離床，在提升呼吸、認知、活動性的同時，要預防營養不良，以改善營養為目標。

經判斷無法開始由口進食時，為了改善整體健康狀態，在接受醫學治療的同時，也要進行呼吸訓練、伸展口腔周圍肌群、特殊感覺刺激及以抗重力姿勢來預防身體機能衰退等。不過，低得分有時候是由於意識不清、認知功能不佳、呼吸道清除（airway clearance）功能失效等原因。因此，探究原因、採取適當的方法進行治療、呼吸照護、提升認知功能和增加離床時間等相當重要。適度地強化對口腔的刺激，用安全的飲料或食物提供味覺或感覺的刺激，開始口腔訓練，就能誘發唇、舌、咽部、喉部等的自主運動，進而改善意識狀態。我們也遇過很多的病例，即便開始進食時是日本昏迷指數 II-10[①]的水準，但在藉由以手協助張開眼睛（參見 108 頁）、讓抗重力姿勢穩定、對口腔內進行味覺刺激後，利用這些方法提升意識，最終個案可以成功由口進食。

以階段性方法來說，進行初次評估之後要持續監測，監測 1～3 天的進食意願、整體健康狀態、呼吸狀態，然後根據吞嚥功能等，階段性地提升食物質地與份量。建議相關人員要盡可能地在每天午餐時間分享資訊。

此外，團隊的工作方式應由組成的成員們彈性地執行。一般會規劃成讓各個不同職類能夠發揮各自的優勢，但尤其是職務，最好不要太過強制規定。特別是基本的口腔護理、姿勢調整、協助用餐，每一位成員都需要學習並精進自己的技巧，目標是所有人都能達到同樣的水準。

運用 KT 平衡圖表的案例

在此介紹A先生的案例，A先生（九十四歲）因為吸入性肺炎住院，要照護等級5[②]。由於過去也曾多次反覆發生吸入性肺炎，經判斷難以再度由口進食。

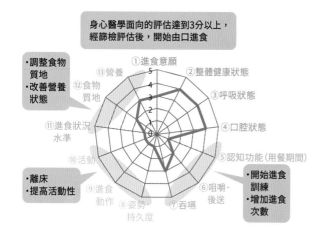

圖 2-2　從評估到處理的進行方法——
身心醫學面向良好的情況

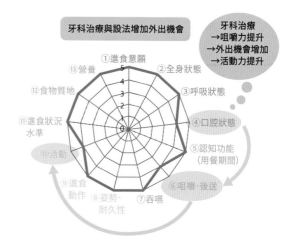

圖 2-3　從評估到處理的進行方法——
整體良好但假牙不好、活動較差的情況

編註①：日本昏迷指數（JCS）II-10，為聽到呼喚後很容易就睜開眼睛的狀態。
編註②：根據日本的長照保險規定，需要被照護的等級分為「要支援1、2」「要照護1～5」。要照護5是飲食、排泄、入浴、行走等日常生活全都需要照護，理解能力不佳的狀況。

14

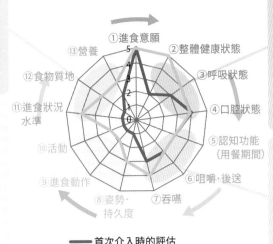

4) 進食狀況・食物質地・營養的面向
- 進行靜脈營養與經口營養的營養處置
- 根據吞嚥功能選擇凍狀食
- 階段性提升食物質地(根據整體健康狀態、進食狀況,以1～2日左右的間距進行變更)

3) 姿勢・活動的面向
- 能讓頸部前彎預防口水嗆入氣管
- 調整病床角度
- 在穩定姿勢下增加離床時間
- 提高從躺式輪椅(reclining wheelchair)到一般輪椅的坐姿持久度
- 坐在輪椅上用餐
- 以手協助個案自行進食的動作
- 調整改善進食用具與桌板
- 在復健治療室裡進行訓練

1) 身心醫學的面向
- 持續抗菌劑治療
- 改善呼吸道清除功能
- 進行呼吸照護
- 進行口腔護理
- 增加搖高病床的時間(提升呼吸功能)
- 增加離床時間
- 協助喚醒
- 擦臉、去除約束

2) 吞嚥功能的面向
- 協助喚醒
- 讓患者起身,刺激五感
- 提供視覺訊息
- 進行篩檢評估
- 增加進食次數
- 強化口腔周圍肌肉
- 反覆進行吞嚥運動,強化吞嚥肌群

① 進食意願　② 整體健康狀態　③ 呼吸狀態　④ 口腔狀態　⑤ 認知功能(用餐期間)　⑥ 咀嚼・後送　⑦ 吞嚥　⑧ 姿勢・持久度　⑨ 進食動作　⑩ 活動　⑪ 進食狀況水準　⑫ 食物質地　⑬ 營養

—— 首次介入時的評估
—— 住院十四天後出院時的評估

圖 2-4　因吸入性肺炎住院的 A 先生,經由 KT 平衡圖表的評估

住院後第四天根據 KT 平衡圖表進行的初次評估以紅線表示(**圖 2-4**)。因吸入性肺炎,②整體健康狀態、⑬營養狀態的評分為 2 分的「差」。由於以靜脈營養為主,所以從⑧姿勢・持久度到⑫食物質地為止都是 1 分「相當差」的狀態。根據這個評估結果,透過不同職類的共同照護,決定以再度恢復由口進食為目標。

具體來說就是,一邊持續進行抗菌劑(antimicrobial)治療,一邊藉由呼吸・口腔的照護、搖高病床角度增加坐姿持久度與離床時間,刺激五感藉此提升認知功能與延長清醒時間,強化口腔周圍肌肉與吞嚥肌群,以這些為目標逐步達成由口進食。吞嚥調整飲食從凍狀食開始,階段性地讓食物質地進階。此個案介入的主要職類為醫師、護理師、物理治療師、營養師、MSW（Medical Social Worker,醫務社工）③。

在住院兩星期後出院時,改善狀態則如綠線所示,使用 KT 平衡圖表把資訊提供給出院後接收個案的機構人員。是無論醫院、機構、居家都能使用,可以共享資訊的有用工具。

KT 平衡圖表信度與效度的驗證

KT平衡圖表雖然是根據執行實務者豐富的臨床經驗所製定,但已經到達可驗證信度與效度的階段。

為了在醫療照護領域被認可是能夠在全國使用的評估工具,「信度」與「效度」的驗證不可或缺。所謂的「信度」意指再現性,也就是即便評估的人不同,或是同一個人執行多次,在某種程度上都會是相同的結果。所謂的「效度」則是指該工具是否能夠正確衡量目標。我們團隊把這個信度、效度的驗證結果,以原著論文的形式投稿至《美國老年醫學會期刊》(*Journal of the American Geriatrics Society*)並獲准刊登[1],成果豐碩。在老年醫學領域的雜誌中,這份期刊的評價很高,本研究的質量與成果都獲得高度肯定,除了能運用於醫院、機構、居家之外,也能運用在研究上。

此外,根據這個研究,本書初版所介紹的KT平衡圖表的十三個項目當中有幾處文字的更動,分別是「認知功能」改為「認知功能(用餐期間)」、「進食・咀嚼・後送」改為「咀嚼・後送」、「營養狀態」改為「營養」。

關於 KT 平衡圖表的使用

本書所介紹的KT平衡圖表於二〇一七年五月,獲得「KT平衡圖表」及「KTBC」的商標認證(商標登錄第5947805號、5947806號)。在臨床上使用時不需申請許可,希望各界能廣泛利用,但使用KT平衡圖表在學會等進行研究發表或實踐報告時,為了累積研究的實際成果,還煩請賜知,請寄發電子郵件至ktbc@igaku-shion.co.jp,收件者註明「醫學書院護理出版部KT平衡圖表負責人」即可。使用KT平衡圖表之際,希望不改變本書所說明的KT平衡圖表內容,以及明確記載「KT平衡圖表」及「KTBC」的名稱。

本章中,將分別詳細說明十三個項目。KT平衡圖表的實際運用,則將在第四章中說明。

編註③:醫務社工是指在醫院衛生機構等服務的社工,為患者及其家人提供社工專業服務,連結社會資源及相關專業人員,解決因疾病帶來的經濟、適應、家庭等社會問題。目前台灣各大醫院均有設置社會服務室或社會工作室提供相關服務。

根據 KT 平衡圖表的評分‧觀察‧評估

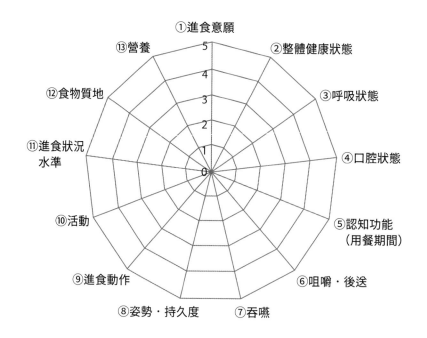

項目	評分	觀察‧評估
①進食意願		
②整體健康狀態		
③呼吸狀態		
④口腔狀態		
⑤認知功能 （用餐期間）		
⑥咀嚼‧後送		
⑦吞嚥		
⑧姿勢‧持久度		
⑨進食動作		
⑩活動		
⑪進食狀況水準		
⑫食物質地		
⑬營養		

※能輸入評分製作成雷達圖的檔案，可以在 https://bit.ly/2JZnVQP 下載

KT 平衡圖表評分標準一覽

①進食意願

分數	❶進食意願
1	即使敦促或協助也不願意進食
2	在敦促或協助之下吃一點
3	在敦促或協助之下吃一半
4	在敦促或協助之下吃絕大部分
5	不管有無協助都願意吃，或表示想吃的意思

②整體健康狀態

分數	❷整體健康狀態
1	(整體)發燒、意識狀態不佳
2	(急性期)因爲某種急性疾病而發燒，但有時會退燒至 37.5 ℃以下。或是意識狀態大致良好 (恢復期・生活期)會發燒，有時會需要治療
3	(急性期)三天以上都在 37.5 ℃以下，意識狀態大致良好 (恢復期・生活期)一個月裡會有一、二次 37.5 ℃以上的發燒，有時會需要治療
4	(急性期)七天以上沒有發燒，意識狀態大致良好 (恢復期・生活期)一個月裡會有一、二次 37.5 ℃以上的發燒，但不需特別治療就會退燒
5	沒有發燒，意識狀態良好

③呼吸狀態

分數	❸呼吸狀態
1	一直都有積痰，一天需要抽痰 10 次以上
2	有積痰，一天需要抽痰 5~9 次
3	有積痰，一天需要抽痰不到 5 次
4	有積痰，但可以自行咳出
5	沒有積痰或濕性沙啞聲

※有氣切套管的情況，視爲 -1 分(但最低分是 1 分)

④口腔狀態

分數	❹口腔狀態
1	口腔衛生明顯不佳，牙齒或假牙需要牙科治療
2	口腔衛生不佳，牙齒或假牙需要牙科治療
3	口腔衛生改善中，但需要牙齒或假牙的治療
4	口腔衛生良好，但需要牙齒或假牙的治療
5	口腔衛生良好，不需要牙齒或假牙的治療

⑤認知功能（用餐期間）

分數	❺認知功能（用餐期間）
1	用餐期間的認知功能明顯不佳，意識狀態也差，需要完全協助
2	用餐期間的認知功能不佳，需要完全協助
3	用餐期間的認知功能不佳，需要部分協助
4	用餐期間的認知功能大致有維持，有時需要協助
5	用餐期間的認知功能良好，可不經協助進食

⑥咀嚼・後送

分數	❻咀嚼・後送
1	進食需要的口唇、舌、頰、頜動作，全都相當困難
2	進食需要的口唇、舌、頰、頜動作，其中任何一項相當困難
3	進食需要的口唇、舌、頰、頜動作，其中任何一項相當困難，但能設法因應
4	進食需要的口唇、舌、頰、頜動作，每一項都大致良好
5	進食需要的口唇、舌、頰、頜動作，全都良好

⑦吞嚥

分數	❼吞嚥
1	無法吞嚥、頻繁嗆咳、呼吸急迫、重度誤嚥
2	能夠吞嚥，但會有嗆咳、咽部殘留、呼吸變化
3	能夠吞嚥，但會有嗆咳、咽部殘留、吞嚥數次才能吞下、濕性沙啞聲等的其中任何一項症狀，呼吸沒有變化
4	能夠吞嚥，不會嗆咳，或許有咽部殘留但可以自行清除，呼吸良好
5	能夠吞嚥，不會嗆咳或有咽部殘留，呼吸良好

⑧姿勢・持久度

分數	❽姿勢・持久度
1	在床上難以維持進食姿勢，或是所有進食都在床上進行
2	在躺式輪椅上難以維持進食姿勢，需要相當多協助
3	在協助下能在躺式輪椅上維持進食姿勢
4	在協助下能在一般輪椅上維持進食姿勢
5	不需協助能在一般的椅子上維持進食姿勢

⑨進食動作

分數	❾進食動作
1	全部食物從盤中送往自己嘴巴，咀嚼、吞嚥的一連串進食動作都需要一定的協助。能夠自己做到的進食動作不到 25%，或是需要經管營養
2	需要協助。能夠自己做到的進食動作達 25% 以上，不到 50%
3	需要部分協助。能夠自己做到的進食動作達到 50% 以上
4	進食動作只需要間接協助（準備、監督），基本上可以自理（也包括用餐時間較長的個案）
5	進食動作完全自理（也包含使用輔具的情況）

⑩活動

分數	⑩活動
1	長期臥床，從床上移位、如廁、用餐、更衣等皆需要協助
2	透過協助可以移位到輪椅，可以離床用餐，但很少外出
3	透過協助可以移位至輪椅，可以離床用餐，透過協助經常外出
4	可以自行移位至輪椅，可以離床用餐，但很少外出
5	可以自行移位至輪椅，並可以離床用餐。可單獨自行外出，或透過協助經常外出

⑪進食狀況水準

分數	⑪進食狀況水準
1	僅靠人工營養，或是只做間接吞嚥訓練
2	雖可有少量的由口進食(包含直接進食訓練)，但主要依靠人工營養
3	一半以上爲由口進食，輔助性地使用人工營養
4	由口進食改變質地的食物或飲料，不使用人工營養
5	由口進食未改變質地的食物或飲料，不使用人工營養

⑫食物質地

分數	⑫食物質地
1	無法由口進食
2	主要吃凍狀及慕斯狀食物*
3	主要吃糊狀食物
4	主要吃易咀嚼食物
5	主要吃普通食物

⑬營養

分數	⑬營養
1	營養狀態非常差
2	營養狀態不良
3	營養狀態普通
4	營養狀態良好
5	營養狀態非常良好

＊食物質地及相關規範參見 81 頁。

營養輔助診斷基準
★以三個月的體重有無減少與 BMI 進行綜合評估。
三個月的體重變化
　　三個月的體重減少 5% 以上　　　　　0 分
　　三個月的體重減少 3% 以上且小於 5%　1 分
　　三個月的體重減少小於 3% 或不確定　2 分
　　三個月的體重沒有減少　　　　　　　3 分
BMI
　　BMI 小於 18.5、不確定　　　　　　　0 分
　　BMI 18.5 - 20、BMI 30 以上　　　　　1 分
　　BMI 20.1 - 29.9　　　　　　　　　　2 分
總分
　　評分 1 分：合計 0、1 分　營養狀態非常差
　　評分 2 分：合計 2 分　　　營養狀態不良
　　評分 3 分：合計 3 分　　　營養狀態普通
　　評分 4 分：合計 4 分　　　營養狀態良好
　　評分 5 分：合計 5 分　　　營養狀態非常良好

(參考)體重減少率(%)＝(平常體重 kg —現在體重 kg)／平常體重 kg × 100
BMI ＝體重 kg÷(身高 m × 身高 m)

❶進食意願

食欲主要是由位於大腦下視丘的中樞所掌控，但支配人類進食意願整體的最高司令塔則是大腦皮質的額葉聯合區[1]。食欲減退可能由各種原因造成，會引發營養不良、脫水、身體活動量不足、憂鬱、免疫機能變差等狀況。特別是有吞嚥障礙且需要照護的高齡者，雖然仍有「想吃」的欲望，但因為禁止飲食或被過度地限制進食，導致生活活動不足，經常也會發生讓食欲變差的醫源性厭食。此外，失智症愈來愈重度時，即便有食欲，若協助方法不恰當也會無法進食，這種情況乍看很容易被解讀成是「厭食」、「食欲減退」。

在這裡，我們要先認識到進食的意願對人類而言，是與生存的樂趣及和喜悅直接相關的重要事項，接著再介紹多面向的評估與介入方法。

評估標準

分數	❶進食意願
1	即使敦促或協助也不願意進食
2	在敦促或協助之下吃一點
3	在敦促或協助之下吃一半
4	在敦促或協助之下吃絕大部分
5	不管有無協助都願意吃，或表示想吃的意思

控制食欲的背景因素與機制

食欲與大腦、消化道、自律神經系統、疾病、疼痛等身體面向，以及與壓力、喜好、生活背景等心理、社會面向等有關，形成食欲是一個複合的過程。圖2-5指出了主要背景原因與相關機制。

1）大腦皮質整體

食欲和整個大腦皮質都有關。尤其額葉聯合區、枕葉、顳葉、大腦邊緣系統等的病變和機能如何影響重大。失智症進展至重症時，經常會造成整體食欲減退。

2）位於下視丘的進食中樞、飽食中樞

位於下視丘的進食中樞會讓食欲亢進，而飽食中樞對抑制食欲發揮了決定性的作用[2]。

3）消化道

食欲是由胃擴張的狀態、小腸裡食物消化後的產物，以及胃‧腸‧胰系統的荷爾蒙等所控制。

- **胃擴張的程度**：胃因食物增加體積後，電流訊號會經由迷走神經傳遞至下視丘和大腦皮質。此外，進食期間，從十二指腸釋放至血液中的腸胜肽，會對分布於胃幽門部位的迷走神經受體產生作用，抑制進食。
- **荷爾蒙**：經由進食，葡萄糖在體內被吸收，血糖值就會上升。葡萄糖刺激會讓飽食中樞亢奮，因而有飽足感。胰島素是讓葡萄糖能被利用的荷爾蒙，經由葡萄糖濃度的變化，對進食中樞、飽食中樞雙方產生直接、間接的作用。
- **血中游離脂肪酸量**：當體內能量因肌肉運動或代謝而消耗時，血糖值就會降低，身體會分解皮下脂肪以產生能量。分解脂肪時所產生的就是游離脂肪酸。當血液中游離脂肪酸的量增加，進食中樞被刺激就會亢奮，因而感到飢餓。「能量不足」的訊息傳達到大腦與體內，會刺激進食中樞，促使身體進行能量補給的活動。

4）疾病、疼痛、口腔乾燥、藥物等引起

疾病、疼痛、口腔髒污等狀況嚴重時，會讓食欲減退。有些藥物的效果會增加食欲，但藥物的副作用經常會讓食欲減退。

5）認知（尤其是五感——視、聽、聞、嘗、摸）

食欲會被過去對食物的經驗、情緒、感情等所影響。

- **視覺**：偏好眼睛欣賞到的美好事物，是自然的情緒反應，所以可以用餐點的顏色、造型、餐具、擺盤來促進食欲。
- **嗅覺**：當氣味因個人喜好而聯想到美味時，就有助於促進食欲。
- **聽覺**：會讓人放鬆的音樂或喜愛聽到的言語（例如「咖哩飯」等能被形象化的東西）能夠影響食欲。此外，使用菜刀或餐具碰撞等會讓人聯想到正在製作美食的聲音，也有幫助。
- **味覺**：對味蕾細胞的直接刺激會傳達至大腦皮質的額葉，是促進食欲的一大原因。
- **觸覺**：食物的物理特徵、科學刺激、料理方法、溫度等，與食物的味道、香氣、嚼勁、舌頭觸感與觸覺等都有關聯。包括動手吃等在內，與食欲的關聯性都很高。

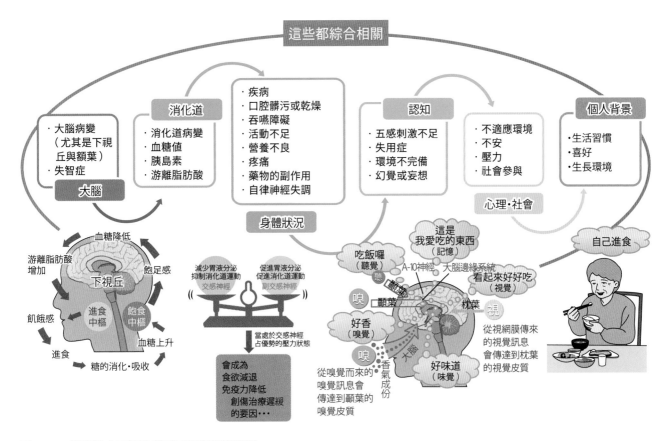

圖 2-5　影響進食意願的背景原因與相關機制

6）心理、情緒的原因

　　壓力、不安、安心、開心等心理層面和情緒，與自律神經或額葉相關，會對食欲造成影響。

7）因嗜好或個別背景所引發

　　生長・生活環境、飲食文化、喜好、經驗、記憶這類個別的原因也會影響食欲。每天一成不變的餐點也會讓食欲減退。尤其是長期持續都吃凍狀或糊狀食時，食欲自然會減退。

觀察重點

1）與進食狀況相關的項目

　　①進食量（餐食量・飲水量）與剩餘量

　　②進食的種類（吃主食但不吃副食、吃主菜但不吃配菜、不喜歡甜的果凍、不喝增稠的茶但喝咖啡等具體的進食狀況）

　　③進食動作能自理的程度（是否需要協助）

　　④有無提供替代營養及其程度（提供時間與份量等、是否有空腹的時段）

2）與身體、治療因素相關的項目

　　①整體健康狀態（意識狀態、發燒、呼吸狀態〔是否有痰液或咳嗽〕、血液動力學、疼痛、病危狀態）

　　②與腦部疾病有關的腦部病變（主要為下視丘、海馬迴、額葉等）及其症狀

　　③口腔狀態（口腔疾病、乾燥、衛生、牙齒狀態等）

　　④消化道的機能與症狀（與食道、胃、十二指腸、小腸、大腸等相關的噁心、便秘、腹瀉、食欲不振等）

　　⑤營養不良與癌症末期→確認白蛋白數值等檢查數據[3]

　　⑥活動狀況（躺在床上的時間、是否可離床及其程度、ADL）狀況、一天的生活節奏等活動與休息的比例）

　　⑦與替代營養的關聯（腸道營養如：胃造口營養、鼻胃管營養；靜脈營養等）

　　⑧藥物的效果及與副作用的關聯（抗精神病藥物、安眠藥等）

　　⑨失智症症狀（腦血管型、阿茲海默型、路易氏體型、額顳葉型等的病狀及其程度）

　　⑩精神症狀（尤其是是否有憂鬱狀態及其程度）

　　⑪清醒與夜間的睡眠狀況

3）與心理、社會背景相關的項目

①喜好的食物、討厭的食物、不敢吃的食物，提供的份量與次數，個案滿意或不滿意的程度

②飲食習慣或生活背景的因素（用餐的次數、時間、場所、進食量、進食方式、地域、文化、習慣等）

③對於目前用餐環境的適應程度（安全、舒適，是否為試圖培養自立的用餐環境）

④進食量是否因人的環境有所變化（與家人一起用餐就比較有食欲、當特定的協助者幫忙時就會吃等等）

⑤社交程度

評估與處理方法的概要 [4]

▶ **評估分數 1 分：即使敦促或協助也不願意進食**

- 可能是極度的食欲減退
  - ➡ 確認是否有嘔吐、腹瀉、便秘等消化器官的症狀，並進行相關治療及照護。考慮是否有下視丘或大腦邊緣系統的病變、荷爾蒙分泌異常、甲狀腺機能低下、極度憂鬱狀態、失智症末期、因癌症末期症狀引發的惡病質、傳染性疾病、嚴重的內臟疾病等的狀況，並評估治療的效果與副作用。
- **因口腔、咽部乾燥或髒污引發不舒服或分泌物累積而導致食欲減退**：要細心進行口腔清潔，同時也要進行口腔護理、咽部護理，進行能讓口腔內清爽、活化味覺刺激的照護。
- **無法認知食物**：藉由個案的喜好或五感，加強對食物的認知。
  - ➡ 讓個案起身、自己進食、提供喜好的食物做為誘因引起食欲（咖啡、氣泡水、巧克力、醃漬蘿蔔等）。從動作就開始進行協助，以動作為基礎協助進食行為開始（例如打開碗蓋、剝橘子皮、用手抓來吃等）。
- **因失智症或高階腦功能障礙引發額葉症候群或失用症**：會有無法張開嘴巴、無法吞嚥、需要給舌頭重力刺激等的症狀。
  - ➡ 謹慎觀察是因認知功能低下所引起，還是抗拒進食，再提出因應的策略。失智症重症的案例，會有無法張口或吞嚥，無法進食食物或飲料的情況。
- **有精神科疾病的急性期症狀**：不要勉強個案進食，要以協助預防營養不良、脫水，考慮藥物效果及副作用，以讓精神安定為優先。
- **只採取非經口營養**：個案的活動量不足，再加上對經由迷走神經和荷爾蒙刺激的進食中樞刺激也不足。
  - ➡ 由於血糖值不會降低，所以有時不會感到飢餓，要研究替代營養的提供方法和研究開始由口進食的時機。

▶ **評估分數 2 分：在敦促或協助之下吃一點**

- 可能是因為不符喜好、活動機能變差、心理壓力等原因而沒有飢餓感。
  - ➡ 針對喜好、活動、心理層面著手。
- 失智症會因為失智類型或進程而表現出各種不同的狀況。
  - ➡ 會觀察到這些沒有進食意願的狀況：因一個人吃飯而不安、不喜歡集體用餐、因人或事物導致注意力不集中而厭食、無法在固定時間內坐正用餐、除了極少部分食物之外都厭食、因味覺或嗅覺的變化導致討厭原本愛吃的東西、一被催促進食就感到有壓力而吐出來、因額葉症候群導致唇、舌、咽部等過度緊繃而無法抿住食物、吞嚥及後送等。
  - ➡ 仔細評估每一項的原因，溫柔地因應處理，調整協助方法或所提供的物品。
- 打造一個在規定時間內，固定時間、固定場所以外也能進食的環境，進行營養管理以防營養不良或脫水。可以找出具體目標時，根據個別的狀況研究使用替代營養。
- 檢討藥物所引發的副作用與效果。

▶ **評估分數 3 分：在敦促或協助之下吃一半**

- 可能因不符喜好、菜色缺乏變化激發不了食欲、糊狀食的食物質地導致份量過多、調味時淡時濃不符喜好等。
- 即便進食動作看起來似乎能自理，但因額葉症候群或失用症等讓執行動作和進食變得困難時，進食量會減少。
  - ➡ 觀察因複合原因引起的症狀或動作，研究協助的方法。當個案獨立進食會感覺疲勞時，協助者可提供部分的協助。
- 可能對協助用餐者有顧慮、客套或有心理上的壓力等。
  - ➡ 規範一套溫柔但不催促的協助方法，研究出個案喜好的食物和量少但營養密度高的餐食。重視嗅覺、視覺等，設法運用餐具、擺盤與配色讓食物看起來美味又美觀。
  - ➡ 設法提供開心輕鬆的用餐環境，譬如家人送來的慰問品、在大廳一起用餐等。對於個案試圖進食的行為與努力表現出賞識、感謝的態度。

- **身體活動不足**：由於能量消耗不足，血糖和游離脂肪酸等在血液中的濃度沒有改變，就不會刺激進食中樞，所以預防活動量不足、提高活動性非常重要。

▶▶ **評估分數 4 分：在敦促或協助之下吃絕大部分**

- 可能是在還沒饑餓前就提供餐點、不合口味、餐點提供份量較多、對用餐協助者有顧慮、客套或心理上的壓力等。
- 喜歡的食物可以全數吃完，除此之外很多時候無法全數吃完。
   ➡ 體重減少或營養狀態只是稍有變差時，可以先進行觀察。
- 研究是否要提供點心，或是有一餐提供高熱量餐點。善用嗅覺、視覺刺激，運用餐具、擺盤與配色讓食物看起來美味又美觀。此外，盡力增加個案自理的能力與範圍，讓當事人能夠離立進食部分餐點。

▶▶ **評估分數 5 分：不管有無協助都願意吃，或表示想吃的意思**

- 要預防營養不良、脫水、活動量不足，也要能維持對進食的滿足感

實現由口進食幸福的協助技巧具體範例

▶ **評估分數從 1 分進步到 2 分**

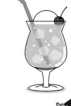

1）對可能造成食欲減退的原因，要多方面進行身體檢查。
2）讓個案只吃喜歡的東西。
3）重新確認藥物。
4）提供喜好的食物：如咖啡、氣泡水、巧克力、醃漬蘿蔔、蛋拌飯等。
5）確保有一段時間維持飢餓，並打造在該段時間內能夠用餐的環境。
6）從在餐桌上進行料理的程序開始。
7）在個案面前用紗布包住草莓擠果汁，讓個案喝果汁。

▶ **評估分數從 2 分進步到 3 分**

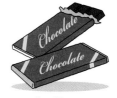

1）持續進行身體檢查外，也要留意多運用五感。
2）尋找喜好的食物以做為誘因。
3）多用點巧思，例如一起做飯團、用氣泡水代替茶、和家人一起用餐等，一起煮咖哩飯（如果可以）、講究配色的便當等，在餐具和擺盤上多下工夫。
4）讓個案吸舔醃蘿蔔，並吃飯（粥）；讓個案選擇自己喜好的食物進食，如壽司（必要時做成凍狀）、鰻魚、蛋糕等。
5）和個案一起剝香蕉皮等，從進食行為的一起頭開始。

▶ **評估分數從 3 分進步到 4 分**

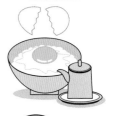

1）讓個案自己選擇菜色，請他在飲料、食物、水果約三個選項中選出一種。若個案吃了，協助者就用笑臉鼓勵他。
2）可視個案喜好，以手協助個案獨立進食。可嘗試提供三明治、漢堡等不需要使用餐具也能吃的東西。也可試著提供刀叉。點心時間嘗試提供鬆軟仙貝、小米果和茶、咖啡、蛋糕等。
3）提供湯汁濃郁的烏龍麵、蕎麥麵、拉麵等麵食。

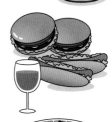

4）與醫師、家屬商量，按照個案的喜好提供酒類（啤酒、葡萄酒、日本酒、燒酒等）。
5）強化身體活動機能，增進社交的機會。

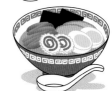

▶ **評估分數從 4 分進步到 5 分**

1）料理要善用配色、擺盤，提供量少但營養密度高的營養輔助品，一起到店裡或超市選購想吃的食物，以及在餐廳裡用餐。
2）增加米食、麵食、麵包等能提升食欲的餐點種類。
3）調整用餐的環境（餐桌、餐具、吃法、協助技巧等）。
4）持續從身心兩方面考量，讓個案能感受到用餐是一件開心的事。

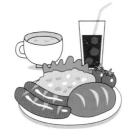
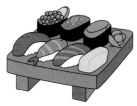

5）維持社交，提高活動機能，特別是和家人一起吃壽司等等，設法能和家人一起團圓吃飯。

②整體健康狀態

照顧高齡者時，判斷整體健康狀態不佳的地方是否與吞嚥障礙（誤嚥風險）相關，是很重要的事。釐清這些地方與誤嚥風險的關聯，是判斷由口進食何時能開始，及持續、中斷的重要因素。

為了判斷是否能持續穩當地進食，有必要考量個案目前正處於何種狀態。這大致可分成急性期治療期間與恢復期‧生活期這兩部分來思考。急性期治療期間是假設，隨著治療的過程，整體健康狀態會逐漸改善。在恢復期‧生活期，或許會有發燒，或同時出現脈搏與呼吸次數增加等狀況，但大多只是暫時的。

未經充分考量就輕易禁食或不由口進食有其壞處。禁食會引發消化道機能衰退，不由口進食會導致身體機能已衰退的高齡者吞嚥功能用進廢退。研究發現，即便是罹患肺炎，透過及早開始由口進食，吞嚥功能還是能維持[1]。

評估標準

分數	②整體健康狀態
1	(整體)發燒、意識狀態不佳
2	(急性期)因為某種急性疾病而發燒，但有時會退燒至 37.5 ℃以下。或是意識狀態大致良好 (恢復期‧生活期)會發燒，有時會需要治療
3	(急性期)三天以上都在 37.5 ℃以下，意識狀態大致良好 (恢復期‧生活期)一個月裡會有一、二次 37.5 ℃以上的發燒，有時會需要治療
4	(急性期)七天以上沒有發燒，意識狀態大致良好 (恢復期‧生活期)一個月裡會有一、二次 37.5 ℃以上的發燒，但不需特別治療就會退燒
5	沒有發燒，意識狀態良好

觀察重點

關於臨床症狀，可以參考肺炎臨床穩定性[2]與全身性發炎反應症候群（systemic inflammatory response syndrome，SIRS）[3]指標中的觀察項目。由於這兩個概念的共通項目為體溫、脈搏、呼吸次數，所以可將這些項目視為觀察整體健康狀態最基本的項目。此外，意識狀態在判斷是否要中斷或開始由口進食時也很重要。

1) 與誤嚥風險相關的項目

[難以開始及應該中斷由口進食的情況]

當呼吸狀態可能因為更加嚴重的誤嚥而惡化時，就應該中斷由口進食。

- 有伴隨著高燒的意識障礙
- 意識障礙嚴重，即便花心思刺激對食物的認知，也無法用視覺、聽覺或觸覺等五感認知食物
- 頻繁地嘔吐
- 即使在口腔護理當中，氧合指數仍惡化
- 有呼吸次數30次／分以上的呼吸窘迫
- 完全無法誘發吞嚥反射

[從禁止由口進食到能夠開始由口進食的情況]

如果都沒有上述項目的情況，就視為能夠開始由口進食。運用適當的姿勢、食物質地、協助進食技巧，開始進行將誤嚥風險降至最低的由口進食。

2) 與營養、水份管理相關的項目

- **脫水症狀**：尿量減少、脈搏增加、舌頭或皮膚乾燥都有可能是脫水症狀。尤其是進食量和飲水量較少時容易脫水。可以用茶凍或增稠的水嘗試由口攝取水份。輕易就不由口進食、只靠點滴補充水份，也有可能導致進食功能惡化，必須特別注意。
- **營養不良**：思考個案的飲食喜好和進食環境，持續設法增加進食量。營養不良導致的大部分水腫，在心、肝、

> **意識狀態與誤嚥風險**
> - 經常閉著眼，就算進行疼痛刺激也不睜開眼睛，或是沒有反應
>   ➡ 誤嚥風險大
> - 閉著眼睛，無法認知被敦促進食及有食物置入口腔
>   ➡ 誤嚥風險大
> - 雖然閉著眼，但會因呼喚或身體接觸而張開眼睛（認知功能嚴重衰退時，可以和平常反應相比，由是否更差來判斷）
>   ➡ 可多方面支援以減少誤嚥風險

腎臟機能變差時出現的比率也相當高，所以與個案的主治醫師（或是家庭醫師）交換資訊，也是解決營養不良問題時很重要的一步。

- **依賴人工營養**：飲食攝取量少，或是禁止由口進食時採取周邊靜脈營養和腸道營養，會讓人以為靠這些方法可攝取足夠營養，結果反而沒有確保供應足夠的水量或營養量。千萬記得要確認人工營養的內容。

3）與活動不足相關的項目

- **床上安靜**：臥床時比採坐姿時的肺容量[4]及肺活量都會減少[5]，會妨礙從肺炎中恢復與咳出吸入物。如果個案在坐或站姿時呼吸沒有惡化，就要避免一直臥床，建議要離床活動。
- **維持ADL**：臥床的高齡者罹患肺炎後，有面臨吞嚥功能惡化的風險[1]。為了維持身體機能，每日需要有日常活動，這是達到由口進食不可或缺的。照護者應積極地讓個案在白天能下床、復健、娛樂，以維持身體機能。

評估的面向

1）急性期治療期間需要照護的高齡者

發燒是在感染性疾病等發炎性疾病治療期間常見的狀況。發燒是發炎因子所引發的生物反應，可以用來掌握個案的整體健康狀態。

不僅是發燒，從呼吸次數、脈搏、是否脫水、飲食攝取量都可以推測整體健康狀態不佳的程度。使用本評估標準，即使是在急性期治療期間，只要發燒頻率和意識狀態有改善，就能判斷是否能進食。

連三天沒有高燒、意識狀態大致良好是3分，有退燒傾向則是2分或1分。

2）恢復期・生活期需要照護的高齡者

如果是進入照護階段或以復健為目標的高齡者。發燒和醫療介入的頻率是觀察整體健康狀態的重點。

藉由注意營養攝取量、水份攝取量，觀察發燒的程度與頻率、痰液或咽部殘留的程度，以及其他生命徵象，就能掌握身體狀態。即使正在進行抗菌治療、抗發炎治療或打點滴等，也不影響與進食有關的整體健康狀態評估。重要的不是治療內容，而是生命徵象的評估。

評估與處理方法的概要

痰液和咽部有分泌物殘留是與誤嚥相關的重要症狀。從發燒的頻率與是否必須治療，以及觀察痰液殘留的狀況，從整體健康狀態來評估誤嚥的風險。原本就有慢性氣管炎、肺氣腫等呼吸道疾病的個案和吸菸者，有時候也有很多和誤嚥無關的痰液。這種情況要考慮痰液和咽部殘留物與平時相比是否增加，再來評估誤嚥的風險。掌握病歷與生活經歷，在綜合判斷整體健康狀態時非常重要。

對罹患感染性疾病或及處在疾病急性期的高齡者，則要掌握是否有出現因誤嚥導致的發燒或呼吸道症狀。若沒有痰液或咽部殘留物，就不要輕易選擇以不由口進食來治療。有報告指出，即便在肺炎治療期間，透過適當評估與及早開始由口進食，可以改善患者的吞嚥功能和減少住院天數[6]。

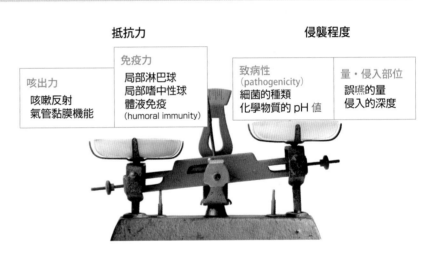

吸入性肺炎是否會發生取決於平衡

無論是什麼樣的狀態，重要的是要注意是否有靜默式吸入或微量吸入。是否有必要不由口進食，請參照本項中的「觀察重點」。當吞嚥功能嚴重衰退，擔憂呼吸功能會隨著誤嚥變差時，可以考慮不由口進食。在不由口進食期間，由於口腔內細菌環境會惡化[7]所以為了維持口腔衛生，有必要加強口腔護理[8]。

▶ **評估分數 1 分：發燒、意識狀態不佳**

是正在治療誤嚥所導致的呼吸道疾病的狀態。處理方法會因肺炎嚴重程度、吞嚥功能狀況而異。

- 嚴重呼吸衰竭，或持續有嘔吐等消化道機能異常出現時，會選擇不由口進食。
  ➡不由口進食期間，要記得口腔、咽部的衛生容易變差，要經常觀察並努力執行口腔護理。
- 力求改善呼吸道清除功能
  ➡適當的抽痰、呼吸照護、擺位，以預防誤嚥唾液，都是為了讓排痰更容易，並減少分泌物在咽部殘留。
- 符合能夠開始由口進食的狀況時
  ➡相關人員共同了解個案最有可能出現誤嚥風險的情況後，要一起評估能把誤嚥風險降至最低的食物質地及協助進食技巧。
- 在各種疾病的末期，有時也會引發吸入性肺炎。
  ➡關於是要選擇不由口進食或是要由口進食，需要與家屬一起慎重考慮對生死的想法與生活品質的問題，視個案情況處理。和主治醫師之間密切地交換資訊也很重要。

▶ **評估分數 2 分：會發燒，有時會需要治療**

經常會觀察到伴隨著誤嚥的整體健康狀態不佳的情況。由於吞嚥功能衰退，所以在由口進食上要格外注意，要進行多方面的介入。

  ➡為了避免風險，要進行調整食物質地、用餐擺位等的用餐協助技巧，以及口腔衛生管理和水份及營養管理。
  ➡定期進行吞嚥功能評估，並積極從不同職類或多方面進行介入，力求改善吞嚥功能與穩定整體健康狀態。
  ➡積極提升呼吸功能，力求能達到離床、能自行排痰，就可能改善氧合，以及有自己咳出微量誤嚥物的能力。

▶ **評估分數 3 分：一個月裡會有一、二次 37.5 ℃以上的發燒，有時會需要治療**

觀察到有伴隨著誤嚥的整體健康狀態不佳，雖然需要治療但頻率不高的狀態。必須採取禁止由口食以治療的狀況也不少。

  ➡需認知到這是容易引發吸入性肺炎的狀態，要完整考量包括食物質地、用餐擺位在內的用餐協助技巧。
  ➡此一階段能提高活動性的日常生活活動尤其重要。由於肺炎等發炎性疾病會導致肌蛋白代謝（分解），若疏於對身體機能的介入，身體機能會慢慢衰退。要積極導入訓練以防止ADL變差。

▶ **評估分數 4 分：一個月裡會有一、二次 37.5 ℃以上的發燒，但不需特別治療就會退燒**

觀察到伴隨有微量痰液增加的發燒，但不治療症狀也會消失的狀態。雖然會引起靜默式吸入或微量吸入，但從呼吸道將吸入物咳出的力量基本上良好。伴隨誤嚥發生的肺炎，除了會受咳嗽力量的影響，還受免疫力（局部免疫、體液免疫）、吸入物的侵襲程度（細菌量、細菌種類、逆流物的pH值、侵入的部位或深度）的影響。

  ➡為了預防引發吸入性肺炎，要進行適當的進食協助、注意營養不良或活動不足的狀況、強化咳嗽力量，不讓呼吸功能惡化。
  ➡維持、提高活動性的ADL不可或缺。要離床以達到維持與提升自理能力、軀幹耐力與四肢肌力的目的。

▶ **評估分數 5 分：沒有發燒，意識狀態良好**

沒有觀察到有伴隨著呼吸道症狀（痰液或咽部殘留物、呼吸急促等）而發燒的穩定狀態，是能持續由口進食的最好的整體健康狀態（誤嚥風險低）。

  ➡持續進行口腔護理、吞嚥運動、營養管理，提高活動性，提供相關照護以維持良好狀態。

實現由口進食幸福的協助技巧具體範例

在與誤嚥相關的發燒上，口腔護理的重要性如前所述。在所有的評估項目中，努力維持口腔衛生是最必要的。還能自理的高齡者，強化口腔機能的吞嚥運動不可或缺。此外，必須釐清急性期治療期間的意識障礙，是起因於認知功能衰退導致的閉眼狀態，還是因處於急性期導致的意識障礙。由於晝夜節律失調造成的晝寢，有時會被不小心判斷為意識障礙，所以要先經過充分的詢問、身體照護，執行日間起床、離床，以排除這些因素。

▶ 評估分數從 1 分進步到 2 分

要先了解，即使在因誤嚥導致的呼吸道感染治療期間，絕大多數的患者都還是會持續發生靜默式吸入[9]，爲減少誤嚥物（口腔、咽部殘留物）的細菌量，以及順利吞下唾液，要徹底執行口腔護理。

由於臥床時吞嚥次數會減少[10]，白天搖高床頭坐起身與促進離床很重要。臥床時要注意擺位，不要讓氣管過度伸展（頭頸部過度後仰）。

爲了幫助咳痰、穩定呼吸，物理治療的效果也不錯。[11]

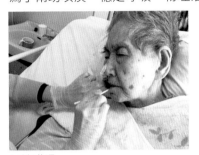
口腔護理

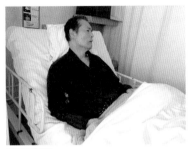
搖高床頭

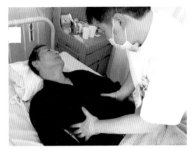
呼吸復健

▶ 評估分數從 2 分進步到 3 分

呼吸功能低下、營養不良、老化都是吸入性肺炎發生的風險因子[12]，所以要注意運動與平時的營養管理，以強化身體機能。也不妨爲強化呼吸功能增加呼吸復健，或是許多包含唱歌、發聲、笑的休閒活動。

對於身體機能已經衰退，需要照護的高齡者，要促使他們日間離床。在進食時，要斟酌食物質地、進食擺位、用餐協助技巧，以控制誤嚥風險。

▶ 評估分數從 3 分進步到 4 分

是否需要治療，根據主治醫師的決定很重要，此外，預防肺炎發生也同樣重要。關於預防肺炎，由牙科介入專業口腔護理[13]，進行包含機能性口腔護理在內的口腔護理[④]、肺炎鏈球菌疫苗的預防接種[14]、ACE抑制劑（血管緊縮素轉化酶抑制劑／降壓劑）[15] 等，都有相關的證據支持。由於身體機能維持的狀況（不要變成臥床不起）會影響肺炎後吞嚥功能的預後與住院天數[6]，所以爲了維持ADL，也不要忘記進行離床與全身運動。在用餐時，和其他階段相同，照護者要了解符合個案吞嚥功能的食物質地、進食時的傾斜角度和擺位、用餐協助技巧之後，再提供照護。

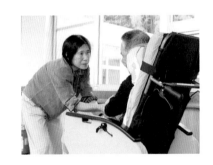

▶ 評估分數從 4 分進步到 5 分

如果前述種種方法都能有效執行，能夠維持抵抗力並戰勝疾病侵襲，就不會再觀察到與誤嚥相關的症狀，能持續穩定療養。全身骨骼肌肉量與肌力衰退的肌少症高齡者，吞嚥功能也會惡化[16][17]，進行營養管理與運動是讓整體健康狀態穩定的關鍵。

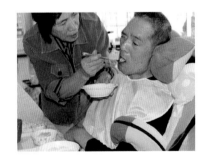

編註④：口腔護理分器質性口腔護理及機能性口腔護理兩種。器質性口腔護理主要是指維護口腔、舌頭等的清潔及濕潤等；機能性口腔護理則主要是以恢復口腔機能為目的的護理，如按摩口腔周圍肌群，及以冰棉棒進行口腔刺激等。

③呼吸狀態

進行「由口進食」時，預防肺炎等呼吸道併發症非常重要，不過若因過度擔憂讓進食機會減少也會是一個問題。不要僅只預防誤嚥，藉由穩定呼吸狀態、讓誤嚥物能夠咳出，就能達到更安全的「由口」進食。掌握呼吸狀態不光只掌握氧合的問題，還需要離床、咳嗽力、軀幹肌力等全身性的處理策略。

評估標準

分數	③呼吸狀態
1	一直都有積痰，一天需要抽痰 10 次以上
2	有積痰，一天需要抽痰 5~9 次
3	有積痰，一天需要抽痰不到 5 次
4	有積痰，但可以自行咳出
5	沒有積痰或濕性沙啞聲

※ 有氣切套管的情況，視為 -1 分（但最低分是 1 分）

觀察重點

1) **肺部疾病的評估**：確認是否有肺炎、慢性阻塞性肺疾病（COPD）、間質性肺炎等，會對呼吸狀態造成影響的疾病。有「吸入性肺炎」並不等同於有「由口進食困難」，當肺炎治療開始後，隨著呼吸狀態趨於改善，就可開始評估吞嚥功能。

2) **給氧**：當有給氧時，要確認原因、給氧量與途徑。若為急性期，也要確認生病前的給氧量。若嘴巴被氧氣面罩覆蓋住，研究是否可以在由口進食時換成鼻導管（也包含存氧鼻管〔oxymizer〕）給予氧氣。

3) **ADL**：是否能夠離床，會讓呼吸狀態有相當大的變化。臥床容易發生換氣量降低或積痰（墜積性肺炎，dependent lung disease），要特別注意。如果離床狀態能愈來愈進步，就能判斷呼吸狀態相當良好。

4) **咽部呼嚕聲、濕性沙啞聲**：是不是常常有痰液或唾液。

5) **是否有積痰（聽診／觸診）**：進行聽診或觸診，確認肺野是否有積痰。

6) **呼吸數**：若一分鐘有二十次左右，就可以判斷為穩定且深沈的呼吸。

7) **咳嗽力**：痰液是否能咳出到嘴邊。

8) **換氣量**：以胸廓活動範圍，及是否能發出夠大聲音來判斷。若換氣量多，痰液就不容易積存在肺裡，咳嗽力也較強。

9) **SpO₂（血氧飽和度）**：目標是安靜時維持在 90 ％以上，但如果可能，最好能掌握穩定狀態時的 SpO_2 值，低於該值 3 ％以上時就要視為異常。此外，因為手指冰冷或手指動作會導致測量值變動，所以不要盲信數值，必須進行包含嘴唇或手指發紺、呼吸狀態、呼吸困難等自覺症狀在內的綜合判斷。

10) **給藥內容**：確認是否有阻礙清醒程度或呼吸肌作用的藥物，盡可能地減量、停用。

11) **氣切套管**：套管留置的原因、套管的種類。

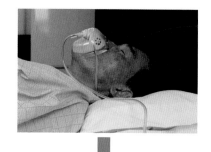

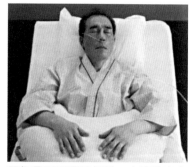

即便是用面罩給氧時，也應該事先確認是否能切換成鼻導管，以及使用鼻導管時氧氣是幾 L、能提供幾分鐘等問題（調高床鋪的半坐臥角度）

評估與處理方法的概要

●預防吸入性肺炎

「誤嚥」不等同於「無法由口進食」。實際上，即使是健康的人有時也會嗆到，睡覺時也會發生靜默式唾液吸入，但卻極少演變成肺炎。這是因為健康者可以咳出吸入物，或是有免疫力預防感染。換言之，讓誤嚥不容易發生很重要，但咳出積痰、呼吸狀態穩定、在誤嚥時能夠咳出更為重要。為此，要掌握患者的呼吸狀態、換氣量、咳嗽力等，並設法改善或提升。

●評估呼吸狀態

由呼吸速率、呼吸的深度、SpO₂、自覺症狀等來掌握個案當下的呼吸狀態。並且，透過頸部和胸部的聽診、觸診以確認是否有積痰、呼吸音是否減弱。

●影像判讀與檢查結果

若因肺炎等肺部疾病而有積痰，也要判讀胸部 X 光、CT 影像和血液檢查結果，確認積痰部位、發炎程度、治療過程等。

●床上安靜的問題

在床上躺臥的狀態下，由於腹腔內臟器官的重量，會導致橫膈膜的活動受限、換氣量降低。這些也牽涉到積痰、墜積性肺炎、助長感染、呼吸狀態惡化等問題，所以希望能大家認知到不必要的床上安靜是有害的。

●防止姿勢不良

無論是臥床或離床，常常會看到個案呈現張口、呼吸道伸展（嘴巴張開、脖子向後仰）的姿勢。這會導致口腔內乾燥、痰液附著、舌根後倒，結果造成吸道狹窄，阻礙呼吸，這甚至也是容易造成誤嚥的不良姿勢。而且許多案例顯示，這個姿勢會讓抽痰次數變多，或是反覆發生肺炎，所有醫療相關人員都必須注意。

●測量 SpO₂

利用脈衝式血氧飽和儀測量 SpO₂，既簡便又有用。但裝設方法不對時，常常也會因神經末梢感覺冷（指尖冰冷）、睡覺時身體的動作等原因，顯示出不正確的數值，所以要避免只靠數值輕易下判斷。

●氣管切開與人工呼吸器

即使在插入氣切套管，裝有人工呼吸器的狀態下，只要意識狀態良好、吞嚥功能有維持，還是有可能可以由口進食。不過，從吞嚥難度較低的食物質地開始，並監測 SpO₂ 等數值是較理想的作法。

誤嚥
活動性低下　體力下降　呼吸功能衰退　咳嗽力減弱　口腔髒污　營養不良

強化這些部分

預防誤嚥
提升活動性　口腔護理　營養管理　增強肌力　提升咳嗽力　呼吸復健

肺炎

視為全身疾病，
從各個面向設法因應，
以預防吸入性肺炎

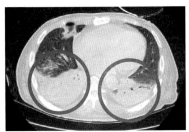

墜積性肺炎：當長期持續臥床時，因為重力的原因，痰液會積存在肺的下側（靠背的一側），成為感染的溫床。為了防止這個問題發生，離床就非常重要。

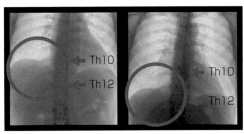

肺部的容積會因姿勢而變化（左為臥床時，右為站立時，Th：胸椎）

▶ **評估分數 1 分：一直都有積痰，一天需要抽痰 10 次以上**

評估分數1分的狀態大致是，因肺炎重症急性期而痰多、意識狀態差、不斷反覆發生誤嚥、咳嗽力明顯減退、痰液咳出困難等。

➡ 並非上述狀況，但抽痰次數仍多時，要重新審視是否單純因為到了抽痰時間所以進行抽痰，或是明明可以自主咳痰卻卻還是輕易進行抽痰，需再次評估抽痰的必要性。

➡ 判斷積痰是否來自於咽部濕濡聲。聲音是因積存在咽部的痰液或唾液，還是來自氣管以下肺部範圍的積痰，不同的原因會有不同的因應方式，所以要加以辨別。換言之，必須評估積痰的部位與原因。

➡ 需要頻繁抽痰、必須提供氧氣，或是 SpO₂ 不穩定等狀況，經常是表示呼吸狀態在惡化。要評估是否反覆發生誤嚥、是否是由肺炎等的發炎所引起、是否為墜積性肺炎，還是因為咳嗽力減退所造成等等的原因，找出因應的方式。

➡ 以肺炎治療、姿位引流（postural drainage）、病床的升降、胸廓擠壓法（squeezing）等改善病情的方法為主。此外，也要進行姿勢調整（防止因呼吸道伸展造成的誤嚥，或因舌根後倒所引發的呼吸道阻塞）、口腔護理、吞嚥間接訓練等。

▶ **評估分數 2 分：有積痰，一天需要抽痰 5~9 次**

評估分數2分時，和1分同樣要研究積痰的部位、原因和抽痰次數。此外，也要研究抽痰的必要性是該增加還是減少及其原因，這有助於擬定有效的對策。

➡ 抽痰次數如果一天在 9 次以下，就不太能認為是經常性地誤嚥唾液。但仍需要抽痰的原因，經常是因為咳嗽力道減退。要了解咳嗽力道減退的主要因素。

→開始直接訓練。一天的抽痰次數在 9 次以下就意味著，不需要抽痰的時間有兩個小時以上。唾液的分泌量一天是 1L 左右，兩小時的分泌量約為 100mL。這個量若個案能自行吞嚥，就能開始直接吞嚥訓練。

→以提升自行咳出痰液的能力為目標，搖高床頭、進行離床、姿勢調整，以強化咳嗽力、提升清醒程度。

▶ 評估分數 3 分：有積痰，一天需要抽痰不到 5 次

評估為3分時，如果透過鼓勵與稍微協助，大部分時候能咳出痰液，其實經常都可以停止抽痰。要再度確認是不是需要抽痰，並研究要以什麼樣的策略讓個案能咳出痰液。

→積極由口進食，有助於改善整體健康狀態與預防肺炎。目標不是完全消除誤嚥，重要的是即使誤嚥了也能咳出來。不過，因為有窒息的危險，需要有能夠立刻因應處理的技術。

▶ 評估分數 4 分：有積痰，但可以自行咳出

評估為4分時，因活動性不足導致的肺炎和反覆誤嚥較少，可以積極進行直接吞嚥訓練、攝取飲食。但咳嗽力低下、有窒息的危險、坐姿的持久度等都可能造成積痰，要先了解是否已無這些問題。

→由於提升身體機能，有助於強化咳嗽力與穩定呼吸狀態，所以要以盡量減少臥床時間、提升活動性為主要目標。也就是說，要設法增加離床時間、在離床狀態下進行軀幹和上肢的功能訓練。

▶ 評估分數 5 分：沒有積痰或濕性沙啞聲

評估分數5分時，由於肺部沒有發炎，也沒有觀察到懷疑是誤嚥的情況，所以可判定呼吸方面沒有問題。但實際上，個案還是有呼吸很淺、咳嗽力低下等的弱點，很多時候仍然容易再度引發誤嚥或肺炎，必須持續觀察。

→為了不引發吸入性肺炎，要增加離床時間、透過參與社會活動，增加說話時間和身體活動等，用更寬廣的面向來帶入可強化呼吸肌與咳嗽力的活動。

實現由口進食幸福的協助技巧具體範例

▶ 評估分數從 1 分進步到 2 分

重點①：抽痰

若無法自行咳痰，氣管內管抽吸是有效的處置。但由於也有可能發生呼吸道黏膜損傷或出血、呼吸狀態惡化等併發症，所以要小心地進行。此外，即使進行氣管內管抽吸，能夠抽痰的範圍也有限，透過姿位引流等方式把痰液移動到大氣道的一側，或藉由改善脫水、進行離床等方法來預防積痰也很重要。

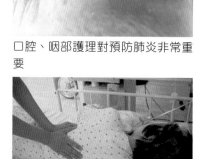

口腔、咽部護理對預防肺炎非常重要

重點②：促進排痰

此一階段對改善肺炎與預防再度發生是特別重要的時期。透過聽診或觸診確認積痰的部位，採取讓積痰部位朝上的姿勢（姿位引流），配合患者的呼吸壓迫胸壁，讓末梢呼吸道的痰液往大氣道方向移動（擠壓胸廓：squeezing），促進痰液排出。

重點③：半坐臥姿勢（reclining position）或離床

臥床容易造成積痰，也容易引發墜積性肺炎等。此外，躺臥時腹腔內臟器官會頂住橫膈膜，讓橫膈膜的活動受阻、換氣量降低。因此，若能確認已不需要大量的升壓劑（Dopamine 5γ左右），以及血壓和脈搏的變動不大，則首先至少要把半坐臥角度調整到30度以上，設法增加換氣量，有助於早日離床。（1γ是指平均每單位時間、單位體重的劑量，1γ＝1μg /kg/分）

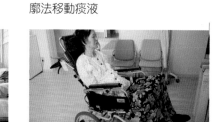

把積痰部位朝上，同時使用擠壓胸廓法移動痰液

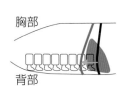

躺臥時，腹腔內臟器官頂住橫膈膜，橫膈膜會被擠壓向上

坐姿、站姿時，腹腔內臟器官往下降，橫膈膜比較容易活動

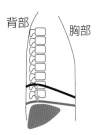

半坐臥角度先調整到30度左右，以改善橫膈膜的動作、促進排痰

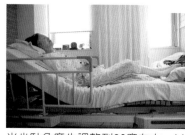

改坐輪椅時，因為會接觸到各種刺激，也容易讓清醒程度提升

重點④：確實執行口腔、咽部護理

在這個階段，口腔內容易污染，唾液和痰液也容易積存在咽部成為細菌的溫床，也有可能成為呼吸的障礙。由於無法單靠抽吸來改善，所以確實執行口腔、咽部護理非常重要。

▶ **評估分數從 2 分進步到 3 分**

重點⑤：積極進行離床

開始離床，並慢慢增加離床次數與離床時間，以提升清醒程度。此外，透過擴胸和上肢運動增加胸廓活動範圍，達成增加換氣量、穩定呼吸的目標。

重點⑥：強化咳嗽力

即使有少量誤嚥，只要咳嗽力夠強，就有可能由口進食，所以可以透過哈氣（huffing，參見重點⑧）或吹氣（blowing，在杯子或瓶中裝水，用吸管緩緩吹氣，以改善顎咽閉鎖不全和延長持續呼氣時間）來強化咳嗽力。

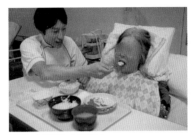

開始直接進食訓練

重點⑦：直接進食訓練

以這個階段的抽吸次數，可以利用凍狀食等進行直接進食訓練[⑤]。但由於仍屬於容易發生誤嚥的狀況，必須確實執行適當的擺位與採取適當的用餐協助技巧。

▶ **評估分數從 3 分進步到 4 分**

重點⑧：哈氣法（huffing）

若痰液移動至大氣道後仍無法完全咳出，這是個有效的方法。從鼻子大力吸氣後，在不發出聲音的狀態下，張開嘴巴「哈！哈！」地快速呼氣幾次。配合這個強力的呼氣，靠自己或照護者同時輕壓胸廓，呼氣的流速會變快，就能更有效地排痰。

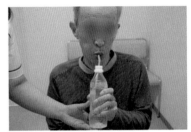

吹氣：能有效地讓痰更容易排出，也能延長持續呼氣的時間

重點⑨：對卡痰的處理

由於誤嚥風險仍高，所以要透過頸部或胸部的聽診、觸診確認痰液的位置，觀察呼吸速率、SpO_2的變動、嗆到的程度等，重新確認誤嚥時的處理方法。此外，為了減少痰液殘留，在可能範圍內強化個案離床的能力和進行哈氣法，以增強個案咳嗽的能力，是很重要的。

重點⑩：嘗試由口進食

因誤嚥引發的肺炎，一般容易以為是誤嚥食物所造成，但實際上也有很多是不知何時發生誤嚥的靜默式吸入，且大半都是誤嚥了唾液。也就是說，不吃並不代表就有助於預防肺炎，相反地，藉由訓練由口進食，可以改善口腔內環境、降低靜默式吸入風險，瞭解這件事相當重要。而且，由口進食可以增加對腦部的刺激，也會與呼吸產生協調，有助於改善意識狀態。希望醫療從業人員能理解這些事，不要輕易就停止由口進食，剝奪了患者「吃的樂趣」與「生存的意志」。

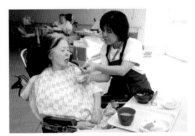

雖然被宣告「除了裝設胃造口別無他法」，但透過及早離床與排痰，最後還是好轉至能夠由口進食

▶ **評估分數從 4 分進步到 5 分**

重點⑪：呼吸訓練

利用棍棒進行體操等以伸展軀幹並進行擴胸。此外，深呼吸或發聲訓練等，也可以增加肺活量和強化咳嗽力。即便個案理解指示有困難，也可以透過其他方式來加強軀幹和上肢肌力，如把氣球當排球打，或是透過單字進行發聲練習（如清喉嚨的ke、ke聲、鍛鍊嘴唇的pe、pu聲等）或漱口等，也能進行呼吸訓練。

重點⑫：參與社會活動

肺炎痊癒、可以正常進食，並不一定就等於抵達終點。回歸社會生活、提升身體機能才是原本的目的，這也有助於預防吸入性肺炎再度發生。要在這樣的認知之下，設定目標。

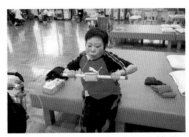

利用棍棒體操改善胸廓活動範圍。即使是高齡者也很好理解，有助於增加坐姿的時間

編註⑤：剛開始進行直接進食訓練時的凍狀食，不適合使用蛋白質含量高的食物，如誤嚥容易導致肺炎。參見48、49頁及81頁。

❹口腔狀態

　　口腔是食物的入口，口腔狀態在考慮抿住食物、咀嚼、吞嚥這一連串功能時，是最基本的重要事項。然而，除了牙科相關從業人員外，一般或許都會覺得觀察、評估口腔內部是件困難的事。其實，最重要的一點，是要用光線清楚地照射來觀察口腔內部。此外，由於抿住食物、咀嚼、吞嚥的功能不可分割，所以與其他項目一起全面性地檢視，也很重要。

評估標準

分數	❹口腔狀態
1	口腔衛生明顯不佳，牙齒或假牙需要牙科治療
2	口腔衛生不佳，牙齒或假牙需要牙科治療
3	口腔衛生改善中，但需要牙齒或假牙的治療
4	口腔衛生良好，但需要牙齒或假牙的治療
5	口腔衛生良好，不需要牙齒或假牙的治療

觀察重點與評估角度

1）牙齒
- 拆下假牙，張開嘴巴，用光線清楚地照射、觀察。
- 檢視齒縫、牙齒與牙齦的交界處是否累積有食物殘渣或牙菌斑。牙齒是否有凹洞，或是嚴重的高低差。
- 如果是自然齒，要檢視齒溝是否變黑、是否有凹洞。
- 檢視斷齒上是否有尖銳的部分，是否有容易積藏牙菌斑或食物殘渣的凹洞。
- 用鑷子摩擦上顎前齒的背面，觀察是否有淡黃色牙菌斑狀的附著物剝落。

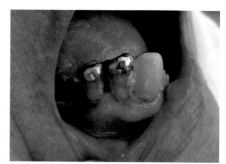
齒縫、齒頸部分容易髒

2）假牙
- 假牙表面是否附著有髒污垢。
- 假牙的齒縫間是否塞滿污垢。
- 有沒有看到近乎於直線的黑線（裂痕）。
- 金屬部分是否累積髒污。
- 金屬部分、粉紅色的塑膠部分是否斷裂。
- 患者是否表示有疼痛或過鬆等問題。

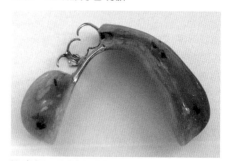
注意假牙內側與金屬部分

3）舌頭
- 舌頭表面是否變白。
- 舌頭表面是否有膜狀的附著物。
- 是否乾燥。
- 會接觸到殘存牙齒的舌頭表面是否有傷口。

4）顎
- 上顎的前方或臼齒部是否有薄薄黃色服藥凝膠®的殘留物附著。
- 口臭是否強烈。
- 是否乾燥。

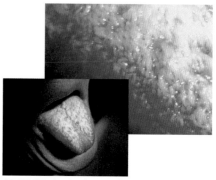
仔細觀察究竟是髒污，還是舌乳頭（lingual papillae）尖端的角化症（keratosis）

編註⑥：日本一種吞嚥調整食品，是專門設計用來服藥的凍狀食。

●維持口腔清潔的基本觀念

　　髒污的口腔當然要清潔乾淨，但一想到「乾淨的狀態能持續幾小時呢？」，一天必需得要清潔好幾次，或許會讓人不禁想嘆息吧。平常維持口腔清潔的任務是由分泌的唾液與吞嚥的動作所負責。也就是說，我們會持續一點一點地分泌唾液，頻繁地（清醒時三分鐘一次左右）進行吞嚥動作，把口腔內的細菌、殘渣和唾液一起吞嚥下去，送進強酸性的胃部當中，以維持口腔清潔。

　　但是，人體維持口腔清潔的機制不光只這樣而已。我們說話、活動口腔或是進食時，黏膜之間、黏膜與牙齒之間、食團與黏膜之間會互相摩擦，除去黏膜或牙齒表面的生物膜（細菌團塊）。因此，必須是軟食以上的食物，才能有助於除去生物膜，否則就算吃了也去除不了黏膜表面的細菌。健康的人口腔內細菌數量（牙齒與黏膜表面）最少的時候是剛用完餐時。因此，不只要清潔口腔，正常的唾液分泌＋吞嚥動作、日常的口腔動作（說話等）、一般質地的進食，這四項要素都要達到，才能二十四小時都維持口腔清潔。所以，就算再怎麼勤勞刷牙，ADL低下、清醒程度不佳的個案會口臭強烈，或是裝設胃造口沒有由口進食及口腔容易乾燥的個案會口腔髒污、照護起來辛苦，都是來自這些原因。也就是說，盡可能從更寬廣的面向來檢視口腔護理問題是非常重要的。

▶▶ **評估分數 1 分：口腔衛生明顯不佳，牙齒或假牙需要牙科治療**

　　口腔整體都需要改善，要優先由牙科治療牙齒與假牙，以改善口腔衛生。

▶▶ **評估分數 2 分：口腔衛生不佳，牙齒或假牙需要牙科治療**

　　口腔衛生正逐漸獲得改善，牙科開始介入治療牙齒與假牙，若身處機構或沒有牙科的醫院，就必須使用到宅牙醫治療等方法。

▶▶ **評估分數 3 分：口腔衛生改善中，但需要牙齒或假牙的治療**

　　口腔衛生獲得相當大的改善，把重點放在治療牙齒與假牙。

▶▶ **評估分數 4 分：口腔衛生良好，但需要牙齒或假牙的治療**

　　口腔衛生獲得改善，積極進行牙齒或假牙治療。

▶▶ **評估分數 5 分：口腔衛生良好，不需要牙齒或假牙的治療**

　　口腔衛生獲得改善，牙齒或假牙的治療結束，只需定期進行保養。

牙齒的清潔

　　牙齒不能隨便刷，刷牙時要用眼睛仔細確認要除去哪一個髒污。無論什麼樣的個案，都要張開嘴巴、確實觀察口腔內部，只要有牙齒或牙根，就必須確實刷乾淨。

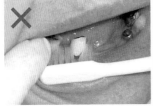 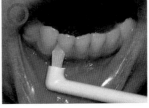 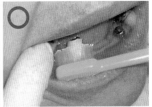

一般牙刷　　　　　　　單束毛牙刷　　　　　　照護用牙刷

　　只有少數幾顆牙時若用一般的牙刷刷牙，刷毛尖端會岔開無法刷到。要使用單束毛牙刷或是照護用高密度植毛牙刷。

舌頭的清潔

　　用紗布握住舌頭，就能固定不會滑動。每天持續用舌苔刷輕刷舌頭十次左右。

　　舌頭看起來白白的時候，常會被誤認成是舌苔。舌頭機能衰退的個案，有時舌乳頭會因為角化而延長，看起來變白。髒污在延長的舌乳頭上容易累積，但若想把白色的部分全部除去，又可能會不小心損傷舌黏膜。所以不要勉強除去白色的部分，透過長期方法尋求改善非常重要。

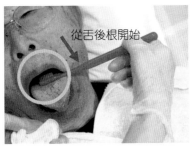 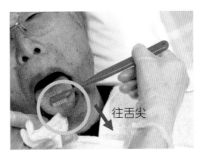

注意不要用舌苔刷強力摩擦

上顎的清潔

　　上顎的口蓋即使外觀看來乾淨，但可以藉由染色確認是否有大量的生物膜附著。附著在口蓋上的柔軟生物膜可以用黏膜專用刷等較容易去除。淺黃色服藥凝膠狀的堅硬附著物，可以塗抹保濕劑，先刷完其他部位經過五分鐘之後再輕刷去除。在仍然堅硬的狀態下就想除去附著物，黏膜會受損，必須特別注意。

　　許多需要照護的高齡者，會因爲抗拒或敏感等原因，出現難以持續張口或有咬合反射等狀況，而且若伴隨有失智症症狀，反應會變得更爲強烈。出現這種情況，不要立刻嘗試強制張口，可以試著一邊和他說話，從與嘴唇有些距離的地方，緩緩地接觸嘴唇、口腔黏膜（進行減敏感），反覆嘗試讓個案張口。

　　或者，可以讓個案看看牙刷，觸摸刷毛的部分，或是讓個案拿牙刷，在旁用手輕扶協助進行刷牙等，有時也頗具效果。此外，也有經驗指出，輕刷牙齒表面會讓咬合變鬆，進而張口。無論何者，基本原則都是不要強制、要溫柔呵護，不錯過張口的瞬間，迅速敏捷地進行護理也很重要。

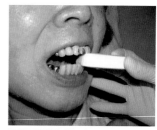

硬質塑膠製的咬口器

　　若反覆努力之後仍無法張口，或是難以維持張口狀態，可以使用矽膠或硬質塑膠（rigid urethane）製的咬口器（bite block）。比起金屬製的張口器，這些工具對於黏膜表面的傷害或造成牙齒斷裂等狀況的風險較小，較爲好用。此外，因爲維持張口時，無法進行吞嚥，所以要確實抽吸口腔內的水份，以防引發誤嚥。由於清醒時吞嚥的頻率約爲三分鐘一次，所以必須考慮不要長時間讓個案張口。

　　腮腺、頷下腺、舌下腺等的大唾液腺，靠按摩等的刺激能恢復功能的情況較少。按摩刺激頷下腺、舌下腺時，會因頸動脈竇反射而有引發心搏過緩（bradycardia）、血壓降低的危險，所以無法推薦。但可以進行做腮腺的按摩刺激。

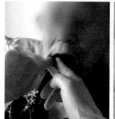

刺激小唾液腺。用牙刷背面或手指摩擦黏膜表面約10次

　　顎腺、頰腺、唇腺、臼齒腺、舌腺等這些小唾液腺，廣泛分布在口腔黏膜上，刺激這些小唾液腺，很多時候也能讓口腔濕潤。基本的方式是用牙刷背面或手指摩擦黏膜表面約十次，或是用紗布握住舌頭後活動舌頭等，都頗具效果。有報告[1]指出，此時若使用毛尖細軟的黏膜用刷，分泌量會更多，此外菌叢也會有所改善。注意口腔黏膜整體的清潔，有助於同時改善口腔衛生與唾液的分泌量。

　　當口腔乾燥狀況嚴重，污垢緊貼在舌頭或牙齒上時，舌頭的活動範圍就會受限，舌頭無法伸出。若不使用保濕劑等軟化後去除，就會造成黏膜出血、強烈疼痛。一邊使用保濕劑一邊去除髒污，舌頭就能再度伸出。如果舌頭的活動範圍增加，口腔就愈能自淨，頰黏膜或咽部等部分就自然會變得乾淨。咀嚼吞嚥狀態也會改善。

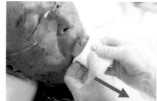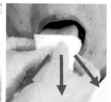

用兩手把舌頭往下拉，慢慢地施加負荷

　　若有嚴重口腔乾燥又長期置之不理，必須花些時間改善。首先，要連續二十四至四十八小時頻繁地塗抹口腔保濕劑，等待軟化到某個程度之後再去除附著物。

　　塗抹保濕劑時，要一邊把上一次塗抹的保濕劑全部都清除，一邊清潔黏膜，然後再抹上新的保濕劑。若只是單純一層一層地往上塗抹，會累積在咽部，變成口臭、乾咳或嗆到的原因。

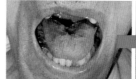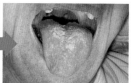

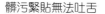

髒污緊貼無法吐舌　　　　用保濕劑軟化之後去除髒污

　　若以正確的方式使用保濕劑，連嚴重的口腔乾燥或因口腔乾燥而引起的假牙疼痛等也都能處理，是有用的口腔護理用品。然而，不清潔黏膜就反覆塗抹及塗得太厚等使用方法錯誤時，就會導致黏膜表面形成厚膜、舌苔增加、口腔細菌增加等問題。

　　使用口腔保濕劑的目的，並不只是透過塗抹讓黏膜表面濕潤，或是軟化並清除附著在口腔黏膜上的污物。重點是在讓口腔的機能和動作能順利運作，讓口腔能自淨。在使用口腔保濕劑之時，也運用黏膜專用刷（根據情況有時是運用一般牙刷、手指或湯匙等）充分清潔黏膜、刺激小唾液腺，促使唾液分泌，最終達到即使不使用口腔保濕劑，也能改善口腔環境、能夠保濕並保持清潔的狀態，這點非常重要[2]。

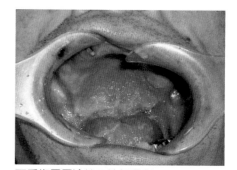

不重複層層塗抹口腔保濕劑

實現由口進食幸福的協助技巧具體範例

處理口腔狀態時，必須同時對⑥咀嚼・後送及⑦吞嚥等進行協助。請參照這些項目。

▶ 評估分數從 1 分、2 分進步到 3 分

為了從非經口營養過渡到經口營養，並且能夠順利地進食、改善口腔環境，尤其是改善口腔的衛生狀態，是最基本且重要的一步。雖然這段時期的口腔清潔最困難且費時，但除了牙齒清潔外，舌頭、上顎等口腔黏膜的清潔與刺激，甚至假牙的清潔，都要充分執行。此外，也要同時使用對話、促使清醒的技巧、調整姿勢等各式各樣的協助方式。

- **牙齒清潔**：拿掉假牙，確實觀察口腔內部，要確認牙齒與殘存牙根的位置，用書面記錄以利資訊共享，讓所有的照護者都能夠事先確認。
- **黏膜清潔**：口腔乾燥不能只用保濕劑處理，還必須透過清潔黏膜來刺激黏膜、活化小唾液腺，促進唾液分泌。
- **吞嚥訓練**：吞嚥訓練雖以間接訓練為主，但這個時期也有用凍狀食⑦等展開直接進食訓練的可能。愈晚開始直接訓練，就愈難由口進食的觀念非常重要。
- **牙科治療**：如果有殘根需要磨牙，以及蛀牙或殘根部分有凹洞，要積極進行補牙或暫時性補牙，以提升牙齒的清潔度。此一階段以消極的牙科治療為中心，重點在消除阻礙咀嚼、吞嚥環境的口腔因素。此外，要重點式指導本人或照護者口腔清潔的方法。

▶ 評估分數從 2 分進步到 3 分

- **黏膜清潔**：繼續藉由黏膜清潔來刺激黏膜。
- **吞嚥訓練**：運用凍狀食、增稠過的食物展開直接訓練。
- **牙科治療**：若清醒狀態良好，此時期可以稍微積極進行牙科治療。開始進行拔除殘根、根管治療等可能會有腫脹、疼痛風險的治療。此外，也要開始進行吞嚥運動、口腔運動等口腔機能的訓練。

▶ 評估分數從 3 分進步到 4 分

- **口腔衛生**：此時期大部分可以從吞嚥訓練食過渡到軟食等，但這些食物仍容易殘留在齒縫或假牙內側等處。在吞嚥訓練後或進食過後，確實執行並養成清潔口腔與假牙的習慣也很重要。
- **吞嚥訓練**：希望在這個時期多少要進行直接訓練。
- **牙科治療**：此時期要積極進行牙科治療。以口腔基本狀態調整完成為治療目標。此外，這個時期需要充分支援咀嚼及吞嚥，從消除阻礙咀嚼、吞嚥因素的消極牙科治療，轉換為積極進行牙科治療，即需要拔牙、裝設假牙等調整咀嚼、吞嚥環境的時期。
  - ➡ 進行製作假牙或大幅更動口腔內部齒列的治療時，必須充分考慮到殘存機能、適應能力、失智症的程度、假牙的使用經驗等（參照67頁專欄）。
  - ➡ 判斷無法藉由假牙等恢復齒列的時候，要研究在目前口腔狀態下，是否對咬的齒肉上會有褥瘡、是否有外傷性牙周炎等的風險，或是否可能中長期維持良好的口腔環境。
  - ➡ 上下都沒有牙齒且不使用假牙時，口腔環境可能會發生咬合垂直距離不足、口腔內部容積減少、舌頭扁平化等變化，會成為造成吞嚥功能低下的風險，所以要積極地進行吞嚥運動、口腔運動等口腔機能訓練。

▶ 評估分數從 4 分進步到 5 分

- **口腔衛生**：當口腔衛生狀態變差，必須立刻進行牙科治療時，要向家屬與照護者充分說明。此時，因為需要綜合性的介入指導，以提升全身肌力、強化維持姿勢的持久度，所以要與相關職類商討後再進行指導，並給予淺顯易懂的圖解書面資料等。

▶ 為了維持評估分數 5 分

罹患口內炎、假牙金屬部分脫落、缺牙、腫脹、清洗假牙時掉落變形等細微的事件，都容易讓口腔環境大幅變化，讓順利進食變得困難。

因為身體狀況變化導致一至二週沒戴假牙，有時會使得牙齒移位，與假牙金屬部分不合，之後個案可能就不再使用假牙；或是牙齦萎縮結果導致假牙變鬆無法使用。為了維持良好的口腔環境，不僅平時就要努力進行配戴假牙的衛教，也要及早發現口腔問題。最理想的做法還是定期利用牙科及到宅牙醫診療，以預防問題出現和及早發現。

編註⑦：剛開始進行直接進食訓練時的凍狀食，不適合使用蛋白質含量高的食物，如誤嚥容易導致肺炎。參見48、49頁及81頁。

❺認知功能（用餐期間）

　　認知功能由許多要素構成。認知功能變差時，會產生種種問題，如忘記：把食物送往嘴巴的動作、如何分配進食速度、如何調整一口的份量、對食物的認知、餐具的使用方法，甚至忘記進食這件事等。此外，甚至還有可能引發取食、後送及吞嚥動作的機能低下，導致誤嚥風險變高、營養不良或脫水等狀況[1]。因認知功能變差導致由口進食困難的主要背後因素有①意識障礙、②高階腦功能障礙、③失智症。

　　一般來說，雖然程度有別，但高階腦功能障礙可以透過適當的方法，讓症狀改善。另一方面，失智症是一種慢性、進行性的疾病，雖然是以調整環境和周圍人員進行介入爲主，但在症狀初期，透過提升個案能力結果看到吞嚥功能改善的案例也不少。

評估標準

分數	❺認知功能（用餐期間）
1	用餐期間的認知功能明顯不佳，意識狀態也差，需要完全協助
2	用餐期間的認知功能不佳，需要完全協助
3	用餐期間的認知功能不佳，需要部分協助
4	用餐期間的認知功能大致有維持，有時需要協助
5	用餐期間的認知功能良好，可不經協助進食

觀察重點

1）與意識障礙相關的項目
●清醒程度：進食中是否能保持清醒。就算閉著眼，是否能因有人呼喚而張開眼睛，能否在口腔護理後，或可以因離床而清醒。
　➡由口進食時，確認個案是否清醒非常重要。在有意識障礙的情況下，誤嚥的危險性會增高，尤其容易引發靜默式吸入，因此需要特別注意。

2）與高階腦功能障礙相關的項目
　　高階腦功能障礙包含了注意力、語言功能、視覺空間認知功能、行為‧動作執行功能等。
●有無注意力障礙及其程度：轉移性注意力（alternating attention）、持續性注意力（sustainded attention）、分配性注意力（divided attention）、選擇性注意力（selective attention）如何（是否能適當地注意到周圍的聲音或看見的資訊，或是到用餐結束為止是否能專心用餐）。
●語言障礙（失語症）的程度：是否能用語言和非語言的方式表達想吃什麼。
●視覺空間認知：是否能不忽略放置在不同位置的食物，並能平均地取得。
●行為‧執行功能：是否能按照口語指示或藉由模仿動作持續進食行為。是否能以碗就口、不用手抓著吃，適當地使用餐具。

3）與失智症相關的項目
●疾病類型與時期：阿茲海默症在發病早期，不太有吞嚥障礙的問題，但可以觀察到個案會有忘記餐具用法、無法辨識食物等先行期的問題。血管型失智症，吞嚥障礙的程度會因腦血管障礙的部位和程度而有所差異。此外，路易氏體型失智症有時則會發生用餐期間清醒程度變差、無法進食的狀況[2]‧。
●是否有核心症狀、周邊症狀及其程度：是否有不張口、不閉口、食物含在嘴裡不吞、進食分配速度過快、用餐途中突然停下等的症狀。

評估與處理方法的概要

▶▶評估分數 1 分：用餐期間的認知功能明顯不佳，意識狀態也差，需要完全協助
• 因為種種因素導致清醒程度不佳，對進食的認知功能也明顯不佳，需要完全協助的狀態。
• 意識狀態雖然良好但有溝通困難時，要評估背後的原因，並規劃考量到時間、空間、人員等環境問題的對應方式，目標是讓個案能集中注意力。而且，還要按個案的行為模式靈活地應用，不要勉強制止行動，或是堅持在固定的場所或時間用餐。
• 如果沒有一直給予適當的刺激，個案的活動性會變差，清醒程度也無法改善。但即使清醒程度不佳，如果對口腔內進行刺激，這個刺激也會傳導到整個大腦，因此可以在口腔護理後，進行味覺刺激等能讓個案啟動自主吞嚥動作的復健。此外，也要擬訂聽覺、視覺、觸覺、嗅覺、味覺、抗重力姿勢等的特殊感覺刺激和離床

計畫。

- 有時因為高階腦功能障礙，嘴唇與顏面會伴隨有失用症，即使沒有癱瘓，也會無法自主順利活動，或可能張口閉口有困難。

▶ 評估分數 2 分：用餐期間的認知功能不佳，需要完全協助

- 用餐期間的認知功能不佳，或因注意力無法持續導致對食物的認知不足，或是無法專注進食及無法持續動作的狀態。
- 有時會清醒但卻無法持續，在增加個案離床頻率的同時，也要進行延長坐姿時間及站姿的訓練。在此階段，如果持久度差或嚴重容易疲勞時，離床和進食同時進行會增加疲勞程度，所以要盡量避免同時進行。
- 即使開始進食時清醒程度不佳，但很多時候也能透過安全的食物質地、正確的姿勢、協助等，讓口腔或咽部的動作或感覺刺激傳至腦部，清醒程度可能會變好。只要呼吸狀態沒有問題，持續由口進食非常重要。
- 當對進食的認知不佳或無法持續動作時，只靠口頭敦促是不夠的，必須運用其他的感覺刺激（視覺、嗅覺、觸覺、味覺）。

▶ 評估分數 3 分：用餐期間的認知功能不佳，需要部分協助

- 對進食的認知功能雖然不佳，但經由部分協助仍能進食的狀態。
- 對額葉症候群、偏側空間忽略、注意力散漫等高階腦功能障礙，要及早開始進行環境調整。
- 電視的聲音或影像會降低注意力，用餐期間要關掉。
- 鼓勵個案離床，嘗試增加抗重力姿勢的坐姿或站姿時間，同時提升日間活動性，有助於增加生活自理的能力。
- 晝夜顛倒時，要提升日間的活動性。
- 及早解除不必要的臥床或過度限制個案活動，有助於提升生活自理的能力。
- 評估用藥是否適當。

▶ 評估分數 4 分：用餐期間的認知功能大致有維持，有時需要協助

- 雖然個案能保持清醒，但因為注意力障礙或失用症造成動作障礙、偏側空間忽略，導致用餐時會有疏漏而需要協助的狀態。
- 有失用症時，有時會看到個案的碗、優格、布丁的蓋子沒拿掉，就想直接放進嘴裡的行為，因此在給個案食物之前，飯碗或營養輔助品的蓋子一定要先拿掉，事先做好準備以便能開始進行用餐也很重要。
- 如果個案有注意力障礙的情況，會是阻礙個案提升生活自理能力的主要原因。尤其是當個案無法專注於用餐時，應避免一直跟個案說話。調整環境，用隔板、窗簾等減少外在刺激，也很重要。

▶ 評估分數 5 分：用餐期間的認知功能良好，可不經協助進食

實現由口進食幸福的協助技巧具體範例

▶ 評估分數從 1 分進步到 2 分

- 為了提高認知功能，可規劃有特殊感覺刺激與離床的活動，不能處在沒有刺激的狀態下。
- 注意提供個案能專注進食的安靜環境及穩定的姿勢。
- 去除對患側上肢的約束，協助個案進行刷牙或取食的動作。
- 若無法持續張開眼睛時，可協助個案張開眼睛。
- 擬訂離床計畫，即使個案難以維持坐姿，也要利用躺式輪椅，以平行移動的方式來移位。

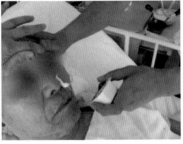

協助張開眼睛以增進視覺上的認知

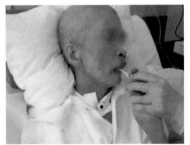

讓個案握住牙刷，協助刷牙的動作

▶ 評估分數從 2 分進步到 3 分

- 要運用五感提高對食物的認知。
- 當持久度不佳時，不要同時進行離床和用餐，在具備某種程度的持久度後，再兩者同時並行。

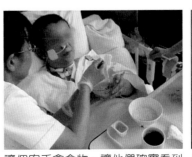

讓個案手拿食物、讓他們確實看到食物，以提高對食物的認知

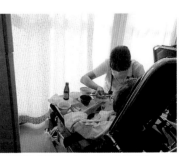

用隔簾或隔板減少用餐的干擾

● 當注意力容易變差時，要在安靜的環境裡用餐。可因應需求，用隔簾或隔板把空間區隔開來，或在用餐時關掉電視，以及避免在交誼廳用餐，應布置安靜的環境，盡量減少過多的訊息。

● 因失用症等無法持續進行進食動作時，協助個案取食，透過練習重複相同的動作，幫助個案回憶起一連串動作的順序，並能行動。

● 因額葉症候群而難以持續張眼或口腔周圍肌肉過度緊繃時，可以進行按摩以協助張開眼睛、幫助口腔周圍肌肉減敏感。

● 對於因失智症狀導致的取食動作停滯，或是因偏側空間忽略導致的空間認知衰退，要及早開始以手把手的方式協助個案進行取食的動作，為了提高對忽略側的認知，要從忽略側開始強化刺激與引導視線。

▶ **評估分數從 3 分進步到 4 分**

● 為了提高對用餐的專注力，協助者可以用手協助個案的上肢進行取食動作。

● 讓個案用語言敘述吃下的食物是什麼樣的味道。

● 透過「看」、「吃」等短短的指示句，讓個案持續保持注意力。

● 除了採取策略對應高階腦功能障礙的症狀外，還可以給個案零食和點心，如在眼前現榨的果汁、團子的紅豆餡、碳酸飲料等，依據個案的喜好和生活習慣，盡量增加進食量。

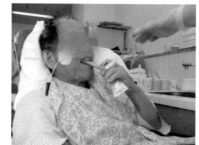

運用仙貝的咀嚼訓練

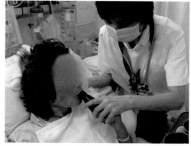

使用碳酸飲料的進食訓練

● 額葉症候群的個案會有行為中斷和持續的現象（perseveration，反覆進行同樣的行為）。有時會觀察到個案不斷攪拌食物卻遲遲不進食，或是反覆舀起又放回去。這樣的行為看起來像是「在玩食物」，但個案絕對不是在玩。此時，除了提供視覺訊息外，協助者也需要手把手協助個案做出正確的動作。盡量讓個案回想起動作的順序，就有可能讓個案切換到開始行動，完成進食的動作。

▶ **評估分數從 4 分進步到 5 分**

● 及早開始讓個案使用雙手，有助於改善認知功能與增加生活自理能力。

● 因應個案的需求，也為了增加個案的生活自理能力，可交換使用慣用手。關於餐具也是一樣，協助者可手把手協助個案練習用筷子的動作，目標是從用湯匙進展到能用筷子進食。

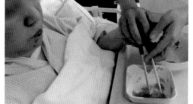

手把手協助個案反覆使用筷子，力求讓動作變習慣

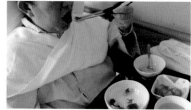

配合食物質地的進步，也開始能夠使用筷子

● 因注意力障礙或失用症導致的動作障礙、偏側空間忽略，造成食物沒有吃完或漏看食物而無法均衡進食時，要透過口語確認個案是否發現漏看的部分。若只靠口語仍不容易發現時，就要逐漸減少非忽略一側（左側偏癱的話就是右側）的訊息，慢慢地讓個案能認知到忽略的一側。

● 注意要溫柔地應對，應考慮周全，讓個案不要經驗太多失敗、不要傷害自尊。

● 不要讓個案一個人用餐，應與家人或其他人一起用餐，這是一種社交，也有助於預防認知功能衰退。此外，讓個案實際購物或烹調食物也非常重要。

❻咀嚼・後送

　　與吃、喝相關的吞嚥動作中，把食物抿入口腔，咀嚼並後送，是一連串的過程，是從口腔到咽部動作和知覺神經傳導的綜合連動。這些動作無法順暢進行的主要原因包括了①器質性・機能性的問題、②廢用症候群、③認知功能低下、④意識障礙等。

　　原因①是雙唇緊閉、咀嚼動作、舌頭動作有器質性・機能性不良的問題，使得咀嚼與後送變得困難。原因②是整體肌肉運動或感覺輸入變差所引起。原因③是失智症或高階腦功能障礙導致個案在辨識飲料、食物或執行動作變得困難，接連讓咀嚼、後送也變得困難。原因④是因為急性期的症狀或持續處於植物人狀態。因此，關於咀嚼、後送需要多方面的評估，在掌握問題點後，尋求對應的策略。

評估標準

分數	❻咀嚼・後送
1	進食需要的口唇、舌、頰、頜動作，全都相當困難
2	進食需要的口唇、舌、頰、頜動作，其中任何一項相當困難
3	進食需要的口唇、舌、頰、頜動作，其中任何一項相當困難，但能設法因應
4	進食需要的口唇、舌、頰、頜動作，每一項都大致良好
5	進食需要的口唇、舌、頰、頜動作，全都良好

觀察重點

1）取食

　　取食是指把食物送到嘴邊，並送入口腔內的動作。取食時以視覺辨識食物，判斷是什麼食物、要怎麼吃。較大的食物要張開嘴巴，用嘴唇抿住，用門牙咬斷成一口的份量。如果是一口就能吃下的食物，舌頭會下凹以承接食物，再閉緊雙唇進食。要有能辨識食物的環境，此外，上肢的取食動作、唇及舌的動作與知覺，頜的動作對取食都很重要。

＜口唇的功能＞能夠感知食物的性狀和溫度。上下唇能確實閉合，把食物保持在口腔內。用湯匙進食時，可以確實把湯匙上的食物抿進嘴裡不會殘留。

＜舌的功能＞舌頭可以前伸至上下門牙之間。當食物進入口腔時，舌頭能接觸並引導食物進入口腔內。食物放在舌面上時，舌頭可以凹下以承接食物。

＜頰的功能＞臉頰與舌頭的肌肉有助於讓牙齒的排列較整齊。在吃進食物時，臉頰的肌肉會放鬆並張開，和唇、舌協調，將食物準確地放在牙齒上。

＜頜的功能＞可以根據食物的大小調整張口度。可以順利地張口閉口，張口度為上下門牙間有40mm以上。在切斷食物時，具備能合住食物及切斷食物的力量。

＜牙齒・假牙＞有牙齒和假牙，是合用的，而且門牙能上下正常咬合。

＜視野訊息＞將食物放在個案看得見的位置（眼球斜下方45度，20～30cm左右）。

＜姿勢・動作＞頭部採前屈姿勢（下頜與胸骨間約一個拳頭的距離），臉朝正前方，軀幹不左右傾斜，兩側上肢穩定，腳底要能全部踩到支撐物上。餐具要放在手肘固定時，上肢可以拿取並送入口腔的位置，桌板高度設定在腋窩與肚臍之間。

➡取食時穩定的姿勢非常重要。要讓個案能看到食物，可以用手拿取食物及能長時間坐著進食。基本上，要採取頭頸部與兩側上肢穩定、軀幹不左右傾斜、腳底能全部踩到支撐物的姿勢。尤其使用餐具時，上肢必須設定在固定手肘位置後能用餐具將食物送入口腔的位置，這點非常重要。

➡取食動作是由前臂肌肉與關節的大動作，以及使用筷子等手指的精細動作所組成。進食動作的特徵在於，雖然左右手的動作不同，但連動的手部動作是很協調地在進行。

➡若姿勢不穩定，食物就無法順利地送往口腔，嘴唇抿進食物會變得困難，可能會邊吃邊掉或邊吸邊吃，誤嚥的風險也會變高。一口的份量也很難調整，用湯匙舀的份量如果過多會不易咀嚼，口腔內殘留或窒息的風險也變高。

・**清醒程度不佳、張眼困難、食物認知不佳時**：認知食物會變困難，無法順利地取食。

➡提供視覺訊息有助於取食時所需的食物認知及讓動作開始，所以提供視覺訊息有其必要。同時，必須提

供能幫助個案清醒及認知食物的協助。

- **額葉有障礙時**：有時會因為嘴唇過度緊繃而難以張口。
  - ➡可利用操作湯匙的技巧和協助張口等方式，緩和嘴唇周圍肌肉的緊繃。
  - ➡此外，提升對食物的認知經常對取食有幫助。所以要把食物放在看得見的位置，協助個案能接收到視覺訊息。
- **口唇的動作不佳時**：用嘴唇抿住食物會變困難。要確認因三叉神經受損造成的知覺衰退，以及因顏面神經受損造成的癱瘓程度和左右側的差異。
  - ➡讓個案用上唇抿住湯匙上的食物，食物進入口腔後根據癱瘓或機能衰退的程度，可協助提起患側的口角，以閉起雙唇。
  - ➡可沿著患側嘴唇周圍肌肉的走向進行伸展，作為間接訓練。
- **舌的動作不佳時**：抿食剛好的一口量會變得困難。舌下神經受損會造成舌頭動作的範圍不足，在將食物送進口腔之際，難以判斷一口的份量，也會導致咀嚼或後送的問題。
  - ➡照護時，可將凍狀食以3~4g左右為一口份量，用湯匙放在舌頭中央，讓個案食用（參見84、102頁）。
- **頰的動作不佳時**：如果臉頰的肌肉無力，要將食物保持在口腔內不散落會變得困難。尤其是要把食物保持在臼齒處會有困難，可能進而導致咀嚼動作不佳。
  - ➡提供適當的一口份量，若食物質地需要咀嚼，在進食時可把食物放在臼齒的齒列上。
- **頜的動作不佳時**：三叉神經受損會造成張口閉口功能不佳，導致要將食物適量地送進口腔裡會有困難。
  - ➡若進食時開口有困難，協助者可以把整隻食指放在頰唇溝上，壓低下顎，協助張口。
  - ➡若進食時閉口有困難，協助者可用拇指和食指協助雙唇閉合，用中指頂起下顎，以促使閉口。
- **口腔內有牙齒動搖、牙齦發炎，因假牙引起潰瘍等情形時**：疼痛會導致咬斷等動作變得困難。
  - ➡到牙科就診，進行假牙調整、牙齒治療。把食物調整成適合個案口腔容易進食的質地。

2）咀嚼

　　咀嚼是把送進口腔內的食物，先用舌頭與上顎判斷食物的軟硬或溫度等的性狀，之後若是軟的食物就用舌頭和上顎壓碎，若是硬的食物就由舌頭送往臼齒部，用上下牙齒反覆咬碎，再用臉頰與舌頭把食物與唾液混合，製作成容易吞嚥的形狀（食團）。因此，上顎運動、牙齒、口腔周圍肌肉、舌頭等都息息相關，只要其中一項受損，形成食團就會有困難。所以，必須好好觀察雙唇閉合狀況，以不讓食物流出到口腔外。也要觀察把食物送往臼齒的舌頭動作，和執行食物咬碎功能的牙齒狀態，甚至是混合食物與唾液的舌、頰、頜的協調動作與唾液分泌等的狀態。

<口唇的功能> 閉上嘴唇防止食物或唾液流出口腔外。配合咀嚼動作，讓食物能保持在齒列上。

<舌的功能> 確認口腔內食物的性狀和位置。舌頭判斷出有需要咀嚼的食物時，會和臉頰合作，把食物保持在齒列上。舌頭可以把柔軟的食物頂在上顎以形成食團，可以感覺到食物的味道，舌頭的感覺可以促進唾液分泌。咀嚼時，舌頭會將食物與唾液混合成容易吞嚥的質地。若感覺口腔有異物時，舌頭會將異物推出至口腔外。

<頰的功能> 配合咀嚼動作，與舌頭合作把食物保持在齒列上。若是食物散落在口腔內其他地方時，有力的臉頰可頂起掉落在口腔前庭的食物。

<頜的功能> 咀嚼時，上下頜會根據食物的特性來控制咀嚼的力量。咀嚼運動不光只是上下開閉的運動，也有些微水平方向的活動，若描繪成軌道它會是橢圓形。咀嚼運動以一定的節奏（一秒兩次左右）進行。咀嚼時若感覺有異物，頜可以讓嘴巴瞬間打開。

<牙齒・假牙的功能> 合用的牙齒和假牙，能把食物保持在牙齒與牙齒之間，這樣才能磨碎食物。牙齒可以判斷食物的軟硬度，把需要的咀嚼力傳達給頜。

<唾液> 咀嚼動作可促進唾液分泌，與食物混合形成食團。唾液被包覆在食團的表面，形成容易後送的質地。咀嚼時因為唾液酵素的作用，有助於消化食物（尤其是碳水化合物）。唾液在與食物混合的過程中，把味道傳達給味覺器官。

- **口唇的動作不佳時**：咀嚼時，食物會從嘴唇掉出，難以保持在口腔內。要確認三叉神經受損造成的知覺衰退程度，以及顏面神經受損造成的癱瘓程度和左右側差異。當運動機能變差時，食物容易殘留在患側。
  - ➡把食物放在健側，促進咀嚼運動。
  - ➡個案在咀嚼時，協助者可協助個案患側的雙唇閉合，防止食物掉出口腔。
- **口腔內知覺變差時**：因三叉神經受損造成的知覺低下，會導致口腔內感覺變差，食物容易殘留在患側。
  - ➡把食物放在健側，提升個案對食物的認知。此外，可提供稍微有嚼勁的食物，以促使個案進行咀嚼動作。
- **舌・頰的動作不佳時**：把食物運往臼齒的動作、把食物與唾液混合形成食團的動作都會產生障礙。

➡可給予能增進舌頭動作力量與範圍為目標的機能訓練，同時可食用質地改變為凍狀的食物，或是用增稠的方式，將食物調整為容易聚集及形成食團的質地。

➡在用餐前進行臉頰伸展或口腔護理。把食物放在健側以誘發個案的咀嚼動作，讓形成食團變得更容易。

• **頜的動作不佳時**：因為無法充分形成食團，導致食物容易殘留在口腔裡，而且後續的後送也容易變差。

➡可把食物放在健側以誘發咀嚼動作。

➡咀嚼動作無法進行時，協助者可協助個案進行張口閉口動作，很多時候也有助於個案開始進行咀嚼。

• **有牙齒動搖、牙齦發炎、假牙不密合、多處缺牙時**：用門齒咬斷、用臼齒磨碎食物都會變困難。

➡進行牙齒、假牙的治療，以協助咀嚼、後送。此外，配合牙齒狀態，把食物調整為能夠咀嚼的質地。

• **口腔內不清潔、乾燥時**：唾液的分泌會變差，不容易形成食團。

➡進行口腔護理，可以刺激小唾液腺，促進唾液分泌。

➡也可能是脫水造成的影響，要確認攝取的水份是否足夠。

• **因舌癌等器質性的問題，導致舌頭動作明顯受損、難以改善，或舌頭機能低下的病例**：有時上顎膺復物（palatal augmentation prosthesis，PAP[8]）會有效（詳情請參考其他相關書籍）。

3) 後送

食物經咀嚼形成食團，再經由口唇、舌、頰共同運作被送往咽部。在這個過程中，雙唇會閉合，舌頭前端碰觸上顎門牙內側根部附近後，整個舌頭會上抬，軟顎也會上抬關閉鼻腔和口腔，堆積在舌面上的食物就會順利地送進咽部。還有，固體食物在咀嚼時是慢慢地被送進咽部，當一定份量食物累積在咽部後，就會產生吞嚥反射。水份在進入口腔後則會被積存在口腔內，超過咽門時就會產生吞嚥反射。需要咀嚼的固體與不需咀嚼的液體，在吞嚥時的機轉是不同的。

＜口唇的功能＞緊閉雙唇可防止食團掉出口腔外，也讓吞嚥壓容易升高。

＜舌的功能＞舌頭前端固定在上顎門牙內側根部附近時，整個舌頭會更容易上抬，更容易把食團送進咽部。吞嚥反射是在舌根部分被誘發。水份則是在舌根上抬、口腔內準備完成後，一口氣上抬送進咽部。

＜頰的功能＞咀嚼後，集中食團，使之聚集在舌面上。吞嚥時兩頰內縮，口腔內壓會升高。

＜頜的功能＞可以在剛好上下牙齒不緊咬，且輕輕碰觸的位置，讓上下頜固定。

＜軟顎的功能＞吞嚥時軟顎會抬起以防止食團進入鼻腔，也能增加口腔內壓。

• **口唇的動作不佳時**：當因顏面神經受損導致雙唇閉合不良時，吞嚥後食物會殘留在口腔裡。

➡確認患側的左右邊力量是否有所差異，可藉由協助患側的張口閉口動作、雙唇閉合，來提高口腔內的吞嚥壓，讓食物更容易吞下。

• **舌的動作不佳時**：若舌下神經受損，會導致舌頭將食團送往咽部的後送動作變差，吞嚥後食物會殘留在口腔內。

➡可進行以增進舌頭動作能力為目標的訓練。即便食物殘留在口腔內，若給予適當的協助，如：再給予一口食物（追加吞嚥，參見112頁），或是交互提供較具附著性與附著性較低的食物（交互吞嚥，參見112頁）等，皆有助於清除殘留在口腔內的食物。此外，為了運用重力讓食物更容易送進咽部，降低半坐臥姿勢的角度也是有效的方法。

• **頰的動作不佳時**：當頰的動作不佳時，會有較難將食團聚集在舌面上、患側臉頰內側的殘留會變多、口腔內壓不足難以提高吞嚥壓等問題。

➡確認患側臉頰的左右邊差異，可藉由協助緊閉雙唇，提高口腔內的吞嚥壓。

➡餵食時，可以把食物放在健側，利用健側的力量協助後送食物。

• **頜的動作不佳時**：若是個案咀嚼食物的力量不足，會難以形成食團，後送的能力也會變差。

➡提供容易形成食團的食物。運用重力讓食物更容易送進咽部，降低半坐臥角度也是有效的方法。此外，協助閉口以提高口腔內的吞嚥壓，可以協助後送食團。

• **軟顎的動作不佳時**：因廢用症候群導致肌力變差或迷走神經受損，使得軟顎抬起的動作變差時，口腔內壓會通過鼻腔，以至於口腔內壓力不足，後送食物能力變差。

➡提供附著性低的食物或增稠的水等，並設法提高吞嚥壓，讓吞嚥時的後送變得更容易。

➡利用吹氣或卷笛，強化軟顎抬起的動作。

• **口腔癌等器質性問題，導致無法後送或舌頭機能不佳的病例**：有時頜面修復（maxillary prosthetics）和上顎膺復物會有效果。

評估與處理方法的概要

▶ **評估分數 1 分：進食需要的口唇、舌、頰、頜動作，全都相當困難**

　　口唇、舌、頰、頜的動作都相當困難的狀態。機能變差的原因可能包括：腦神經損傷或罕見神經疾病導致麻痺或癱瘓，以及腫瘤或外傷導致器質性損傷等狀況，但所有機能都相當困難時，經常會與整體健康狀態息息相關。為了要開始由口進食，必須觀察全面的身體狀態，調整到適合開始由口進食的情況。

- **因意識狀態不佳做什麼都很困難**：處於腦中風或肺炎等的急性期
- **嘴唇、顏面等的麻痺、癱瘓或感覺障礙**：腦中風或顏面神經麻痺等
- **舌頭萎縮及感覺障礙**：退化性的神經系統疾病（帕金森氏症或ALS等）及廢用症候群等
- **舌頭及顏面的器質性損傷**：唇顎裂及腫瘤、外傷等
  - ➡ 只靠非經口營養時，由於口腔自淨作用無法發揮，較容易髒污，所以要進行口腔護理。提高半坐臥角度以改善清醒程度與呼吸，除去口腔內的髒污、促進唾液分泌、整理口腔內環境，以抽吸確保咽部乾淨沒有分泌物。此外，也要進行臉頰或舌頭機能訓練。要針對整體健康狀態進行合適的照護，並開始進行進食訓練，力求進步。

▶ **評估分數 2 分：進食需要的口唇、舌、頰、頜動作，其中任何一項相當困難**

　　口唇、舌、頰、頜的動作，其中任何一項器官機能變差的狀態。要綜合評估造成此情況的主要原因是器質性問題、腦神經系統機能性問題、整體機能變差，還是與認知功能相關。協助者需要協助個案彌補不足的部分，這些都考驗著協助者的技能。

- 因腦中風導致雙唇閉合不全 ➡ 輔助患側的雙唇閉合。
- 退化性神經系統疾病或廢用症候群導致舌頭萎縮、舌頭機能變差 ➡ 以重力姿勢（半坐臥30～45度）或兩隻湯匙後送法（參見109頁），透過追加吞嚥或交互吞嚥（參見112頁），盡量讓咽部不殘留食物。
- 廢用症候群、三叉神經的知覺・運動機能低下 ➡ 進行模擬咀嚼、味覺刺激、舌壓刺激。
- 牙齒及口腔疾病導致咀嚼困難 ➡ 進行牙科治療或假牙調整。
- 腫瘤及外傷導致器質性損傷 ➡ 使用上顎膺復物或軟顎提升膺復物（palatal lift prosthesis，PLP）。

　　此外，即便吞嚥器官的機能沒有變差，但個案有失用症或是有額葉症候群等時，會不知道該如何抿住食物，或如何咀嚼及後送口腔內的飲料及食物，使食物在口腔內停留的時間變長。若是個案有額葉症候群的現象，導致嘴唇周邊過度緊繃，會阻礙舌或頰的動作，讓咀嚼、後送這一連串的動作停滯或變得困難。

  - ➡ 因應方法是提高認知功能，包含調整半坐臥姿勢的角度等、協助個案後送及吞嚥的動作、進行口腔周圍的機能訓練、牙科治療等。
  - ➡ 口唇、舌、頰、頜的其中任何一項動作相當困難時，可以藉由將半坐臥姿勢的角度設定在30度，使用附著性較低的凍狀食、慕斯食等，協助咀嚼、後送。此外，為了利用味覺刺激，要提供味道鮮明的食物。

▶ **評估分數 3 分：進食需要的口唇、舌、頰、頜動作，其中任何一項相當困難，但能設法因應**

　　口唇、舌、頰、頜其中任何一項吞嚥器官的機能變差，但正在改善、進步。這不只考驗協助者協助個案吞嚥功能的技巧，也考驗協助者是否能找出並引導出個案的優勢能力。

- **咽部期沒問題，但食物容易含在口腔內，較難產生咀嚼動作時**
  - ➡ 協助者可以手協助，誘發個案抿住食物的動作，進一步延伸到咀嚼或後送。此外，個案經牙科治療後，若舌頭機能尚佳，可利用零食誘發個案的進食動機，後送及吞嚥可能可以順利進行。
- **吞嚥伴隨咀嚼時**：食物可因為咀嚼動作中的舌頭動作，部分被送往咽部。
  - ➡ 協助者可提供能簡單咀嚼的食物，從咀嚼動作來引導出舌頭後送食物的動作。此外，因為咀嚼能促進唾液分泌，讓味蕾細胞受到刺激，「好吃」的味覺就會進一步幫助活化腦部功能與有意識地吞嚥唾液。

▶ **評估分數 4 分：進食需要的口唇、舌、頰、頜動作，每一項都大致良好**

　　口唇、舌、頰、頜的動作大致良好，但是上肢精細動作及姿勢、口腔周圍的肌肉稍有困難的狀態。

- **取食動作有困難、會掉屑、用餐時間延長時**：可能會有營養不良，或食物在咽部還沒動作時就流入氣管而引發誤嚥，要特別注意。
  - ➡ 使用進食輔具、調整取食時的精細動作、姿勢、桌板等，目標是提升食物質地的等級。進行必要協助時，在提高動作或姿勢的持久度及自理程度的訓練上，也要考量到不損及個案的自尊。
  - ➡ 食物質地要是能在易咀嚼食及以上，就要開始提供不同質地的食物，以提升咀嚼動作。此外，還要考量上肢取食的動作、容易取食的食物質地（一口大小等容易舀起的狀態）、食物容易看見且容易選擇的配置方式、使用餐具防滑墊以容易舀起食物等。
  - ➡ 有時使用假牙或治療牙齒也會讓咀嚼、後送變得良好，所以也可以研究是否進行牙科治療。

▶ **評估分數 5 分：進食需要的口唇、舌、頰、頷動作，全都良好**

　　口唇、舌、頰、頷的動作沒有問題，用餐的動作與姿勢也都大致良好。

- **高齡者或有腦血管疾病病史時**：即便外觀上覺得沒有問題，可能還是會有因靜默式吸入而引發肺炎，或是因目前的疾病惡化而引發吞嚥障礙的情況。
  ➡ 平時就要保持口腔內環境的清潔與機能，必須注意用餐姿勢、進食方法，以及用餐時間拉長或進食量變少等狀況。

實現由口進食幸福的協助技巧具體範例

▶▶ **評估分數從 1 分進步到 2 分**

● **直接訓練**

若身體狀態穩定，可以開始進行棒棒糖或FT（food test，食物測試）的評估及訓練。

● **間接訓練**

- 口輪匝肌、頰肌按摩：閉上雙唇，沿著口輪匝肌、頰肌的走向進行伸展運動。
- 嘴唇延展運動：協助者用指腹把個案的嘴角微微向上拉。
- 舌頭的伸展：用稍微擰過水的紗布包住舌頭，往前方、側方拉出來，進行伸展運動。
- 口腔內的壓力刺激：用湯匙等刺激口腔內黏膜，以誘發吞嚥反射。
- 口腔內的冷刺激：用冰鎮過的湯匙，刺激舌頭與上顎，以誘發吞嚥反射。
- 開口-閉口訓練：可按摩個案的嚼肌及顳肌，在放鬆的狀態下，緩緩地協助個案上下左右活動下顎。

● **食物質地與姿勢**

- 可在半坐臥角度45度以上進行口腔護理、間接訓練，以幫助個案清醒。直接進食訓練則可在半坐臥角度30度時，給予附著性較低的凍狀食練習吞嚥。

● **協助用餐的注意重點**

- 如果個案口唇、舌、頰、頷的動作都有困難，進行直接進食訓練時，要將凍狀食以薄片狀提供，讓一口的份量約在3～4g左右（參見81、101～102頁）。餵食時要把湯匙放在個案舌面中央，加壓舌面，刺激舌頭開始動作，然後用上唇抵著勺面取出湯匙，以誘導個案緊閉雙唇，或是用手協助個案閉口讓雙唇閉合，提高口腔內部的吞嚥壓。同時，要讓個案張開眼睛，輸入視覺上的訊息也很重要。

● **口腔護理與牙科治療的注意重點**

- 口腔護理時，半坐臥姿勢角度要設定在45度以上，一方面要幫助個案清醒，一方面也要調整姿勢以防止髒污的水流進咽部。一邊觀察整體健康狀態一邊進行護理，透過口腔護理能避免個案疲弱；清理口腔與咽部，也能讓呼吸狀態變得較為順暢。此外，還需要進行兼具器質性及機能性訓練的口腔護理。

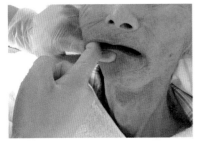

一邊閉上雙唇，一邊進行口輪匝肌的伸展運動

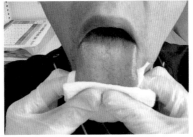

進行舌頭伸展運動以促進伸舌

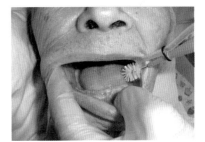

兼具器質性、機能性訓練的口腔護理

▶▶ **評估分數從 2 分進步到 3 分**

● **直接訓練**

- 協助者可把湯匙放在個案的舌根，協助將食物送進咽部（注意不要讓氣管過度伸展）。
- 雖然個案有嘴唇抿食的困難，但若是口腔內的後送與吞嚥狀況良好時：依照個案情況，有時可使用注射器等把增稠的水份等注入口腔，讓個案吞嚥。
- 協助個案以上唇抿食：要求個案用上唇抵住勺面，再把湯匙從斜上方取出。此外，當個案張口時，用食指將上唇輕輕往下壓，再依據前述的抿食動作，誘發個案做出閉唇動作，以強化雙唇緊閉的動作與知覺。
- 協助個案張口：把整隻食指放在頰唇溝上，輕輕讓下顎往下，以增加張口的動作。

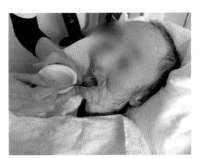

一邊協助張口，一邊把湯匙沿著下唇移動

- 協助個案緊閉雙唇：讓個案用拇指和食指協助雙唇閉合，用中指提起下顎，以提高口腔內的吞嚥壓並誘導後送動作。
- 模擬咀嚼動作：緊閉雙唇，同時協助讓下顎上下活動，利用模擬咀嚼的動作誘發後送。誘導咀嚼動作開始。
- 利用味覺刺激的訓練：有時氣泡水、果醬或照燒醬等的刺激會有效果。

🔵 間接訓練
- 舌頭壓力刺激訓練：用湯匙對舌頭進行壓力刺激，或是誘導舌頭向左右橫向運動。
- 嘴唇的橫向延展訓練：用指腹協助把嘴角微微向上拉伸。
- 舔糖果訓練：用棒棒糖誘發個案做出雙唇閉合與前後左右的舌頭運動。透過味覺刺激促進唾液分泌，強化個案有意識地吞嚥唾液。

🔵 食物質地與姿勢
- 基本上，可藉由重力姿勢（半坐臥角度30至45度），協助將食物送往個案咽部。可使用藉由重力容易滑動的食物，如：凍狀食、慕斯食（參見31頁編註⑤、81頁）、增稠水等。

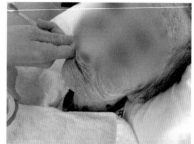

🔵 協助用餐的注意重點
- 在抿食、咀嚼、後送當中，必須協助加強口唇、舌、頰、頜動作有困難的部分。舉例來說，當個案雙唇閉合不佳時，需協助緊閉雙唇，以產生適當的吞嚥壓，並給予用重力容易後送的食物質地（凍狀食等）。此外，除了確實提供視覺訊息，以避免阻礙抿住食物、咀嚼、後送的過程，還要有節奏地交互提供較具附著性與附著性較低的食物（交互吞嚥），避免咽部有堆積食物的現象。

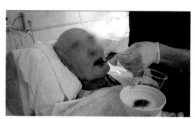

取食後協助雙唇閉合（右側癱瘓時）

🔵 口腔護理與牙科治療的注意重點
- 不僅要進行目標是口腔清潔的器質性口腔護理，也要對經由專業評估發現有問題的部位有意識地進行護理（例如若舌頭萎縮，就要進行舌頭的伸展運動等）。
- 為了提高口腔內壓，就算是只有上顎假牙，也要調整到能夠用的狀態。

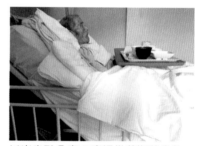

粥凍與茶凍交互吞嚥

▶️ 評估分數從 3 分進步到 4 分

🔵 直接訓練
- 食物質地：同時使用數種凍狀食或糊狀食，不要只偏重在附著性較高的食物。
- 協助雙唇閉合：沿著口輪匝肌的走向，用指腹提起嘴角，協助緊閉雙唇。
- 咀嚼訓練：利用小零食、IEat®照護食等稍微有嚼勁、咀嚼時會和唾液混合，容易形成食團的食物。
- 使用吸管飲水：當具備能將食物保持在口腔裡的能力時，可用吸管飲用液體（或是飲用略微增稠過的水）。

🔵 間接訓練
- 雙唇閉合訓練：訓練個案用雙唇夾住湯匙，讓個案意識到需要雙唇閉合這件事。
- 舌頭阻抗訓練：用湯匙或壓舌板在舌頭進行左右以及前方的壓力刺激，對舌頭施加負荷。
- 吹氣：進行時需要測量時間。若是有水會造成嗆咳的危險時，可以利用卷笛等代替。

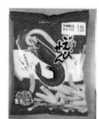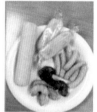

以半坐臥角度45度提供慕斯狀食物

🔵 協助用餐的注意重點
- 需要針對個案的劣勢進行協助。舉例來說，當雙唇不夠緊閉時，可協助雙唇閉合以產生吞嚥壓。但在協助上不是完全協助，而是要提醒個案「閉上嘴巴」，讓個案在進食的過程中、即便沒有協助也能靠自己的力量緊閉雙唇。

🔵 口腔護理與牙科治療的注意重點
- 口腔護理時，個案的半坐臥角度要在60度以上，協助者可用手協助刷牙，目標是讓個案能夠做到自理，並進行漱口以強化雙唇緊閉的動作。
- 為進行咀嚼訓練，或是為了使用牙齒時不會疼痛，需調整牙齒或假牙的咬合。

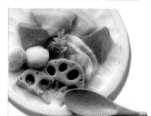

咀嚼訓練的食材範例

● **直接訓練**

• 用筷子獨立進食：使用附有彈力的筷子等進食輔具，慢慢提升個案的精細動作。

• 有意識地注意患側：可增強患側的咀嚼、舌頭動作。若有食物殘留在患側的臉頰內側，就鼓勵個案有意識地清除。

● **間接訓練**

• 持續強化口腔周圍肌群（可與口腔護理搭配進行）。

• 進行CTAR。

● **食物質地與姿勢**

• 以半坐臥角度60度以上或坐姿，提供易咀嚼食層級以上、不同食物質地的食品，讓個案能夠透過咀嚼形成食團。

● **協助用餐的注意重點**

• 由於口唇、舌、頰、頜的動作大致良好，食物質地可以提供易咀嚼食層級以上、不同質地的食物，慢慢更改質地，逐漸過渡爲普通飲食。此外，應考量適合個案上肢取食動作的食物形態（如一口大等容易舀食的形態）；容易看到食物、容易選擇食物的擺設方式；餐具加上防滑墊方便舀食；使用較粗或有彈力的筷子等，以提升進食動作的功能。

• 雖非器質性的問題，但因失智症等導致食物含在口腔內，無法後送、吞嚥時，可採用手指取食的方法或是讓個案咀嚼來誘發出吞嚥動作。可以依照病情、個人生活節奏或喜好等採取因應方式。

● **口腔護理與牙科治療的注意重點**

• 進行口腔護理時可導入「藤島式吞嚥體操」[9]之類的間接訓練，有助於維持或強化口腔周邊肌肉。

• 口腔內狀態也會因喜好或體重增減而有所變化，除了牙齒和假牙治療外，也要透過到牙科或到宅牙醫定期診療等方式就診，才能維持良好的口腔環境。

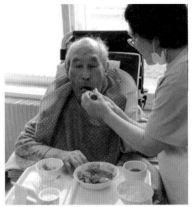

用手協助以引導出手部的精細動作

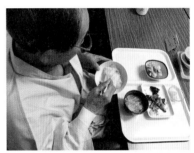

使用筷子獨立進食

編註⑨：藤島氏吞嚥體操是由日本濱松市復健醫院院長藤島一郎為高齡者、虛弱、有輕度吞嚥障礙後遺症的人所設計規劃的一套吞嚥體操，台灣相類似的有語言治療師公會設計的吞嚥健康操。

❼吞嚥

評估吞嚥障礙的方法繁多，但很少有針對及早從經管營養轉換成由口進食的評估方式或具體方法的相關介紹。「床邊篩檢評估」是一種簡便的標準化檢測，同時並用頸部聽診法，能提高對誤嚥與下咽部殘留的判斷精準度[1]，可藉此盡早實現由口進食。

本節中除了找出由口進食的可能性、介紹利用頸部聽診法的 MWST（modified water swallowing test，改良式喝水測試）、FT（food test，食物測試）外，也會介紹用餐時的評估重點。

評估標準

分數	❼吞嚥
1	無法吞嚥、頻繁嗆咳、呼吸急迫、重度誤嚥
2	能夠吞嚥，但會有嗆咳、咽部殘留、呼吸變化
3	能夠吞嚥，但會有嗆咳、咽部殘留、吞嚥數次才能吞下、濕性沙啞聲等的其中任一項症狀，呼吸沒有變化
4	能夠吞嚥，不會嗆咳，或許有咽部殘留但可以自行清除，呼吸良好
5	能夠吞嚥，不會嗆咳或有咽部殘留，呼吸良好

觀察・護理重點

床邊篩檢評估的概要與評分請參見93頁的專欄。

在進行吞嚥評估與協助用餐時，評估者精準的觀察力與協助者適當的協助，是能否引導出個案所具備功能的重點。

1) **姿勢**：是否為能保持清醒、舒適且穩定的姿勢。
　➡從難度較低的半坐臥角度30度開始，階段性地逐漸搖高半坐臥角度，同時進行評估。
　➡進食評估時，若因認知功能、持久度、姿勢維持力、送往咽部的機能、引發吞嚥反射的能力、咽部期吞嚥壓低下等因素，導致嗆咳或食物殘留在口腔及咽部時，要研究半坐臥角度對吞嚥的影響。

2) **吞嚥評估食物、食物質地**：是否有提供適合個案吞嚥功能的食物質地、適當的一口份量，以及符合個案的喜好或能引發食慾的食物。
　➡必要時，是否為個案喜好的餐食也要進行評估。此外，要研究適合口腔機能和半坐臥角度的食物質地（參照⑫食物質地的項目）。
　➡重度吞嚥障礙者，基本上從FT開始進行時，從少量的2g開始評估，有時會獲得不錯的結果。此外，食物質地方面，可研究凝聚力較高的凍狀食或慕斯食等。

3) **物品配置、視覺訊息**：是否提供了合適的餐具，及考量過食物擺放的位置，以提供個案有效的視覺訊息，並讓評估者能同時觀察到物品與個案的狀態。
　➡桌板高度應位於個案腋窩與肚臍的中間，食物應置於距離個案視線20～30cm，約斜下方45度的位置。此外，食物與個案應位於協助者90度以內的位置。

4) **指示理解**：這屬於認知功能的部分，特別是指個案對口頭指示的理解程度有多少。
　➡在沒有干擾，比較容易集中注意力的環境裡，以清楚易懂的語句對個案說話。

5) **呼吸**：評估平時的呼吸狀態、氧合、咳嗽力、呼吸道清除功能等能力是在何種程度。
　➡用餐前確認咽部是否沒有殘留食物或分泌物，以及藉由吞嚥後的呼吸是吸氣還是呼氣，評估吞嚥後的誤嚥風險。若呼吸不足，要調整成可以穩定呼吸的姿勢，鼓勵個案自行咳嗽，或是用溫柔地抽吸以改善呼吸道清除功能。

6) **五感的活用**：個案的進食意願與用餐準備是否已經就緒。
　➡透過讓個案運用五感，如用手觸摸、目視、聞、品嘗評估食物或料理，以活化腦部，提高進食的意願與食物認知。此外，在個案看得到的位置打開凍狀食的蓋子、舀起凍狀食等，透過讓個案依序看到一連串「進食的過程」，有助於和「進食動作」連結。

7) **口腔、咽部**：評估前確認口腔、咽部是否有過多分泌物，咽部是否是乾淨[⑩]，以及評估時與進食過程相關的口腔、咽部機能如何。
　➡在咽部淨空不佳的情況下評估和進食，食物容易在咽部殘留，引發誤嚥，所以評估前要確認咽部是淨空的狀態；若是有分泌物殘留時，讓個案用乾咳清喉嚨或協助拍痰促使分泌物排出，或是溫柔地進行抽吸。

➡為評估口腔是否能吞嚥唾液，或咽部機能是否能正常運作，在評估前可先給予個案器質性、機能性的口腔護理，進行嘴唇和口腔內的準備運動。用舀了1ml冷水的湯匙輕壓刺激舌頭，提高口腔動作的可能性，誘發吞嚥運動。

➡觀察雙唇是否緊閉、口腔內是否有殘留，使用頸部聽診確認咽部有無分泌物殘留音等症狀，評估各器官的機能，研究進食時是否需要以半坐臥角度利用重力，或是給予難度較低的凍狀食或慕斯食。若個案雙唇緊閉，可以手協助或是用適當的湯匙協助打開嘴唇，或是用追加吞嚥、交互吞嚥等的代償方法（參見112頁），盡量減少症狀。

8)嗆咳：釐清在什麼樣的狀況下、什麼時候會嗆咳，是因為何種機能低下所引起（判斷是吞嚥前、中、後的誤嚥），有助於擬定相關計畫。要注意：在姿勢不正確或下巴抬高狀態下取食、協助者協助個案時的位置過高、給予個案剁碎餐等難度較高的食物，或是個案採吸食的狀況下，都容易造成伴隨誤嚥的呼吸變化或嗆咳。此外，也要留意沒有嗆咳症狀的誤嚥（靜默式吸入）。

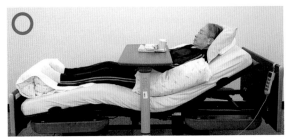
半坐臥角度從30度開始，階段性地搖高

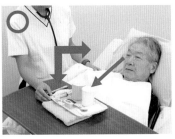
食物要位於距個案視線20～30cm、斜下方45度的位置。餐點和個案要在協助者的90度角之內

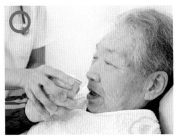
讓個案聞嗅味道，善用五感

評估與處理方法的概要

為了找出適合個案狀態的協助方法，就要理解：不僅只是吞嚥功能低下，呼吸狀態或認知功能低下、不適合的食物質地、不良的姿勢、不適當的協助方法都彼此相關，因此必須從更整合的面向發展出具體的協助計畫。

評估分數低時，不僅要檢視個案的機能，同時也要檢視周圍的環境要素和人為要素，這些會成為能不能及早邁向由口進食的關鍵。

一般針對咽部期障礙的間接訓練和直接訓練的內容列舉如下表。此外，有些訓練內容會伴隨身體或心理的不適，所以訓練內容要因應個別的狀況來做調整。

針對咽部期障礙的主要吞嚥訓練[11]

目的	間接訓練	直接訓練
改善吞嚥反射	咽喉的冰冷按摩（ice massage） 舔冰塊訓練 經口／鼻放管吞嚥訓練	K-point刺激法 喉嚨按摩 咀嚼吞嚥 味覺刺激 意識吞嚥 調整姿勢 湯匙操作法(接觸與按壓刺激舌根部) 協助雙唇閉合
減輕食物在咽部殘留	雙唇閉合訓練 舌頭訓練 謝克氏運動（Shaker exercise） 張口訓練(目的是強化舌骨上肌群) 下巴內縮抗阻力運動(CTAR，吞嚥額頭體操) 氣球擴張訓練	用力吞嚥 乾吞口水 多次吞嚥、反覆吞嚥 交互吞嚥 追加吞嚥 頭部前屈姿勢、頸部前屈姿勢 調整姿勢 轉向吞嚥、單側吞嚥(當任一方殘留物較多時) 片狀凍狀食整個吞入法(薄片法) 調整一口的份量

編註⑩：在台灣確認咽部是否有殘留，應透過吞嚥內視鏡、改良式鋇劑吞嚥攝影檢查（MBSS）等儀器檢查。

編註⑪：本表的訓練方式，需經醫師及語言治療師評估執行。

預防誤嚥	舌頭訓練 雙唇閉合訓練	意識吞嚥 閉氣吞嚥 多次吞嚥 吞嚥後呼氣或用力咳嗽 調整姿勢 頭部前屈姿勢或頸部前屈姿勢 增加水份稠度 調整食物(或是食物質地調整) 凍狀食吞嚥訓練、薄片法

▶▶ **評估分數 1 分：無法吞嚥、頻繁嗆咳、呼吸急迫、重度誤嚥**

　　是指伴隨著誤嚥，呼吸會發生變化的狀態。

　　此階段造成吸入性肺炎或窒息等的風險很高，由具備專業知識的醫療人員進行評估或直接訓練（味覺刺激等）較為適當。此外，也是會因為認知功能低下，導致食物含在口腔內無法開啟吞嚥動作的狀況。

　　必須從疾病的狀況和個案的狀態，評估沒有啟動吞嚥動作的主因，讓呼吸訓練、口腔護理、協助喚醒等與吞嚥訓練並行，在完善的風險管理下，以盡早開始由口進食作為目標。

- **吞嚥功能低下時**：在重度假〔性〕延髓性麻痺、延髓麻痺、肌萎縮性脊髓側索硬化症（ALS）等神經肌肉疾病重症案例中，會因啟動吞嚥動作的舌咽、迷走神經，因中樞、末梢受損，導致吞嚥困難。
  - ➡對於進行性的神經肌肉疾病，須注意營養以免引發吸入性肺炎。可以從利用重力的舒適擺位、考量個案喜好，從添加增稠劑2～3g左右的食物或凍狀食開始。也有研究指出，蛋白質含量高的食物，如果誤嚥容易導致肺部發炎，所以在食物選擇上也要考量到風險的問題。
  - ➡腦血管疾病等中樞神經疾病，由於經常會隨著腦水腫改善與腦部神經恢復讓症狀減輕，所以給予充足的營養、進行離床訓練並確認病況的同時，必須盡早開始進行吞嚥訓練，避免發生廢用，進而能改善吞嚥功能。
  - ➡若是有頭頸部腫瘤等器質性疾病狀況，可預測術後口腔、咽部機能與放射線治療後的副作用，因此從術前就要開始強化吞嚥功能與進行呼吸訓練，此外，了解術後的吞嚥方法非常重要。
  - ➡針對困難病例，必要時實施VF（swallowing video fluorography，螢光吞嚥攝影檢查）或VE（videoendoscopic examination of swallowing，吞嚥內視鏡檢查），以研究能協助個案安全進食的介入策略。
- **呼吸功能低下時**：推測是因為咳出呼吸道內分泌物有困難、伴隨氣管或肺部發炎產生氧合不良，所以呼吸急迫導致吞嚥動作變得不易被啟動。
  - ➡除了治療原有疾病外，檢視以RQ（respiratory quotient，呼吸商）較小的脂質為主體的營養管理、調整到舒適的姿勢、清除呼吸道分泌物之外，同時要督促離床與進行呼吸復健，提升咳嗽力與氧合，將有助於正常的吞嚥動作。
- **認知功能低下時**：有可能是由於腦功能障礙等導致網狀活化系統損傷，使得清醒程度不佳，無法誘發出吞嚥反射，因而無法發展到進食計畫。
  - ➡從穩定姿勢協助清醒、準備可以集中精神的環境、運用五感協助，引導出個案所具備的機能。
  - ➡因失智症、失認症等導致認知食物變得困難；或持續認知有困難，導致食物滯留在口腔內；或因送往咽部的動作不佳而沒有啟動吞嚥動作，有時可以利用唾液就可融化的零食點心，做為誘發口腔動作的觸媒。
- **食物質地、水份提供不適當時**：如果個案咀嚼功能、將食物從口腔送往咽部的能力、口腔內保持食團的能力不足，仍給予對個案的口腔吞嚥功能而言，難度較高的食物質地或水份，容易引起窒息或重度的誤嚥。
  - ➡在進行進食訓練前，要先調整假牙或提升口腔吞嚥功能，若個案將食物送往咽部的機能低下，要選擇附著度較低的凍狀食或慕斯食質地，此外，降低半坐臥角度的姿勢很重要。
  - ➡要記得，若給予的食物多過一口的份量，容易有咽部殘留的狀況，要用小湯匙從2～3g少量開始。水份必須加上增稠劑。
- **姿勢不良時**：雙唇閉合、送往咽部能力或咽部吞嚥功能低下的個案，需要正確坐姿的協助。因為姿勢不良會造成軀幹、四肢疼痛或不適、頭頸部後屈（頭後仰），舌根後縮或食物提早滑入氣管等，而沒有啟動吞嚥動作，或是流入氣管導致呼吸變化。
  - ➡當吞嚥障礙嚴重時，可將頭頸部調整到輕度前屈姿勢、半坐臥角度30度的擺位，讓從骨盆到軀幹、腳底板和上肢都穩定。
- **協助方法（讓個案用餐的方法）不適當時**：對於食物從口腔送往咽部能力不足的個案，用過淺或不適當的湯匙餵食，或是在清醒狀態不佳、下巴高舉狀態下協助進食等，都難以誘發吞嚥運動，會引起誤嚥。
  - ➡以適當的姿勢，在看得到個案的位置進行協助。

➡把湯匙勺部放在舌頭中央，一邊按壓刺激，然後像是讓上唇滑過一樣地抽出湯匙，誘發口腔動作，就能延伸出吞嚥動作。

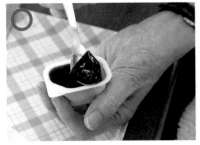
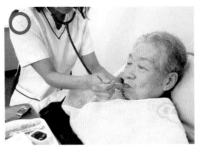
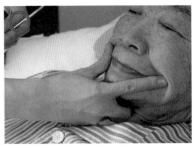

吞嚥訓練專用果凍，用小湯匙取一口3～4g左右　　把湯匙勺部放在舌頭中央按壓刺激　　吞嚥時，協助緊閉雙唇，提高口腔內然後像是讓上唇滑過一樣地抽出湯匙　　壓、咽部壓力，防止誤嚥

▶▶ **評估分數 2 分：能夠吞嚥，但會有嗆咳、咽部殘留、呼吸變化**

　　是指有與假〔性〕延髓性麻痺共同發生的吞嚥相關各器官協調動作衰退，和有神經肌肉疾病重症、頭頸部疾病術後的喉返神經麻痺、呼吸道疾病等，雖會產生吞嚥反射，但無法順利進行吞嚥動作，可能會發生誤嚥的狀態。一方面透過提升咳嗽力等強化呼吸功能、增加離床、注重營養等方式來提高抵抗力，另一方面要找出適合個案身體機能的姿勢擺位、調整食物質地等，進行細微的環境調整和適當的協助。藉由間接訓練改善個案的吞嚥功能以預防誤嚥，也是很重要的事情。

- **吞嚥功能低下時**：不完整的吞嚥動作，會伴隨著嗆咳、咽部殘留、呼吸變化。這些症狀的主要原因包括了，保持食團在口腔內的能力低下，或誘發吞嚥反射不完全，而產生的吞嚥前誤嚥、喉部上抬無力、呼吸‧吞嚥時機有落差、喉返神經麻痺導致的吞嚥中誤嚥、口腔內殘留、舌根後方動作不佳、咽部收縮力衰退，食團在咽部殘留，導致吞嚥後誤嚥等狀況。
  - ➡要釐清什麼時候嗆咳、是因為哪個機能衰退所引起。除了吞嚥訓練外，在協助用餐時，藉由頰肌或雙唇閉合的協助等，經常也能改善口腔清除食物的功能，運用安全的方法，及早開始由口進食。
  - ➡在進行介入後，評估或檢討治療方向之後，有時也會進行吞嚥攝影或吞嚥內視鏡檢查。此時，必須要了解吞嚥攝影是在不同於平常的環境下進行、吞嚥內視鏡是從鼻腔放入內視鏡，是比較容易產生不適的檢查，但這些是為了要進行綜合評估，仍有其必要性。
  - ➡檢查時的姿勢要做到：姿勢穩定、適當地使用湯匙、清楚的對話，運用交互吞嚥等的代償法，以觀察個案在哪一項條件下能夠安全進食。從各種面向進行吞嚥檢查是非常重要的。
- **呼吸功能低下時**：包括因呼吸系統疾病等導致氧合不良，或咳嗽力偏弱的狀況。慢性肺阻塞（COPD）或肺癌的患者，因難以維持吞嚥時的呼吸暫停，有時會導致誤嚥或血氧飽和度（SpO_2）較低，此外，需要咀嚼的食物會更增加疲勞或呼吸困難。
  - ➡運用舒適的半坐臥姿勢，與善用咀嚼或吞嚥難度較低的凍狀食或慕斯食，調整出能讓個案有效呼吸的協助方式。
- **認知功能低下時**：當清醒程度不佳或認知功能衰退是造成吞嚥困難的主要原因時，可以協助個案維持穩定的姿勢以幫助清醒。藉由能夠集中精神的環境和善用五感，幫助個案有意識地吞嚥，就能誘導出有效的吞嚥動作。
- **食物質地、水份提供不適當時**：個案有因原發性疾病或廢用引起的口腔、咽部動作低下時，附著性高的食物會黏附在口腔或咽部；容易在口腔或咽部裡散開的切碎餐，則會散落在口腔各處無法清除乾淨；而固體和水份混在一起的味噌湯等，容易造成水份提早流入咽部，或在口腔‧咽部造成殘留，進而容易引發誤嚥。
  - ➡利用借助重力的半坐臥姿勢，設法在食物質地上下功夫，如添加適量增稠劑、選擇凝聚性高但附著性低的凍狀食或慕斯食等吞嚥難度較低的食物，非常重要。
- **姿勢不良時**：頭頸部後屈的姿勢（頭後仰），會阻礙喉部上抬，不僅容易導致食物流入氣管，由於會擴張口咽，也容易造成咽部殘留。
  - ➡透過頭部後收姿勢（下巴後收吞嚥）縮小口咽提高吞嚥壓力，能減輕咽部殘留。採頸部前屈姿勢（下巴到胸骨間有一個拳頭的距離）與半坐臥姿勢並用，能擴大會厭谷，有時也能減輕嗆咳或誤嚥。
- **協助方法（讓個案用餐的方法）不適當時**：一口的量過多和咽部殘留，會引發嗆咳和誤嚥。
  - ➡減少一口的量，要求個案再次空吞嚥，或再給予少量食物要求追加吞嚥，鼓勵吞嚥後吐氣或清喉嚨，能夠預防呼吸變化。
  - ➡張口吞嚥時，由於不會產生口腔內壓、咽部壓，食物容易殘留在口腔內或咽部，容易引發誤嚥。因此，可以透過嘴唇、下顎的徒手輔助，讓個案可以閉唇吞嚥，提高口腔內壓或吞嚥壓，以誘導出有效的吞嚥動作。

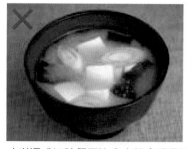 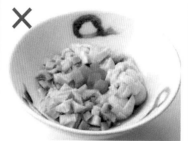 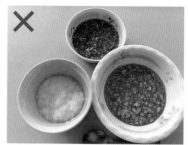

味噌湯或切碎餐要注意水份會提早流入咽部，或是殘留在口腔和咽部

▶▶ **評估分數 3 分：能夠吞嚥，但會有嗆咳、咽部殘留、吞嚥數次才能吞下、濕性沙啞聲等的其中任何一項症狀，呼吸沒有變化**

　　是指有輕度的吞嚥功能低下、有少量的誤嚥、嗆入或咽部殘留，但可以咳出的狀態。很多時候是因為姿勢不良、不適當的食物質地或協助方法所造成。透過重新檢視用餐環境，可能可以達到安全由口進食。

- **吞嚥功能低下時**：部分原因是來自吞嚥相關各器官的機能低下所導致的誤嚥，但個案若能處理嗆入造成的嗆咳，或能以多次吞嚥來處理誤嚥的狀況，患者的功能就會增強。
  - ➡嘴唇或舌頭的動作低下、與頰肌之間的運動不協調時，可利用借助重力的半坐臥姿勢、有效地使用適當的湯匙、以手來協助個案雙唇閉合，都能減輕症狀。
  - ➡將附著性高、容易散開的食物質地，調整為凍狀食或慕斯食等難度較低的食物質地，也很有效。
- **呼吸功能低下時**：藉由呼吸訓練、離床訓練，力求改善呼吸功能、提升咳嗽力，要求個案在吞嚥後吐氣，也可以預防誤嚥。
- **認知功能低下時**：注意力差或在獨立進食上有節奏障礙時，會助長嗆咳或咽部殘留。
  - ➡餐桌上或托盤裡不要放置用餐時不需要的物品，必要時可用拉簾隔開，注意環境調整與物品配置，以讓個案能專心用餐。此外，也不要過度跟個案說話，協助者給予口語指令時應清楚明白。
  - ➡研究是否要選擇用小湯匙進食，或是把餐點分成小份量等。
- **食物質地、水份提供不適當時**：流動的水難以一直保持在口腔內，容易太快流入咽部引發嗆咳或誤嚥。
  - ➡當口腔保持機能衰退、吞嚥反射延遲時，可以增稠食物至適當稠度。
  - ➡容易散開或附著性較高的食物質地，容易殘留在口腔內或咽部，而引發嗆咳或誤嚥，所以在研究適合個案吞嚥功能的食物質地時，可用凍狀食與其它食物進行交互吞嚥，以降低嗆咳的風險。
- **姿勢不良時**：由於姿勢不良容易有嗆咳或咽部殘留的問題，所以重新檢視姿勢，考量持久度，及舒適且穩定的擺位就變得非常重要。
  - ➡透過頭頸部輕度前屈姿勢、降低半坐臥角度、借助重力，讓食物送往咽部的動作變順利，食物也不易流入氣管，以緩和的速度流入咽部，就能舒適地進食。
- **協助方法（讓個案用餐的方法）不適當時**：給予個案食物一口的份量過多，此外，在比個案視線更高的地方給予協助，會導致個案抬頭進食而讓食物快速流入咽部，容易引發嗆咳或誤嚥。所以適當的一口份量與協助者正確的協助位置，在讓個案安全由口進食中不可或缺。
  - ➡協助者在個案的左側，就使用左手輔助，在右側就使用右手輔助，個案就比較容易在正面位置攝取食物，就不易殘留在咽部。
  - ➡有效地使用湯匙，有時可以提高口腔的動作機能，能夠減輕口腔或咽部殘留。
  - ➡上肢功能衰退時，若個案使用湯匙進食，會使用吸吮的方式，吸著喝或吃容易導致嗆到，協助者應對個案的取食動作給予部分協助，把湯匙的勺部確實放進口腔內，協助個案取食。

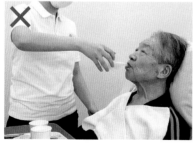 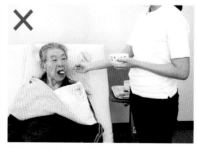 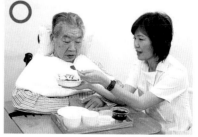

從個案視線上方給予協助時，容易引發嗆咳或咽部殘留

姿勢不良或下巴抬起的狀態，容易引起嗆咳

從個案的左側協助時用左手。個案會更容易以正面姿勢攝取，較不容易有咽部殘留

▶▶**評估分數 4 分：能夠吞嚥，不會嗆咳，或許有咽部殘留但可以自行清除，呼吸良好**

　　有輕度吞嚥障礙，但符合個案吞嚥功能的食物質地、姿勢等的照護都相對適當。找出更有效率、能讓個案獨立進食的條件，有助於引導出個案所具備的機能。

- **吞嚥功能低下時**：雖然吞嚥相關各器官有些許的機能低下，但全身狀態穩定，營養和活動性也能維持，能夠自理。
  - ➡透過及早讓個案獨立進食，或配合個案入院前的生活狀況進行介入，可以引導出個案所具備的功能。
- **認知功能低下時**：雖然依照指示吞嚥有困難，但在進食方面大致上都算良好。
  - ➡花心思提供符合個案喜好的飲食、用手把手的方式來協助獨立進食，或使用個案入院前使用的餐具等等，有時可以觀察到認知有改善。
- **食物質地、水份提供不適當時**：以茶凍等食物讓個案進食時交互吞嚥，可以減輕咽部殘留物，進而改善咽部淨空狀況。此外，提供個案高熱量食品，可以縮短用餐時間與疲勞程度。
- **姿勢不良時**：若坐姿的持久度不夠，藉由躺式輪椅，以半坐臥姿勢60度舒適且穩定的坐姿擺位，可以縮短用餐時間，且有助於獨立進食。
- **協助方法（讓個案用餐的方法）不適當時**：若確認個案將食物吞嚥乾淨後才舀起下一口，會產生時間差，可能會導致用餐時間延長或疲勞。
  - ➡配合個案吞嚥的時機，有節奏地進行協助，給予適當的食物進行交互吞嚥等，都有助於個案有效地進行用餐。此外，凍狀食或泥狀食放在舌背中央，咀嚼食放在舌尖部分，都能幫助有效的口腔動作。

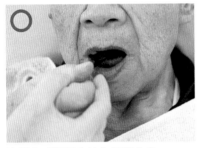 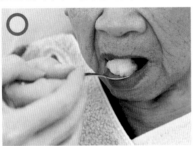 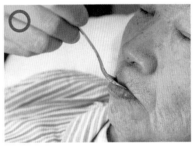

凍狀食或泥狀食放在舌背中央　　　咀嚼食放在舌尖部分　　　　　像是滑過上唇一般慢慢抽出

▶▶**評估分數 5 分：能夠吞嚥，不會嗆咳或有咽部殘留，呼吸良好**

　　呼吸穩定，藉由適當的姿勢調整和食物質地，可以穩定進食的狀態。

- ➡為了維持這個狀態，除了增加離床時間、提高活動性、進行充分營養管理，還要持續一天三餐由口進食。
- ➡隨著維持姿勢的持久度增加、口腔機能向上提升和調整假牙，逐漸過渡至易咀嚼食。
- ➡在姿勢上，從床上、躺式輪椅、一般輪椅，逐漸進階至一般的椅子。

實現由口進食幸福的協助技巧具體範例

▶▶ **評估分數從 1 分進步到 2 分**

重點①評估前的準備
- ● 藉由在醫師指示範圍內的搖高床頭與適當的擺位，促使個案清醒。
- ● 可透過按摩個案身體，或是協助個案碰觸自己的身體來提高對身體的認知，盡量讓個案放鬆，一邊進行器質性口腔護理以預防吸入性肺炎，一邊透過機能性的口腔護理盡量讓大腦活化。
- ● 在吞嚥訓練中，咽喉的冰冷按摩，或是針對假〔性〕延髓性麻痺患者以 K-point 刺激等來誘發吞嚥反射，也很有效。

重點②提高食物認知的技巧
- ● 即使個案只會把食物含在口腔內不吞，也不要就此停止評估，善用「看、摸、聞」等的五感，就能夠引導出個案的進食意願與動作。
- ● 提供自己進食過程的感覺訊息。
- ● 食物含在口腔內，有時是因為協助者使用湯匙協助的位置太淺或是份量太少，導致難以有效輸入刺激，所以給予的份量不夠時，可追加給予一口較少份量的食物（追加吞嚥）。

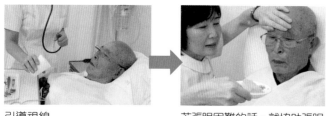
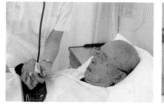
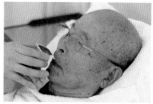

引導視線　　　　　　　若張眼困難的話，就協助張眼　讓個案拿、觸摸　　　　聞味道

重點③評估以吞嚥訓練果凍刺激是否會發生吞嚥反射(使用兩隻湯匙)⑫

- 意識狀態JCS II-10⑬以上的個案，食物在口腔的後送能力不足。透過評估觀察個案是否有吞嚥反射，和在可以進行風險管理的環境下（能抽吸及能監測生命徵象數值等），練習增加吞嚥動作的次數，可以有助於讓個案恢復清醒和及早有機會由口進食。

  → 以頭頸部前屈姿勢、半坐臥角度20～30度，把吞嚥訓練果凍放在舌根處，協助者可協助抬起下顎讓個案閉口，促使頰肌與頦舌骨肌收縮以提高口腔內壓，以此來評估是否有發生吞嚥反射。

  → 這個技巧與監測整體健康狀態、協助清醒、離床等的整合照護是同時進行的，由於也可能直接造成誤嚥，所以必須注意姿勢與協助的技巧。

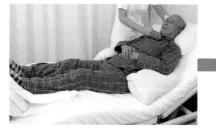
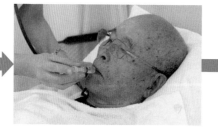
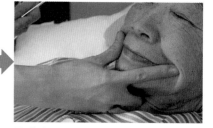

開口困難時予以協助　　　　　　使用兩支湯匙，把吞嚥訓練果凍放在　　確實固定頦舌骨肌，協助下顎閉口
　　　　　　　　　　　　　　　　舌頭深處（參見109～110頁）

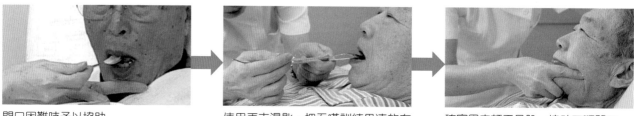

▶ 評估分數從 2 分進步到 3 分

重點④提高口腔內壓、吞嚥壓的技巧

- 協助彌補個案不足的部分，讓個案可以進行正常吞嚥。
- 進行 MWST時，為了防止食物提早流入咽部，在閉口的狀態下，或協助緊閉雙唇的狀態下，可注入1ml冷水至口腔底部。
- 進行食物測試時，用2g左右切成薄片的各種吞嚥訓練果凍（參見74頁），把湯匙勺部放在舌背中央上面，加壓刺激舌頭感覺後抽出湯匙，可以促進雙唇緊閉，誘發口腔動作。
- 對於重度的吞嚥障礙者，要透過協助下顎或雙唇緊閉以提高口腔內壓，甚至進一步提高吞嚥壓，以預防誤嚥。

半坐臥角度30度，頸部前屈姿勢　　促使雙唇緊閉，或是協助緊閉後注入　　吞嚥時，協助緊閉雙唇，提高口腔內
　　　　　　　　　　　　　　　　　　　　　　　　　　　　　　　　壓、吞嚥壓，防止誤嚥

重點⑤併用吞嚥訓練

- 對於因喉返神經麻痺或延髓麻痺引發的吞嚥障礙，可採取為了預防誤嚥的閉氣吞嚥；或為了排出吸入物，指導有效的咳嗽、哈氣法（參見31頁），也會有效果。
- 喉部機能對吞嚥很重要，可進行專為強化喉部所設計的謝克氏運動、CTAR、張口訓練等，在專業的管理下也可以運用專為擴張食道入口設計的氣球擴張訓練等吞嚥訓練。

重點⑥提升呼吸功能(咳嗽力)

- 在醫師指示的範圍內，促使及早離床，並透過有效的擴胸運動或呼吸照護，強化呼吸功能。

編註⑫：此為日本的評估方式，在台灣需經醫師及語言治療師依個案狀況進行評估。
編註⑬：JCS為日本昏迷指數，日本昏迷指數 JCS II-10 的表現為只要呼喚，很容易就能睜開眼睛。

● 進行以增加換氣量為目的的間接訓練——西氏呼吸法（Silvester Method），或是呼吸訓練其中一環的吹氣（參見31頁）等。

● 進食時，透過有意識地吞嚥或促使吞嚥後呼氣，努力預防誤嚥。

重點⑦選擇食物質地與姿勢

● 由於魚或海藻類等不容易形成食團的食材，或切碎餐、味噌湯等，容易有食物過早流入咽部，或因口腔、咽部殘留引發誤嚥的情況，可以研究使用凍狀食或慕斯食等難度較低的食物質地。

● 藉由利用頭頸部輕度前屈和借助重力的半坐臥姿勢，可讓食物容易送進咽部，且通過咽部的時間會變慢，所以可以預防誤嚥。

▶ 評估分數從 3 分進步到 4 分

　　善用呼吸狀態穩定的優勢，研究嗆咳或咽部殘留是哪一種機能低下引起的，以及在什麼樣的條件下能夠安全進食。

重點⑧花心思調整姿勢與食物質地

● 不穩定的姿勢或下巴抬起等的不良姿勢，容易發生提早流入咽部或因咽部殘留引發的嗆咳，所以要採取舒適且穩定的擺位或坐姿。

● 當食物送進咽部的機能低下，而有嗆咳、咽部殘留或口腔內殘留時，可降低半坐臥角度、借助重力，以求減輕症狀。

● 形成食團的能力或讓食團保持在口腔內的能力不佳時，切碎餐或流動的水份會造成嗆咳或殘留時，可增稠水份。用凍狀食等進行交互吞嚥，症狀也能減輕。要階段性地讓食物質地進階。

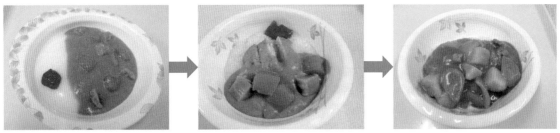

咖哩類食物質地的進階示意

重點⑨提高機能低下的舌、頰、口唇的感覺、動作，進行有效的協助

● 大湯匙容易因為吸著吃導致嗆咳，或是因為一口的份量較多造成口腔、咽部殘留，可以選擇湯匙勺部能完整放進口腔內的小湯匙。

● 口腔機能低下時，湯匙放進口中位置太淺而導致餵食效果不佳時，容易有口腔內殘留。使用湯匙要更有效，要讓個案意識到容易殘留的部位，評估是否可能除去殘留。要靠頰或雙唇緊閉才能降低殘留的部分，要評估透過協助是否獲得改善。

▶ 評估分數從4分進步到5分

重點⑩咀嚼訓練

● 進行調整假牙等，適當整理好口腔狀態後，可用小零食或魷魚絲等符合個案喜好的可咀嚼食物進行訓練，不僅能提高吞嚥相關器官的動作，也能提升個案的進食意願或認知。

協助部分取食動作，以提高獨立進食意願和改善吞嚥功能做為目標

重點⑪協助有效率地獨立進食

● 調整用餐的步調。調整時不應依協助者的步調，而應配合個案吞嚥的時機，有節奏地進行協助，以縮短用餐時間，減輕進食疲勞。

● 使用住院前所慣用的餐具，盡早從完全協助進步到部分協助，採用個案能獨立進食的方法，用不同的技巧來讓個案逐漸回復到原本的生活環境。

● 上肢功能不佳時，可協助個案部分的取食動作，藉由調整桌板高度或托盤位置，能有效地幫助個案獨立進食，有助於增進自理能力。

❽姿勢・持久度

　進食姿勢可被視爲是吞嚥困難的代償方式，與吞嚥的機制息息相關。錯誤的姿勢會影響吞嚥功能產生誤嚥風險，或是妨礙個案獨立進食，成爲妨礙吞嚥功能的因素。由於進食是一連串的動作，所以用餐時的姿勢也會隨用餐時間發生變化。因此，穩定且舒適的進食姿勢不可或缺。爲了能夠安全地進食美味的食物，就必須注意正確的擺位，預防誤嚥，才能讓以增加自理能力爲目標的個案，充分發揮所具有的能力。

評估標準

分數	❽姿勢・持久度
1	在床上難以維持進食姿勢，或是所有進食都在床上進行
2	在躺式輪椅上難以維持進食姿勢，需要相當多協助
3	在協助下能在躺式輪椅上維持進食姿勢
4	在協助下能在一般輪椅上維持進食姿勢
5	不需協助能在一般的椅子上維持進食姿勢

為提高安全性、舒適度、自立性的調整姿勢目標

①能夠順利進食不發生誤嚥　　②在用餐期間能維持舒適的坐姿
③能夠集中精神用餐　　　　　④能夠在穩定的姿勢下使用上肢或輔具進餐

觀察重點

★調整姿勢後，先觀察局部，然後站在稍遠一點的地方，從不同方向觀察個案整體健康狀態及整體的平衡。

1) **整體**：個案身體應左右對稱而且平衡。肩膀兩側高度一致。在用餐期間能維持舒適的姿勢進食。不會有過度緊張（例如聳肩）或疼痛的現象。身體與床鋪之間不會有過大的空隙。呼吸和血液動力學都穩定。

2) **頭頸部**：頸部採前屈姿勢（下巴至胸骨間有一個拳頭的距離），臉朝正前方，姿勢要穩定。頸部周圍與吞嚥相關的肌肉沒有過度用力緊繃的現象。視線朝向斜下方時，可以看到餐盤及食物。

3) **上肢**：上臂放在腋中線（midaxillary line）、手肘置於在腋下與肚臍中間左右的位置，讓上肢整體維持穩定。採半坐臥時，要由身體肩帶（shoulder girdle）處提供支撐，讓上肢活動度不會被阻礙。不會因上肢癱瘓或攣縮，影響胸廓的活動度。

4) **軀幹**：肩膀高度要左右對稱，身體沒有傾斜，頭頸部與軀幹在一直線上。腹部沒有壓迫，能夠輕鬆深呼吸。採坐姿時，不會過度前屈。

5　**骨盆**：坐輪椅時，個案的骨盆應位於中間（坐著時不會一直往下滑）。採坐姿時，要坐進椅面的深處。

6) **下肢**：坐骨和整個大腿後側的範圍內都要有支撐，不能有過大的空隙（電動床背板彎曲的部分與膝蓋不合時，從大腿到膝窩的空隙距離就會過大）。下肢攣縮時要提供支撐，不要勉強拉伸下肢。採坐姿時，髖關節、膝關節、踝關節約呈 90 度。

7) **腳底**：整個腳底都要踩踏在支撐物（踏墊等）上，以減低腳後跟的壓力。坐輪椅時，不要把個案的腳放在輪椅的腳踏板上，而是要整個腳底全部踩地（或踏墊）。

8) **視覺訊息**：把食物擺放在個案容易看見的位置（斜下方 45 度，距離眼睛 20 ～ 30cm 左右）。因為若個案能看見食物，可以提高對食物的認知。進食時要引導頸部採前屈姿勢。

9) **抿住食物・後送**：能夠順利吞嚥不嗆咳，且口腔內或咽部沒有殘留食物。食物放進口腔後也能順利閉口。

10) **自理能力**：不要限制上肢動作，在可能範圍內盡量讓個案有機會能自由活動（因癱瘓或精細動作不佳而導致上肢動作困難時，透過提供手肘足夠的支撐，即使只靠前臂的動作也可能可以進行取食動作）。

11) **姿勢不良及持久度**：沒有因長時間姿勢不良或過度疲勞導致的吞嚥功能低下。持久度不佳時，可以選擇在床鋪或躺式輪椅上進食。

12) **桌板**：應將桌板高度調整至個案腋下和肚臍中間的位置（即手肘放在桌上可以進行取食動作的高度），把食物擺放在個案容易看見的位置。軀幹和桌板之間保持一個拳頭的距離，調整成能順利進行取食動作的位置。

●在床上（半坐臥角度 45 度，完全協助）的用餐姿勢

●整體
· 左右對稱、平衡佳。
· 不會疼痛，呼吸與循環穩
定
· 床鋪與身體之間沒有過大
的空隙

●頭頸部
· 採前屈姿勢，能看到食物
· 與吞嚥相關的頸部周邊肌
肉不過度緊繃

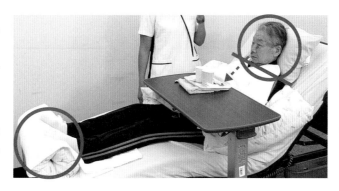

●桌板
· 置於位於腋下與肚臍中間的
高度，距離身體一個拳頭的
位置
· 移動式的床旁升降桌，要從
協助者的另外一側插入（不
阻礙協助者）

●上肢
· 輕微彎曲，以支撐整個上肢
· 胸廓活動不受阻

●腳底
· 整個腳底都要踩在支撐物
（踏墊等）上
· 減輕腳後跟壓力

●輪椅坐姿時的用餐姿勢

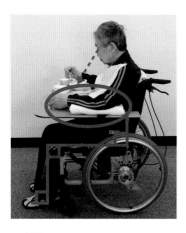

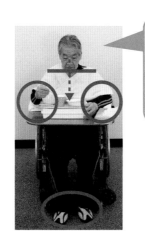

●桌板
· 位於腋下與肚臍中間的高度，兩邊上肢以手肘支撐
· 將手肘靠在桌板上以能取食
· 軀幹與桌板約一個拳頭的距離

●下肢·腳底
· 髖關節、膝關節、踝關節呈90度
· 腳底全面觸地（或踏墊）

●整體
· 左右對稱、平衡佳
· 不痛苦、穩定
· 肩膀要高度一致

●頭頸部
· 採頸部前屈姿勢，要穩定。
· 可以從正面看見餐食。

●上肢
· 兩邊上肢從手肘處維持穩定

●骨盆
· 可以坐進椅面的深處
· 骨盆要在輪椅中間

評估與處理方法的概要

▶ **評估分數 1 分：在床上難以維持進食姿勢，或是所有進食都在床上進行**

　　維持姿勢的能力、持久度都衰退，無法以坐姿安全由口進食的狀態。

- **難以維持穩定姿勢時**：因姿勢不良阻礙了吞嚥功能，容易造成誤嚥，可以使用靠墊等，填補床鋪與身體間過大的空隙，以增加接觸面積，調整為舒適且穩定的姿勢。盡力讓上肢與腳底維持穩定，以預防姿勢不良。
  - ➡ 床鋪搖高時要盡量避免個案身體歪斜，搖高之後背部要減壓（參見58頁）。
- **頸部姿勢難以維持且不穩定時**：當嘴巴至咽部的路徑呈直線時，容易發生誤嚥。還有，頭頸部周圍肌肉過度緊繃時，會阻礙吞嚥動作，所以要調整成穩定的頭頸部姿勢。

● 頭頸部姿勢的調整

良好的頭頸部姿勢	不良的頭頸部姿勢
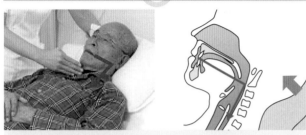	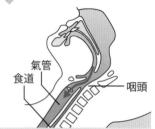
調整下巴讓頸部前屈（下巴至胸骨約四指左右距離），讓從嘴巴到氣管有個角度，使通過咽部後側的喉部上抬動作不受限，可以順利吞嚥，這有助於安全由口進食	因為頸部伸展會造成頸部周圍肌肉緊繃，導致喉部上抬動作受阻。嘴巴至氣管呈直線，會讓食物容易流入氣管等，成為誤嚥的風險因素

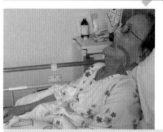

氣管
食道
咽頭

- **持久度低下、嚴重疲勞時**：因疲勞導致吞嚥功能下降或對進食的專注力降低，都會成為誤嚥的風險。因此不只要注意個案開始用餐時的狀態，還需要持續觀察個案的狀況，考慮如何調整擺位以維持進食姿勢的持久度。
  - ➡ 為了能在用餐期間維持姿勢穩定，可以從較低的半坐臥角度開始，配合個案疲勞的程度和姿勢持久度，階段性地逐漸調高半坐臥角度。
  - ➡ 增加接觸面積，調整成舒適的姿勢。
- **首次吞嚥功能評估**：基本上是從床上半坐臥角度30度開始評估，配合吞嚥功能逐步增加高度，以此方法進行風險管理。有時提高半坐臥角度，對食物的認知會增加，進而能夠協助吞嚥順利，所以要調整成符合評估結果的姿勢。
- **送往咽部有障礙時**：降低半坐臥角度，借助重力讓食物從嘴巴後送咽部變得較為容易。
- **咽部有殘留**：可以降低個案的半坐臥角度，在食物緩慢通過咽部後壁時，因氣管位於上方而食道入口位於下方，較不易誤嚥，有時也可以要求個案再吞嚥一次以清除咽部的堆積。
- **處於急性期呼吸、血液動力學不穩定時**：將個案調整到接觸面積大且較舒適的姿勢，可讓呼吸和循環的負擔減輕。穩定個案上肢，讓背部減壓，調整擺位讓呼吸不會被抑制是非常重要的事。

▶ **評估分數 2 分：在躺式輪椅上難以維持進食姿勢，需要相當多協助**

　　整體健康狀態穩定，有觀察到吞嚥功能改善，但頸部難以維持姿勢，持久度不足的狀態。為了改善自理能力，並邁向獨立進食的目標，當整體健康狀態與床上的進食狀況穩定之後，就可以從床上進階到躺式輪椅上。坐在躺式輪椅上，比起在床鋪上，更能刺激五感，有助於改善清醒程度、做到獨立進食的動作。

- **難以維持穩定姿勢時**：不穩定的姿勢會導致吞嚥或呼吸相關肌肉過度緊繃，阻礙吞嚥功能，可能會增加誤嚥的機率。此外，疼痛也會影響吞嚥時的集中力，可以使用靠墊或浴巾，填補輪椅與身體間過大的空隙，調整到舒適且穩定的姿勢。
  - ➡ 從身體肩帶處支撐整個上肢，調整桌板高度、位置，盡力讓上肢穩定。
  - ➡ 使用可以從手肘處提供支撐的輪椅桌板也很有效。
- **頭頸部姿勢不穩定，變成伸展姿勢時**：頸部姿勢不良，尤其是過度伸展（後仰）時，可能會成為誤嚥的風險因素，因此背部、肩膀至頭頸部要給予支撐，把頭頸部調整到前屈姿勢（下巴至胸骨為止約四指左右距離）。

　　個案整體健康狀態與吞嚥功能獲得改善，姿勢也已達成穩定，但頸部姿勢持久度和穩定度尚無法維持的狀態。在躺式輪椅上用餐，比較容易接收到視覺訊息，若是個案能獨立進食，對食物的認知也會提升。此外，因為半坐臥角度提高，藉由重力作用，食物比較容易通過咽部，有時也能有效減少咽部殘留。

- **持久度低、容易疲勞時**：個案會因疲勞導致吞嚥功能低下，對用餐的專注力下降，讓誤嚥風險變高。可用毛巾或靠墊等填補輪椅與身體間的空隙，調整成穩定的姿勢，同時也必須觀察及評估吞嚥功能隨用餐時間經過發生的變化。
  - ➡ 因疲勞導致吞嚥功能變差，觀察到個案有嗆咳的狀況時，要研究半坐臥的角度，調整為舒適的姿勢。
- **頭頸部姿勢不穩定時**：吞嚥功能受到阻礙時，會有誤嚥的風險，需要提供個案必要的支撐，以填補從肩膀到頭頸部與輪椅間的空隙，調整頭頸部的姿勢。
- **因上肢功能低下導致取食動作困難時**：將上肢位置固定在以手肘靠在桌板上能夠取食的高度，讓取食動作的難度降低，也能防止姿勢不良，有助於提升自理能力。

　　自行移位較為困難，經由調整擺位後，可以在用餐期間維持穩定坐姿的狀態。在吞嚥功能、持久度、維持姿勢的能力改善之後，可以進階到坐在輪椅上獨立進食。持續進行復健，有助於個案能進階到坐在一般椅子上用餐。

- **姿勢不良時**：會發生吞嚥功能下降、用餐專注力降低、疲勞增加、自理能力下降、疼痛、褥瘡風險等問題。不只癱瘓等身體機能問題會影響姿勢，坐姿環境（輪椅或桌板等）的問題也會造成重大影響，所以包括輪椅、靠墊、桌板的調整在內，需要將個案的姿勢調整到穩定。
  - ➡ 椅面或背靠有曲面彎曲，經常是造成姿勢不良的原因，尤其在坐姿時，姿勢會隨時間產生變化，可能造成疼痛、褥瘡或誤嚥的風險，所以椅面和背靠要進行調整，以達到姿勢穩定。
  - ➡ 讓個案坐進椅面的深處，把髖關節、膝關節、踝關節調整為90度，接觸面積會變大，姿勢也會更為安定。
- **因癱瘓造成歪斜時**：若在歪斜側用靠墊強迫恢復到正常姿勢，會抑制呼吸、引發疼痛、肌肉緊繃等，所以要用支撐整個背部的方式，盡量讓姿勢穩定。
- **取食動作錯誤時**：從手肘處讓兩側上肢穩定，姿勢的穩定性會提升，有助於採坐姿時獨立進食。
  - ➡ 讓腳底完全接觸地面使其穩定，姿勢的穩定性會提升，也能增加吞嚥壓和咳嗽力道。

　　是指整體健康狀態、吞嚥功能穩定，能夠自行或是在稍微協助下移位到椅子上，在椅子上採坐姿用餐的狀態。應全面規劃讓姿勢維持能力、持久度、移位動作、吞嚥功能、取食動作等進步的方法，以「在餐桌上用餐」為目標。

●在椅子上的用餐姿勢

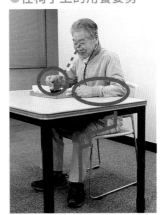

- ‧從手肘讓上肢穩定
- ‧餐桌設置在手肘靠在桌上的狀態下能夠取食的高度，距離身體約一個拳頭的位置
- ‧坐進椅面深處，把髖關節、膝關節、踝關節調整為90度
- ‧讓腳底接觸地面

- **姿勢不良時**：會成為誤嚥或掉落食物的原因。透過調整桌板位置與高度，盡量穩定上肢，以將姿勢調整到穩定。
  - ➡ 坐深一點，把髖關節、膝關節、踝關節都調整為90度，腳底完全接觸地面。
- **取食動作不佳時**：可能會有誤嚥風險，食物掉落、用餐時間拉長導致疲勞，或進食量減少等。把桌板固定在手肘靠在桌板上能夠取食的高度，並距離軀幹一個拳頭，調整到手肘靠在桌上時能夠取食的狀態。
  - ➡ 當手部的精細動作變差時，可在托盤下方放置台座，把餐盤墊高，讓食物和嘴巴的距離縮短，會更容易進食。
- **軀幹過度前屈時**：因為不方便進食，容易讓食物掉落，頸部過度伸展而有誤嚥風險，所以要把餐桌設置在距離軀幹一個拳頭左右的位置。

實現由口進食幸福的協助技巧具體範例

▶ 評估分數從 1 分進步到 2 分

● 填補床鋪與身體間過大的空隙，調整成舒適穩定的姿勢。

● 盡可能減少身體歪斜，調整半坐臥角度。

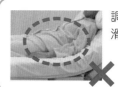
調整到不會
滑動的姿勢

●搖高床頭

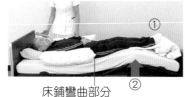 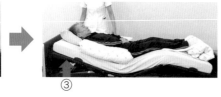 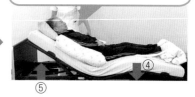

床鋪彎曲部分

①臀部要位於床鋪彎曲部分的上方，用靠墊支撐軀幹兩側、腳底

②腿的部分搖高20度左右

③頭部搖高的部分

④若搖高床頭會對下肢造成壓力，就稍微抬高下肢

⑤反覆搖高床頭→降低床尾，調整至目標角度

● 變更半坐臥角度之後，為了預防因歪斜導致與吞嚥或呼吸相關器官的動作受限或疼痛等，背部要減壓。

●背部減壓

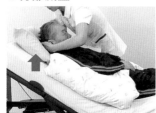 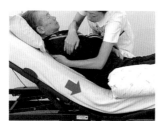 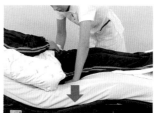 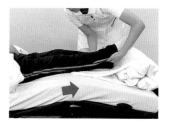

頭部減壓：輕輕抬起頭部，除去後腦勺的壓力

背部減壓：背部的兩側，由上至下，一邊撫平皺摺，一邊按壓床墊，去除壓力

臀部減壓：把臀部附近的床墊用力往下壓（床墊較硬時，可以整理兩側臀部的肉往上推）

腿部減壓：撫平皺摺，移除腿後側（尤是大腿後側）的壓力

● 讓頭頸部從下巴至胸骨為止約有四指左右（約一個拳頭）的距離，視線朝斜下，可以看見食物，調整頭頸部呈前屈姿勢。

●頭頸部的姿勢

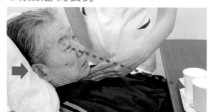

不穩定時，用浴巾支撐耳後（ ➡ ）部位。確認頸部周圍肌肉是否過度用力

● 從身體肩帶處支撐兩側上肢，預防姿勢不良或頸部周圍肌肉緊繃，盡量讓呼吸穩定。

● 讓個案腳底穩定接觸支撐物，可以預防身體歪斜，提升咀嚼力和吞嚥壓。腳底要在腳跟減壓的狀態下盡量達到穩定。

●上肢的穩定

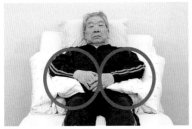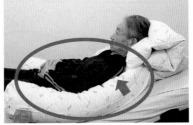

從身體肩帶處（➡）把上肢整體穩定在腋中線的高度
※若支撐的位置太高，會讓胸廓狹窄、妨礙呼吸

●腳底的穩定

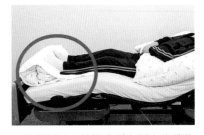

腳後跟減壓，讓腳底穩定踩在支撐物上

● **發現持久度低、疲勞時**：在用餐時間之外，階段性搖高半坐臥角度，盡量改善整體肌肉力量的持久度。

● **呼吸或循環不穩定時**：同時進行呼吸照護，調整成舒適的姿勢，盡量讓整體健康狀態穩定。

● **初期評估**：從半坐臥角度30度開始評估，配合身體機能，逐步搖高半坐臥角度，然後再進行評估。

● **駝背或頸部過度伸展時**：從背部到頭頸部，用靠墊或枕頭填補空隙，調整成前屈姿勢。

●駝背時的姿勢調整（床上）

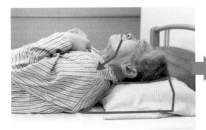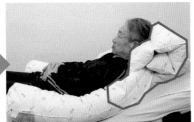

填補軀幹與床鋪間的縫隙，支撐背後到頭頸部

床背板角度　頭頸部角度
15度
30度

半坐臥角度可多利用靠墊等，而不是用床背板來調整，重點是要把頭頸部角度調整至目標角度

● **因癱瘓或攣縮導致姿勢不穩定時**：不要勉強調整四肢的位置，應配合個案的肢體癱瘓或攣縮的狀態，使用靠墊或毛巾填補空隙以提供支撐。

● **調整桌板**：設置在從腋下至肚臍中間的高度，距離身體一個拳頭的位置。半坐臥角度低時，可以進行如讓托盤傾斜等的調整，讓個案更容易看到食物。

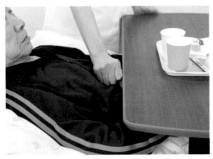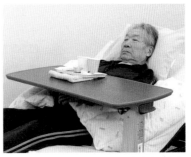

把桌板設置在距離身體一個拳頭的位置
→可以一次觀察到用餐與吞嚥的狀態，利於風險管理
→能夠有效地給予協助

桌板調整到從腋下到肚臍中間的高度。透過在下方墊毛巾等方法傾斜托盤，能夠調整到個案容易看到食物的狀態

▶ 評估分數從 2 分進步到 3 分

● **姿勢不穩定時**：使用靠墊或浴巾，填補躺式輪椅與身體間過大的空隙，以達到穩定。

● **頸部姿勢不穩定時**：使用枕頭、靠墊或浴巾，從背部填補輪椅與身體間的空隙，調整成頸部前屈姿勢（下巴至胸骨約四指左右的距離）。

● 運用五感，在個案看得見的位置，做出舀起食物的動作，協助個案提升對食物的認知，同時也可以透過視線引導，把個案的頸部調整到前屈姿勢。

● 進行協助時，協助者若從較高的位置協助取食，會導致個案頸部伸展，所以協助者要盡可能配合個案的視線高度，從斜下方進行餵食。

● 用餐時間之外，增加可提升活動性的運動，盡量提升姿勢的穩定度及持久度。

● 若個案坐輪椅時有前後滑動的情形，會變成駝背的姿勢，容易導致頸部伸展，所以要調整輪椅椅面的彎曲度，若輪椅有後翹（tilt）功能時，可透過空中傾倒來減少滑動。

● 坐進椅面深處，把髖關節、膝關節、踝關節都調整為90度，調整腳踏板以穩定腳底。

● 躺式輪椅上的姿勢調整

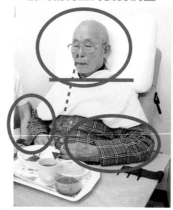

頭頸部：填補從肩膀到頭頸部的空隙，以求穩定。調整頭頸部成前屈姿勢

上肢：從手肘穩定兩側上肢。左右兩邊的肩膀高度要相同

桌板：設置在從腋下與肚臍中間的高度，距離身體一個拳頭的位置

● 躺式輪椅上的下肢調整

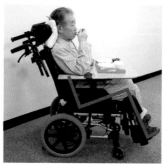

透過空中傾倒以減少歪斜，調整腳踏板，把髖關節、膝關節、踝關節調整為90度

▶▶ 評估分數從 3 分進步到 4 分

● 將桌板高度調整到手肘靠在桌上能夠取食，距離身體約一個拳頭的位置。用手肘支撐兩側上肢，有助於穩定姿勢及獨立進食。

● 使用枕頭或毛巾，幫助頭頸部姿勢穩定。

● 當軀幹傾斜時，應使用墊子或毛巾來填補輪椅與身體間過大的空隙，支撐背部以預防姿勢不正。

● 坐輪椅時，要坐進椅面深處，把髖關節、膝關節、踝關節都調整為90度，調整腳踏板以穩定腳底。

● 可階段性搖高床鋪或躺式輪椅的半坐臥角度，盡量提升個案坐姿的持久度及維持姿勢的能力。

● 用餐時間之外，應給予個案提高活動性的方法，盡量提升姿勢的穩定度及持久度，目標是可以坐在一般（標準）輪椅上用餐。

▶▶ 評估分數從 4 分進步到 5 分

● 身體傾斜時要支撐背部，以預防姿勢不正。

● 支撐背部

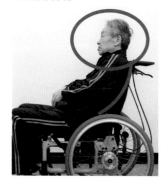 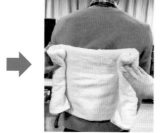 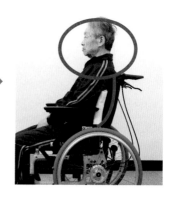

用兩端捲成圓筒的浴巾支撐胸廓下方至腰部（捲起的部分不要塞進身體下方）

坐得深一點，透過支撐軀幹，讓軀幹、骨盆穩定，頭頸部姿勢也會被調整
※如果只在患側塞進毛巾等物，胸廓會受壓迫，個案會疼痛也會抑制到呼吸

● 修正椅面及背靠的曲面彎曲度，以提高姿勢的穩定度

●穩定輪椅椅面

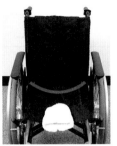

用浴巾支撐大腿膝蓋（透過把髖關節調整至中間位置，骨盆也會變成中間位置，就能穩定）

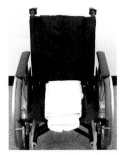

用浴巾修正椅面的彎曲度（把接觸到坐骨的部分，調整到與輪椅邊框的高度相同）

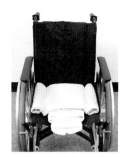

用浴巾支撐大腿側面

※ 修正椅面時，一定要在上面放置坐墊等，以防止疼痛或褥瘡

● 當個案癱瘓或維持姿勢的能力低下時，要盡量讓兩側上肢、腳底穩定，以預防姿勢不正。若腳底無法踩到地面時，可以使用踏墊。

●單側癱瘓時的上肢穩定

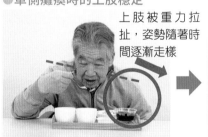

上肢被重力拉扯，姿勢隨著時間逐漸走樣

上肢不穩定時，患側的姿勢會走樣

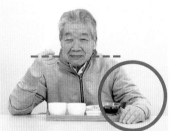

把患側也放在餐桌上，用手肘來穩定兩側的上肢，有助於提升姿勢的穩定度與幫助獨立進食

●腳底的穩定（使用踏墊）

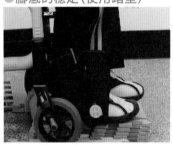

使用踏墊，讓整個腳底接觸踏墊

● 若個案駝背，可坐淺一點，用浴巾或靠墊支撐臀部、軀幹，填補輪椅與身體間過大的空隙。

●駝背時的坐法（一般輪椅）

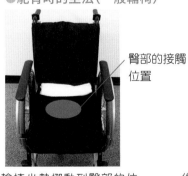

臀部的接觸位置

把輪椅坐墊挪動到臀部的位置，用浴巾等填補空隙

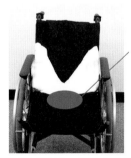

臀部的接觸位置

從臀部到腰部，用浴巾支撐，以避免壓迫到脊椎駝背的部分

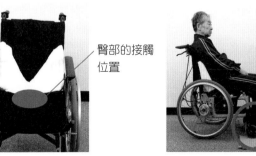

把輪椅前輪提高2～3公分，讓背部能靠在椅背上。使用踏墊，讓腳底全面接觸踏墊

● 進行移位動作等的復健訓練，力求姿勢穩定及改善移位動作，目標是在一般的椅子上也能維持穩定的姿勢。

❾進食動作

進食動作是指：「認知食物，運用餐具（筷子、湯匙、碗盤）把食物取送到嘴邊、送進嘴裡爲止的過程」。在這個過程中，不僅需要良好的上肢功能及適當的餐具，認知功能與姿勢調整也都互有作用，需要綜合的專業評估及提供適當的因應策略。本節將以與進食動作有關的上肢功能和餐具使用爲主進行討論。

千萬不可忘記，飲食不是只有「攝取營養」這個面向，還有豐富人類生活，此一「樂趣」的面向。其中，關於進食動作，用自己的步調、吃進自己想吃的量這件事，與樂趣息息相關。不要因爲照護者的價值觀或人力不足等問題，造成過度協助，導致「樂趣」的這一面消失。重要的是所提供的協助要能讓用餐安全，並且持續是一種「樂趣」。

評估標準

分數	❾進食動作
1	全部食物從盤中送往自己嘴巴，咀嚼、吞嚥的一連串進食動作都需要一定的協助。能夠自己做到的進食動作不到 25%，或是需要經管營養
2	需要協助。能夠自己做到的進食動作達 25% 以上，不到 50%
3	需要部分協助。能夠自己做到的進食動作達到 50% 以上
4	進食動作只需要間接協助（準備、監督），基本上可以自理（也包括用餐時間較長的個案）
5	進食動作完全自理（也包含使用輔具的情況）

觀察重點

1）認知功能（參見 36 頁「⑤認知功能（用餐期間）」）

- 是否能適當地認知食物與餐具。
  - ➡個案是否能適當認知碗盤、湯匙等餐具的種類與使用方法，是否能認知到食物的氣味、份量、溫度、重量、大小等，或是食物的種類及形狀，然後開始進食動作。
  - ➡關於視覺空間的認知，是否能認知到食物及碗盤、湯匙等餐具在哪裡、是如何擺放的，是否能判斷要從哪一個部分開始進食。
- 是否能從動作一開始、持續、執行行爲，到結束，完成整個進食過程。
  - ➡已經開始的進食動作，是否能中斷或是有條不紊地完成。譬如是否有①舀、挾、切開食物時，無法分辨該使用什麼餐具；會將食物掉落、進食到一半停止動作、不斷重複同樣的動作（持續現象）。②用餐途中睡著（嗜睡）；四處東張四望、無法專注進食（注意力障礙）；吃剩的東西集中在碗盤的一側（偏側空間忽略）；無法好好坐定會亂動、突然開始生氣（衝動控制困難）等行為的問題。

2）姿勢調整機能（參照 54 頁「⑧姿勢、持久度」）

姿勢對用餐時的上肢功能，會有很大的影響。尤其是脊柱（軀幹）的位置和動作非常重要，好的姿勢能讓手的自由活動度變高。若是坐在椅子上有坐姿滑動、身體傾斜等姿勢不良的情況，會讓手的活動範圍變小。因此，在評估進食動作時，前提是個案採取的是適當的姿勢。

- 肩膀、手肘、前臂、手、手指等能在什麼範圍內活動。
- 把食材後送到嘴巴所需的手肘高度是在哪個位置。
- 使用湯匙、筷子或碗盤等餐具的手指精細動作能到何種程度。
- 是否需要或能夠交換使用慣用手。

3）取食動作

- 上肢功能：肩膀、手肘、前臂、手、手指等能在什麼範圍內活動。此外，是否需要或能夠交換慣用手。
  - ➡把食材後送到嘴巴所需的手肘高度是在哪個位置。譬如，讓手肘穩定時前臂和手的動作等。
  - ➡運用湯匙、筷子或碗盤等餐具的手指精細動作到何種程度
  - ➡也要觀察因疲勞導致上肢功能低下或姿勢不佳等時，取食動作的持久度。

　　KT平衡圖表的評估標準，在評分方面，是參考FIM（Functional Independence Measure，生活功能獨立量表）[1]和與FIM有相關關係的ACL2000（Allen Cognitive Level Screen 2000，艾倫認知階層測驗）[2]擬定而成的。

　　評估結果1～3分的個案，是需要協助的狀態；4～5分則是不需要協助的狀態。進食動作是受習慣與經驗等影響的技能，根據這一點，不光是動作，還必須把個案的認知包含在內，進行完整的綜合評估。

　　評估1～3分的個案，由於進食動作需要協助，協助者的協助方式或環境調整等，協助者之間必須能共享資訊、統一對應，這點非常重要。尤其是引導上肢進行進食動作的部分，由於協助者的技巧容易出現落差，必須運用圖像或影像示範，才能讓引導方式統一。

　　餐具當中主要使用的湯匙和筷子，使用難度雖有差別，但從協助方法的面向來看，仍需按照相同的標準進行評估。筷子比起湯匙，可以揀出更細小的東西，需要手關節與手指的精細動作。在使用筷子時，不妨選用四方型的筷子，並依食物大小、重量等，階段性使用。慣用手交換時，要分成「移動筷」、「固定筷」練習，也需要按照階段性訓練。

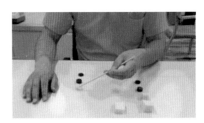

固定筷的練習：從大小、重量不同的東西上方，運用前臂動作移動到目標位置

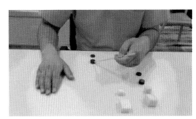

移動筷的練習：從大小、重量不同的東西側邊，運用手指動作移動到目標位置

▶▶ **評估分數 1 分：全部食物從盤中送往自己嘴巴，咀嚼、吞嚥的一連串進食動作都需要一定的協助。能夠自己做到的進食動作不到 25%，或是需要經管營養**

● 是個案的取食動作需要完全協助，需依照個案用餐的步調和疲勞的程度協助個案取食的狀態。
● 協助者依照個案的狀態，藉由各式各樣的輔具，即使未滿三十分鐘，但仍能讓個案維持穩定的姿勢。
● 要在個案調整成穩定的姿勢後，再評估取食動作。協助個案進行取食動作時，重要的是能善用個案的頸部、嘴唇、上肢的些微動作或視覺、知覺、認知功能，而非按照協助者的步調進行。
　➡ 協助者可以肢體協助或是用輔具，來引導出個案的頸部、嘴唇、上肢的協調性動作。在必要的時機點與個案對話，然後等待個案的頸部或嘴唇是否出現動作反應。
　➡ 難以自己變換姿勢的個案，隨著時間經過姿勢很容易走樣。因此要進行包含背部減壓在內的姿勢再調整。
　➡ 即便進食動作主要是靠協助，也要從個案的表情、呼吸、口唇抿住食物、咀嚼動作的狀態來注意疲勞的情況。因此在進食的時候，需要密切注意觀察咀嚼、吞嚥的協調性、呼吸次數與生命徵象。

▶▶ **評估分數 2 分：需要協助。能夠自己做到的進食動作達 25% 以上、不到 50%**

● 雖然個案能自行達成的進食動作不到50%，但能區分顏色、大小、形狀，以及預測自己的動作。若協助者能指示，並提供準備，是可以在協助下反覆進行動作的狀態。
● 若是使用上肢的能力和持久度都太低，就會影響食物質地。
● 此階段的個案，雖然很多能坐著進食，但部分的取食動作比較難達成；或是因為疲勞，難以在整個用餐過程中都維持姿勢。
● 評估時，要評估個案在進食過程中只靠指示、準備，就能做到的行為，以及透過協助能重複做到的行為。
● 要從個案動作的變化中，觀察疲勞對個案能力、持久度的影響。
● 如果個案自行取食動作的上肢動作較差，那麼在協助下進行的反覆動作，也會有被協助的動作較差等的狀況。
　➡ 獨立進食時，需要穩定的姿勢，且半坐臥角度要在60度以上。
　➡ 慣用手就算無法完全抓住餐具，但若能給予適當的肢體協助，會有助個案建立手部一連串動作的記憶。抓住餐具的使用經驗（感覺）很重要，有助於改善今後的進食動作。
　➡ 評估慣用手的機能，選擇能在個案目前狀況下能表現出最好動作的輔具。
● 在進食動作中容易被忽略的是非慣用手（按住碗盤的手），因為很多時候藏在圍兜下看不到，或是因為桌板較高手只能放在大腿上，所以看不到。
　➡ 就算幾乎不使用非慣用手，但為了能讓其參與進食動作如按住碗盤等，就必須把手放在視線範圍之內。這會對維持進食姿勢與認知帶來正面的影響。

● 可以遵循固定的順序或指示，可以因應環境進行基本的姿勢調整。並且可以運用輔具進行一連串動作，但還是難以對環境變化做出因應與處理的狀態。

● 在評估時，要評估是否選擇了適合個案的輔具，以及是否了解輔具的使用方法。譬如，使用輔具時手肘高度是否有配合，以及前臂、手指的動作如何。雖然透過固定程序練習進食動作可期待能達到改善，但由於有時動作還是不靈活或不正確，所以仍需評估是否需要最低限度的協助。

➡ 協助者需協助個案調整到適合取食動作的穩定姿勢。用餐途中姿勢走樣時，個案難以自己重新調整，不穩定的姿勢會有誤嚥的風險。有時也會變成吸著吃，必須經由協助者進行再調整。

➡ 詳細評估過個案的上肢功能後，在評估的基礎上選擇適當的輔具很重要。

➡ 取食動作最重要的是上肢和手的機能，練習舀起食材的動作（前臂的內旋、外旋）很必要。

➡ 藉由選擇輔助舀起食物動作的進食輔具，可以更容易找到適合的食物質地。此外，在把食物後送到嘴裡的過程中，重要的是，只協助個案動作不靈活的部分、或是動作不正確這類「做不到」的部分，並協助讓「做得到」的部分增加。

➡ 要積極使用非慣用手，可以讓個案用非慣用手扶住餐碗，與拿餐具的慣用手進行協調動作。同時，也可以進行用兩隻手拿取餐具（湯碗、杯子等）的雙側動作。

➡ 要選擇容易使用的餐具，若有偏側空間忽略，要配合認知功能進行環境配置。

餐具愈重、握得愈緊，外旋運動愈會受到阻礙

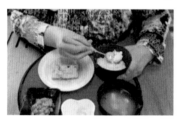
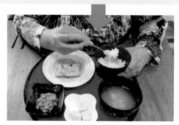
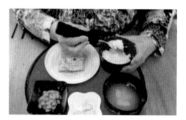

細的握把要用指尖用力握住　　　輕量的粗握把，可以輕鬆握住　　　重的粗握把就不容易有攪拌、舀起等的知覺（感覺）

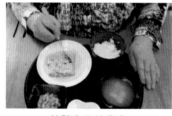
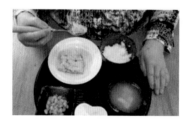

前臂內旋的動作　　　　　　　前臂外旋的動作

● 藉由改變輔具的種類或位置、調整自身的姿勢，個案能夠理解如何改善進食動作的狀態。

● 評估時，經常會只看到個案運動機能不太靈活的部分，要從巧思、指示、事前準備，是否能更順利地完成進食動作來評估。

➡ 雖然能一個人完成進食，但必須花費較多時間，或餐具的配置需要特別準備。因此，在設法變更餐具配置或種類的同時，和個案一起思考有效的改善方式也很必要。

● 有時候只是變更桌板的高度，就可以讓手部比較容易活動，進食動作的正確性和速度就會改善，所以調整適當的用餐環境也是不可或缺。

➡ 按個別需求量身訂製的輪椅，扶手的高度比較容易調整，但一般的輪椅可放置浴巾等在扶手上以增加高度。扶手寬度的規格絕大多數都是4cm，輪椅桌板與扶手之間需要墊高時，可以使用支撐物。當桌板過高時，就增加椅面的高度。

➡ 以提升進食動作的能力和持久度為目標，力求增加其他的上肢運動與日常生活的活動性。

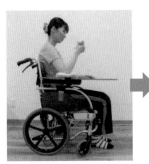
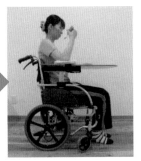
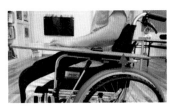
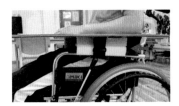

食物離嘴唇的距離愈遠，精細動作的難度就愈高

在肩關節外旋姿勢時，要在小的內旋、外旋可動範圍內，可以做到精細動作

利用浴巾或支撐物等調整餐桌高度

輪椅桌板與扶手之間，可以夾入支撐物以調整高度

▶▶ 評估分數 5 分：進食動作完全自理（也包含使用輔具的情況）
● 個案可以安全地進食，並能按照自己的狀況改變進食步調，或是能配合環境使用輔具靈活因應的狀態。
➡ 個案可獨立進行進食動作，大部分情況下能夠在各種環境中（自宅、餐館）用餐。必須協助個案對應各種不同的環境，因應各種在實際生活狀況中發生的進食動作課題。

實現由口進食幸福的協助技巧具體範例

與進食動作相關的上肢功能與輔具操作，大前提都是要確保個案有穩定的姿勢。因此，不要將「頭部」、「頸部」、「軀幹」、「上肢」、「手」分別評估和分別介入進食動作，而是必須掌握各部位之間的協調性，綜合地評估和介入。此外，必須要掌握個案的認知能力並提供協助，讓個案能適當地認知到自身與環境狀況，如「如果是這個食物就用這種輔具」、「因為食物會掉落所以要小心地吃」等。

▶ 評估分數從 1 分進步到 2 分
● 為達成提升進食動作的目的，首先為了維持功能性姿勢，必須間隔一定時間就要進行背部減壓等的姿勢再調整。藉此延長維持功能性姿勢的時間，提升持久度。
● 維持調整好的姿勢，配合協助者給予食物的時機張口，確實把食物放進口中，並引導出頸部、顏面肌肉的動作。
● 雖然這個時期的進食動作主要是由協助者協助，但個案自己學習動作也很重要。因此，握取餐具時，也必須確實讓個案手指包覆住餐具後再進行協助。在引導上肢時也一樣，要協助進行從前臂到手肘的取食動作。
● 若進食動作主要是由協助者協助，要注意取食的時機和疲勞度。此外，餐具的位置與協助者的位置也是重要考量（參見102頁「協助者的位置和不同方向時如何以手協助進食」）。

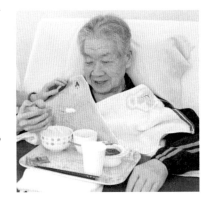

在穩定姿勢下，包覆住全部手指給予協助

● 反覆進行取食動作，以讓個案想起動作的順序，協助者還可以嘗試在進食中放開協助的手。若個案無法自己做出動作時，協助者再以手協助。重複取食的動作會增加疲勞，當個案需要花更多時間才能完成動作時，需再提供完全協助。
● 階段性地讓個案從半坐臥角度30度開始，逐漸搖高到能維持坐直的姿勢，慣用手、非慣用手也要配合階段性提供不同的協助。
● 讓頭頸部、手肘有穩定的支撐。枕頭太低會導致頭頸部後仰，手肘貼住床墊呈伸展姿勢時，脊柱會伸展，讓使用上肢變困難，誤嚥的風險就會變高。
● 無論床鋪搖高的角度為何，都要使用支撐物等，調整讓腳底全部都有接觸，踝關節才不致於變成垂足的狀態。此外，若踝關節有背屈（dorsiflexion）的狀況，會對下肢至下部軀幹前側肌肉的活動造成影響，這對維持姿勢穩定和上肢動作表現也很重要。

- 在進食動作中，累積以慣用手握取餐具的經驗，以及使用非慣用手參與進食動作，非常重要。透過不斷累積這些經驗，慢慢增加個案自己可以做到的進食動作。
- 此時期引導上肢十分重要，協助者應提供適當協助以輔助個案動作。
- 從這個時期開始使用方便取食的桌板、餐具、碗盤、防滑墊等。
- 選擇適合個案手指機能的餐具。非慣用手要扶著餐具或托盤。

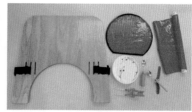
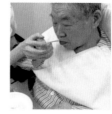

只協助做不到的部分或不正確的部分

輪椅桌板、照護用碗盤、防滑墊、進食輔具（握把較粗的餐具、附腕帶的餐具、有輔助功能的筷子）

- 雖然個案仍有部分的取食動作無法做到，但因為大多能夠採坐姿用餐，所以要調整桌板以配合取食動作。比起椅子和餐桌，運用輪椅和輪椅桌板，會比較容易調整臉部與碗盤間距離，或是手肘的穩定性。

- 運用輔具在碗盤裡搜尋食物時（攪拌、食物重量感等）引導上肢非常重要。
- 個案在進行把食物送往口中的一連串動作時，協助者只協助在個案做不到與不正確的部分。
- 若有難以取食的食物，應更改使用適合食物的餐具。協助者只針對取食的部分提供協助。
- 若是個案進食時，很難讓食物靠近嘴巴的位置，協助者可輕輕包覆全部的手指，從手肘下方引導上肢，避免妨礙個案的動作。

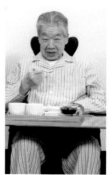
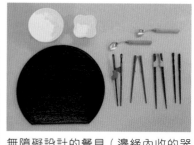

協助個案動作

無障礙設計的餐具（邊緣內收的器皿、有彈力的筷子、可彎曲握柄的湯匙、有止滑加工的托盤）

- 非慣用手的手肘應放在餐桌上，調整到在穩定狀態下能夠拿著碗盤。即使動作不夠標準，也要讓非慣用手參與進食，發揮扶住碗盤等的作用。
- 個案雙手共拿一個碗盤運往嘴邊的兩手動作，以及一手拿餐具一手拿碗盤這類需要雙側協調性的動作，都有助於提升認知與動作。

- 配合認知功能配置餐具位置，為了進一步提升操作能力，也要進行姿勢調整。讓個案自己理解這個環境調整非常重要。
- 尤其，以提升操作能力與操作的持久度為目標時，必須反覆練習目標動作，還要進行提升該動作所需肌肉的訓練。
- 由於在家與外食的用餐環境不同，個案需要有能符合環境的進食動作。在迴轉壽司拿取繞行的盤子吃壽司，在自助餐形式陳列的餐點中選擇自己喜歡的並進食等，在種種用餐環境中能夠自己執行動作，也是一個目標。

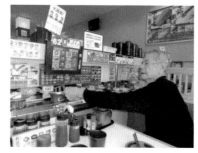
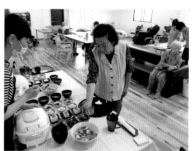

從迴轉壽司台上取下盤子

日照中心的吞嚥照護食自助餐

假牙的清潔

假牙一定要用假牙專用牙刷來清潔。如果使用普通牙刷，刷毛尖端會岔開，很快牙刷就不能用了。要在流水下用尖頭刷毛來刷金屬和牙齒等細微部分，用平頭刷毛來刷平滑面。若假牙掉落會造成破損或金屬部分扭曲，所以清潔時要在水槽裡存水再進行。也有專為無法同時運用雙手的個案所設計的相關輔具，譬如用吸盤把假牙吸附在洗手台上，就能用單手來清潔。

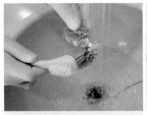 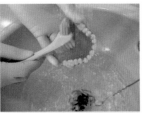 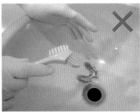 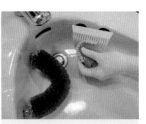

| 金屬或牙齒等的細微部分用尖頭刷毛刷 | 平滑面用平頭刷毛刷 | 如果掉落假牙會破損，清潔時要在水槽裡存好水再進行 | 也有可用單手清潔的相關輔具 |

正確洗淨方式的順序是，先用假牙專用牙刷洗淨之後，放進加了假牙清潔發泡錠的清洗液中，消毒、洗淨後取出，再用假牙專用牙刷刷過一次後才戴上。一般都是在就寢時先浸泡清洗。

誤飲假牙清潔錠或清洗液時，要視為硼酸中毒處置，必須立刻到醫院就診。同時一定要將誤飲的假牙清潔錠外包裝帶去醫院。

裝戴假牙時的基本條件是，要在清醒時裝戴。最起碼的必要條件是，假牙在口腔內脫落時能吐出來，或是能用自己的手取出到口腔外。

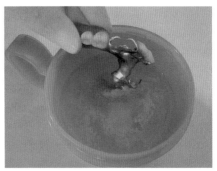

要使用假牙清潔劑

關於假牙的注意事項

對需要照護的高齡者，有幾點關於使用假牙的注意事項。

假牙是工具，使用假牙需要舌壓及口唇、頰動作充分配合，所以當需要照護的高齡者，缺乏這樣的口腔機能時，就無法順利運用假牙。讓無法好好使用假牙的人戴上假牙吃飯，就和叫不會用筷子的人「用筷子吃飯」沒什麼兩樣，還很有可能成為誤嚥的原因。

不過，即使口腔機能低下，長年都配戴假牙的人，也經常有假牙剛好填滿了舌頭、頰與上顎間縫隙的情況，就算假牙看起來搖搖晃晃、尺寸不合、似乎無法咀嚼，但仍在吞嚥時發揮了讓食團不殘留在口腔裡的功能。此外，口腔內軟組織的形態也適應了用慣的假牙的形狀，能讓肌肉動作協調。

基本上，已經用慣的假牙所需要的假牙治療，都是在可以適應的範圍內慢慢改善，而牙科醫師的能力或經驗，對治療方針和結果的影響甚巨。必須要先向牙科醫師確實說明狀況，請醫師實際確認進食狀況後，再與不同職類的相關人員一同商討，判斷是否使用假牙、是否需要製作新的假牙或修理等。

（藤本篤士）

⑩活動

　「由口進食」與個案自主性活動的程度有關。當個案活動量增加，就能促進食欲，有時也能改善呼吸功能及認知功能。此外，也有助於預防吸入性肺炎及肌少症。因此，盡可能提高個案的自主性活動對由口進食非常重要。首先要以能夠離床用餐為目標。另外，延長離床時間或增加外出機會也很重要。這裡介紹能夠更加提高ADL與QOL的評估與協助技巧。

評估標準

分數	⑩活動
1	長期臥床，從床上移位、如廁、用餐、更衣等皆需要協助
2	透過協助可以移位至輪椅，可以離床用餐，但很少外出
3	透過協助可以移位至輪椅，可以離床用餐，透過協助經常外出
4	可以自行移位至輪椅，可以離床用餐，但很少外出
5	可以自行移位至輪椅，並可以離床用餐。可單獨自行外出，或透過協助經常外出

觀察重點

- 依據ICF（國際健康功能與身心障礙分類系統）項目進行觀察。
- ICF為系統性、全面性評估人的健康狀態的工具，考量到人與環境的相互作用，分類為「生活機能與障礙」和「背景因素」兩部分（圖2-6）[1]。
- ICF不只關注改善吞嚥功能，也包含藉由改善活動、參與、環境因素來實現由口進食。
- 針對高齡肺炎住院患者，若平日日常生活自立程度等級為 J、A、B 時，要比等級 C 的人，更能夠早期由口進食進而出院[2][14]。
- 不僅感染肺炎後要及早由口進食，且發生肺炎之前就要維持評估分數2分以上的活動，對達到由口進食非常重要。
- 由於在輪椅上用餐會比在床上用餐有更高的活動量，可能降低因活動少而導致吞嚥功能惡化的情形。
- 對於衰弱期、障礙期、終末期‧衰老狀態的評估也很重要（圖2-7）。

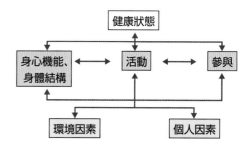

圖2-6　國際健康功能與身心障礙分類(ICF)

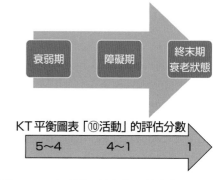

圖2-7　衰弱期／障礙期／終末期

1) 身心機能、身體結構

- 四肢有無癱瘓？癱瘓程度為輕度或是重度？
- 有無肌少症（肌肉量減少、肌力下降）的情形？肌少症的程度為輕度或是重度？
- 肌少症的主要原因是老化、活動（廢用）、營養（飢餓）或疾病？
- 血液動力學或生命徵象不穩定時，要判斷是否為可開始離床的狀態。

2) 移位至輪椅

- 移位時是否需要協助？若是，則需多少程度的協助？
- 是否可靠協助移位至躺式輪椅？
- 輪椅及床鋪是否合宜？
- 照護者在旁陪伴的情況下，是否可自行移位至一般輪椅？
- 姿勢、持久度如何？（參照54頁「⑧姿勢‧持久度」）

編註⑭：日本障礙高齡者日常生活自立度（臥床程度），將高齡者生活自理的程度分為 J、A、B、C 四個等級。J 為能達到生活自立，雖然有部分障礙，但日常生活幾乎都能自理，也能獨立外出。A 為準臥床，屋內的生活基本能自理，但外出需要協助。B 為臥床，屋內的生活需要協助，白天主要在床上生活，能夠保持坐姿。C 也為臥床，但幾乎整天都在床上度過，排泄、進食、更衣都需要協助。

3) BADL（Basic Activities of Daily Living，基本日常生活活動能力）

- 是否可自行用餐、整理儀容、更衣、如廁、入浴？
- 「能夠做到的BADL」與「正在做的BADL」間是否有差異？

4) IADL（Instrumental ADL，工具性日常生活活動能力）

- 是否可自行下廚、洗衣、打掃、購物、戶外活動（乘坐大眾交通工具）、管理用藥及金錢、使用電話、傳真、電子郵件等？
- 「能夠做到的IADL」與「正在做的IADL」間是否有差異？

5) AADL（Advanced ADL，進階性日常生活活動能力）

- 是否可自行從事有興趣的活動、運用閒暇時間、運動、參與志工活動、工作、參與社交活動？
- 「能夠做到的AADL」與「正在做的AADL」間是否有差異？

6) 參與

- 離床時間是否足夠？
- 是否有離床的目的？
- 在照護機構內、家庭內所擔任的角色中，「能夠做到的角色」與「正在做的角色」間是否有差異？
- 是否有參與照護機構內舉辦的康樂及節慶活動，能離開照護機構外出用餐，能參與製作簡單料理？
- 在社會參與上「能夠做到的參與」與「正在做的參與」間是否有差異？

7) 環境因素

- 居住環境是否可自行靠輪椅或步行在家中移動？
- 照護服務是否有協助到戶外活動的部分？是否為可自行移動到戶外的環境？
- 照護機構內有無與家人會面時可個別用餐的餐桌？
- 需要照護的程度及身障手冊等級是否合宜？

8) 個人因素

- 有無考量性別、人種、年齡、其他健康狀態、體力、生活型態、習慣、成長史、應對困難的方式、社會背景、個性、個人心理特質？

9) QOL

- 健康相關QOL（HRQOL, health-related quality of life，健康相關生活品質）得分高低。
- 是否具備生活意義（興趣、娛樂、社交等）？

10) 衰弱期、障礙期、終末期‧衰老狀態

- 衰弱期評估分數為5～4分、障礙期評估分數為4～1分、終末期‧衰老狀態評估分數為1分。
- 評估分數為1分時，很難正確辨別是障礙期或終末期‧衰老狀態。
- 即使判斷為終末期‧衰老狀態，有時也可能透過「復健營養照護流程」（Rehabilitation Nutrition）來改善。
- 要辨別出障礙期、終末期，可藉由重複使用「建立假設→檢驗假設→判斷檢驗結果→重新建立假設」的循環假設來幫助判斷。
- 透過重複進行假設，可慢慢提升辨別的能力。

評估與處理方法的概要

▶ **評估分數 1 分：長期臥床，從床上移位、如廁、用餐、更衣等皆需要協助**

- 此處的「長期臥床」，是指無法透過協助移位到輪椅，一整天都只在床上度過的狀態。
  - ➡為了階段性促進離床，可以先慢慢搖高半坐臥角度，即使在床上也要有維持坐姿的時間。
  - ➡因四肢軀幹明顯變形需乘坐躺式輪椅，而此躺椅式輪椅無法搭乘交通工具時，應使用輔具補助訂製能夠搭乘交通工具的躺式輪椅。
  - ➡難以保持頭頸部姿勢，或有明顯姿勢性低血壓而持久度低時，選用躺式輪椅來促進離床。
  - ➡教導照護者協助移位的方法。
  - ➡善用移位機及移位板來減少移位的負擔。
  - ➡明顯肥胖難以協助移位時，可先進行「復健營養照護流程」來減輕體重，並研究如何使用移位機。
  - ➡住院時，若沒有進行床邊的物理治療及職能治療，需委託院方進行。
  - ➡使用長照服務（照護機構‧居家）時，若長照補助中沒有準備適合個案身體功能的輪椅，可使用輔具補助訂做躺式輪椅。
  - ➡要從評估1分過渡至2分時，以一天一次離床用餐為目標。

▶▶ **評估分數2分：透過協助可以移位至輪椅，可以離床用餐，但很少外出**

- 可一天一次以上離床到輪椅或椅子上用餐，但生活範圍幾乎限定在居家或照護機構內的狀態。
- 若一天是吃三餐，則以三餐皆以離床用餐為目標。
  - ➡除了用餐之外，盡可能增加以離床為目標的活動及參與的機會。
  - ➡維持坐姿的持久度低時，可先進行坐姿訓練，以維持更長時間的坐姿。
  - ➡無法自行變換姿勢時，連續維持相同坐姿的時間應在二小時以內。
  - ➡實在無法外出時，則給予一些居家或機構內的任務。

▶▶ **評估分數3分：透過協助可以移位至輪椅，可以離床用餐，透過協助經常外出**

- 每餐皆可透過協助離床用餐，並且生活範圍不限定只在居家或照護機構內的狀態。
- 增加離床時間，目標是從早餐到晚餐都不待在床上。
  - ➡為了預防褥瘡，需要進行從輪椅上自行撐起或他人抱起的減壓動作、調整坐墊、注意持續坐姿的時間。
  - ➡預估可以減少移位至輪椅時需要的協助程度或可獨立進行時，要積極進行移位訓練。
  - ➡考量個人因素及QOL後，增加外出的機會。

▶▶ **評估分數4分：可以自行移位至輪椅，可以離床用餐，但很少外出**

- 大多BADL都可獨立進行，雖有能力參與許多活動，但實際上很少參與的狀態。
  - ➡外出雖需要協助，但預估能夠以獨立外出為目標時，應積極進行輪椅訓練及步行訓練，目標是能夠藉由電動輪椅、一般輪椅，或是步行獨立外出。
  - ➡研究除了醫院、診所以外，能夠定期前往的外出去處。
  - ➡進行「日常生活表現管理」（MTDLP）。「日常生活表現管理」由日本職能治療師協會所開發，為針對日常生活行為障礙的支援策略（http://www.jaot.or.jp/science/MTDLP.html）。

▶▶ **評估分數5分：可以自行移位至輪椅，並可以離床用餐。可單獨自行外出，或透過協助經常外出**

- 可執行BADL且執行程度為較良好的狀態。
- 可維持或增加「正在做的IADL」或「正在做的AADL」。
- 判定為肌少症或衰弱症時，進行適合該症狀的「復健營養照護流程」，盡可能預防轉變至障礙期。

實現由口進食幸福的協助技巧具體範例

▶▶ **評估分數從 1 分進步到 2 分**

- 可透過協助移位至輪椅，若能離床並且保持穩定的用餐姿勢，就可以提升等級。
  - ➡階段性提高半坐臥角度。若姿勢的穩定性較低，就調整為舒適且不易倒下的姿勢。
  - ➡善用躺式輪椅，並階段性提高半坐臥角度。
  - ➡可先在用餐時間之外增加離床次數，以提升姿勢穩定性及持久度。
  - ➡調整整體健康狀態以增加離床次數。
  - ➡針對用餐姿勢，除了姿勢的穩定性及持久度之外，也要從整體觀點來檢討進食吞嚥功能、認知功能（參見54頁「⑧姿勢・持久度」項目）。
  - ➡進行復健以預防關節攣縮及增加離床時間，以使個案能夠維持坐姿，便可離床用餐。
  - ➡調整支援人力及進行照護等的時間表，以達成離床用餐的目的（避免個案因照護或復健等造成疲勞，若在居家則調整照服員或居家護理師的查訪時間等）。

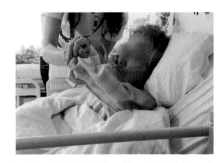

階段性提高半坐臥角度，同時進行呼吸訓練

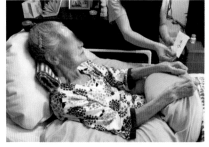

進行發聲練習、舌頭運動等間接訓練，同時延長在床鋪上維持坐姿的時間

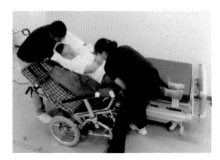

善用移位板來減輕移位到躺式輪椅上的負擔

- 爲了能夠透過協助經常外出，需要延長維持坐姿的時間、盡可能在離床狀態下進行用餐、如廁、整理儀容等，以提升坐姿的持久度。
- 在居家若能有一定程度以上的坐姿持久度，則可以利用日間照顧中心或在宅服務，進一步提高坐姿持久度。

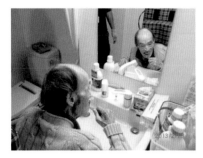

離床到洗手台刷牙漱口，延長離床時間並提高身體活動性

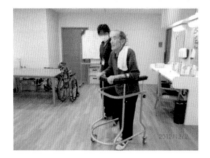

在日常生活中進行移動動作，盡可能以步行方式去廁所或洗手台

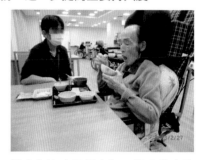

從完全協助用餐改爲一部分從旁陪伴，以增加個案獨立進食的能力

▶ 評估分數從 3 分進步到 4 分

- 若能自行移位至輪椅上，就可以提升等級。
- 爲了延長離床時間，可參與照護機構舉辦的活動等來提高身體的活動性。
  - ➡ 增加社交可以獲得樂趣及喜悅，也有助於增進食欲。

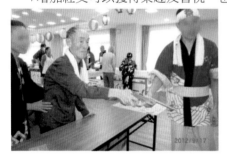

參與機構的活動享受射擊樂趣

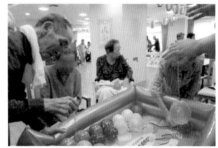

也挑戰釣水球

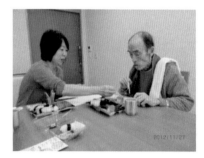

和家人一起享用喜愛的壽司

▶ 評估分數從 4 分進步到 5 分

- 爲了增加外出機會，評估CIQ（Community Integration Questionnaire，社區整合量表）[3]的「社會整合」與「生產性」項目，若能實際做到，並經過評估確認可達成活動項目，就可以提升等級。
  - ➡ 「社會整合」包括財務管理、購物（每月次數）、休閒活動（每月次數）、拜訪朋友或親戚家、有無一同參與休閒活動的人及要好的朋友等。
  - ➡ 「生產性」包括外出、就業狀況、生產力活動、志工活動等。
- 爲了增加外出機會，能夠外食的場所及餐廳的無障礙環境也很重要。
  - ➡ 善用收集各地區資訊的「進食吞嚥相關醫療資源地圖」（http://www.swallowing.link/restaurants）。[15]

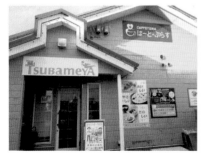

可享受外食樂趣的照護食餐廳「燕子屋」

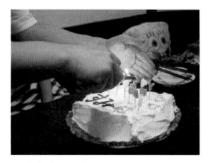

照護食生日蛋糕

編註⑮：此爲日本各地的訊息，台灣目前尚無類似資訊。

⑪進食狀況水準

　　根據長時間且客觀的評估，了解個案由口進食的能力如何，並在考量營養的狀態下，規劃可以提升進食吞嚥功能的進階方案。這裡介紹的內容與個案的疾病期及環境無關，主要是介紹如何從攝取人工營養轉變為由口進食的協助技巧。

評估標準

分數	⑪進食狀況水準
1	僅靠人工營養，或是只做間接吞嚥訓練
2	雖可有少量的由口進食（包含直接進食訓練），但主要依靠人工營養
3	一半以上為由口進食，輔助性地使用人工營養
4	由口進食改變質地的食物及飲料，不使用人工營養
5	由口進食未改變質地的食物及飲料，不使用人工營養

觀察重點

　　可參照相關的評估項目，進行綜合性評估。由於個案的整體健康狀態及營養問題是造成吞嚥障礙的原因，也是結果[1]，因此復健與營養兩方面都需要適時介入[2]。

1) **超急性期～急性期的重點**：觀察 KT 平衡圖表中的①進食意願（包括病前）、②整體健康狀態、③呼吸狀態、④口腔狀態、⑤認知功能（用餐期間）（包括意識程度及清醒程度）、⑥咀嚼‧後送、⑦吞嚥、⑬營養項目。

2) **急性期～恢復期之後的重點**：除上述外，還有⑧姿勢‧持久度、⑨進食動作、⑩活動（確認復健完成度及一天活動量）、⑫食物質地項目。在任一疾病時期都需要確認與初次介入時相比，這段時間的變化如何。

3) **神經症狀**：確認有無癱瘓（麻痺）、感覺障礙（特別是顏面、口腔內～喉部）、運動失調、不自主運動。

4) **高階腦功能障礙**：確認有無失語、失用、半盲、注意力障礙、偏側空間忽略的情形與其程度。

5) **病前資料**：確認喜愛的餐點、食材、口味、用餐環境、過去病歷與後遺症程度、日常生活中的身體活動量及日常生活動作的自立程度、服藥內容及服藥狀況。

6) **進食量與進食狀況**：確認一天的由口進食量（進食時有無從嘴巴溢漏、溢漏出的量及殘留在口中的食物量）、用餐所需時間。

7) **腸道功能**：確認有無下痢及便秘、是否可完全控制排便。

評估與處理方法的概要

▶ **評估分數 1 分：僅靠人工營養，或是只做間接吞嚥訓練**

● 是指僅靠人工營養（腸道營養或靜脈營養）攝取營養；包括依疾病期或醫師的治療方針，只給予低營養價值點滴的情況。相當於 MWST、FT 測試得分 2 分以下（參照 46 頁「⑦吞嚥」），只進行不使用食物的間接吞嚥訓練。

→ 對於可期待進食吞嚥功能早期恢復的腦中風及肺炎患者，可以每〇～二日進行吞嚥功能評估，目標是評估個案是否可以進步到可進行直接吞嚥訓練及提早恢復由口進食。

→ 對於無法較快恢復的持續性意識障礙、重度吞嚥障礙（延髓麻痺及氣管內管留置等），或是整體健康狀態、呼吸狀態不佳的情況（參見 24 頁「②整體健康狀態」、36 頁「⑤認知功能（用餐期間）」），應給予適當的熱量並針對整體健康狀況進行照護。

→ 不進行間接吞嚥訓練時，則進行口腔護理、口腔運動，以及各種吞嚥訓練[3]，若狀況許可，可積極進行謝克氏運動及離床訓練。

→ 對於非必要的禁止由口進食的情況，可以建議給予適當的熱量並開始進行吞嚥評估及訓練[4][5]。為了預防廢用性吞嚥障礙，要在充分的安全照護之下，盡早開始訓練及給予營養。

▶ **評估分數 2 分：雖可有少量的由口進食（包含直接進食訓練），但主要依靠人工營養**

● 是指人工營養占大部分的熱量，個案可由口進食約數口至一個的凍狀食，到一天一餐左右的情況。其中包括語言治療師及護理師一天一次進行直接進食訓練（凍狀食及舔糖塊等）的份量。

➡同時進行間接吞嚥訓練（有廢用性吞嚥障礙時必須及早開始）。

➡確認進食量及給予符合一天必需的熱量。

➡對於可期待吞嚥功能早期恢復的疾病及症狀，每○～二日進行進食量及吞嚥功能評估，目標是增加由口進食次數及進食量。

➡為了避免一直停留在同樣的進食狀況水準，盡可能設定定期的評估日。

➡對於無法期待吞嚥功能早期恢復的情況，則繼續持續進行整體健康與營養管理。

▶▶ **評估分數 3 分：一半以上為由口進食，輔助性地使用人工營養**

●是指一天二餐以上由口進食，或一天一餐以上且進食餐間點心，並輔助性使用人工營養來確保必需熱量的情況。

●KT平衡圖表的其他項目保持在①進食意願3分以上、②整體健康狀態4分以上、③呼吸狀態4分以上、⑦吞嚥4分以上、⑤認知功能（用餐期間）3分以上的狀態。

➡嚴密計算人工營養的給予次數及一次給予的熱量，預防營養不良。

➡在攝取水份的總量上，不勉強由口攝取必需的水份及藥物，可以使用管路攝取及靜脈攝取來改善身體狀態。

➡致力改善食物質地，設法攝取到適當的熱量與營養素。

➡提供會增加食欲及進食意願的餐點，判斷適合獨立進食的食物質地。

▶▶ **評估分數 4 分：由口進食改變質地的食物及飲料，不使用人工營養**

●是指完全不使用人工營養，必需營養量及水份、藥物皆為由口進食，但需用某些方式來改變食物質地的情況。也包括沒有評估適當的食物質地及飲食攝取量，即勉強開始由口進食，且完全不給予人工營養的情況。

➡必須確認在入院初期，是否就已進行完整的吞嚥功能評估，並以此為基礎，對適當的食物質地及給予的營養量進行討論。

➡尤其高齡者及需要照護個案必須預防營養不良及脫水、廢用症候群等。

➡以自主性、體重變化、用餐時是否有嗆咳及咽部殘留、呼吸狀態的變化作為指標，定期監測進食狀況水準是否適用於現況。

➡配合吞嚥功能及姿勢、用餐動作的改善，提升進食狀況水準。

▶▶ **評估分數 5 分：由口進食未改變質地的食物及飲料，不使用人工營養**

●完全不使用人工營養。必需營養量及水份、藥物皆為由口進食。是指沒有食物限制或完全沒有進食吞嚥障礙的情況。

➡出院回家或轉院時，要說明維持目前的進食等級會有的狀況及可能發生的問題，並提供相關資訊。

➡指導個案及家屬，使居家能繼續進行復健及營養管理，以維持目前的功能。

實現由口進食幸福的協助技巧具體範例

▶▶ 在醫院及照護機構的重點

1）以及早開始由口進食為原則[6]，參考相關書籍[7]規劃出符合各照護機構特性及協助者技巧的訓練，以及開始及提升等級的標準。

2）若個案能進食所提供的餐點五成以上，則研究是否可進階。是以一餐來判定或是以觀察一週情況來判定，則要考量個案的病情及整體健康狀態、呼吸狀態後決定。

3）若是高齡者或合併有失智症、腦中風的情況，則配合個案的整體健康狀態及呼吸狀態，在一天三餐中提供不同的飲食量及食物質地，不需堅持要在用餐時間進食，要在狀況好的時段確保攝取到足夠的營養量。

4）要提升等級時，一定要確認每一餐的營養攝取量與水量是否足夠。若為不適當的進食狀況水準，則要降級，或是給予人工營養等來調整營養攝取量。

5）盡量讓進行經管營養的時間不要太接近由口進食的時間。若是遇到必須重疊的情況，就在由口進食結束後再給予經管營養。

6）一～二週間完全沒有進步時，需要再確認整體健康狀態（必要時可進行腦部 MRI 及 CT）及進行 VFSS（吞嚥攝影檢查）、FEES（吞嚥內視鏡檢查）來查出問題所在，並討論因應方法。

7）若個案已超過一個月未由口進食，也要考量是否需要比較長的時間進行吞嚥訓練。

8）盡可能由二人以上來評估及判斷，並以團隊回診或會議方式進行檢討[8][9]。

▶▶ 居家的重點

1）不堅持快速提升等級，而是要思考符合照護能力及生活環境的訓練內容及順序。

2）為了進步而造成經濟上、人力上的負擔時，需與個案及家人、相關醫療照護人員充分討論後再進行。

3）必須在考量直接照護者的心理負擔（「發生誤嚥了怎麼辦」等的不安）下進行協助。

4）居家進行協助時，必須事先聯絡家庭醫師及主治醫師，共同討論協助的必要性及安全性、合理性。

▶▶ 評估分數從 1 分進步到 2 分

重點①：為了縮短不由口進食的時間，要明確規劃這段期間協助的內容

● 沒有由口進食及沒有提供人工營養時，要盡快決定符合其疾病狀態一天必需的熱量，開始營養治療。

● 以人工營養來滿足一天必需熱量時，為了避免因長期給予人工營養而導致廢用性吞嚥障礙，需要開始進行直接吞嚥訓練（需確認MWST、FT測試得分3分以上）。

● 使用可進行直接進食訓練的吞嚥訓練果凍（見下圖），這是不易離水及誤嚥的市售產品。

● 在急性期且清醒狀態有改善時，或在恢復期及之後，且由口進食的欲望強烈時，盡快開始進行直接進食訓練。

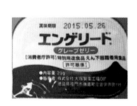
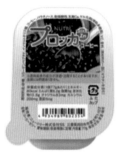
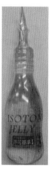

・使用進行直接吞嚥訓練的果凍時，要選擇味道及顏色鮮明的產品，以易於確認有無誤嚥的狀況

・即使「咀嚼、吞嚥困難者用食品許可標準」相同，所含熱量及營養素也會不同

・市面上會販售易離水的果凍，因此要考量個案的狀態做合適的選擇

・使用不易離水的凍狀飲料，可用於預防脫水

・如果產品容易在口腔內化開成水狀，就會有造成誤嚥的風險

重點②：規劃必需熱量的給予方式及次數、時間

● 為了轉變到一天一餐能由口進食，要讓經管營養與吞嚥訓練的時間不相重疊。在急性期需先確認有無下痢及高血糖、腎功能障礙等併發症。營養配方從1mL=1kcal提升為1mL=1.5kcal以上。

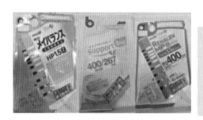

・1mL=1.5kcal的腸道營養配方可配合糖尿病及腎功能低下等疾病狀態分別使用

・從進食訓練程度轉變到一天一餐由口進食時，改變為一天給予二次。可將給予次數、時間調整為早晨及晚餐後給予，使白天訓練時是空腹狀態

重點③：善用市售的吞嚥調整食品

● 例如凍狀、慕斯狀食品等，可考量個案的吞嚥功能來選擇食物質地，組合二～三種市售產品來練習由口進食，可做為治療吞嚥功能或固定攝取營養的方式。

● 若可能，討論出可一天三次由口進食的方法。在醫院裡，無論是提供三餐現成食物，或合併使用由口進食及經管營養，都需要經常計算成本，如果超過一天餐費時，可先以限定併用期間的方式處理。在照護機構或居家需要向家人確實說明原因，委託家人購買必需的產品。

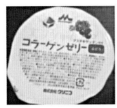
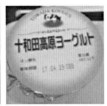
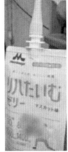
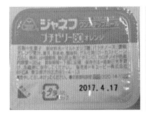

- 如果個案咀嚼、後送能力不夠好，可能會造成慕斯狀食物堆積在口腔內，此時可以用凍狀或含有寒天等的現成食品，一起食用
- 有時會需要設計一些方式來協助進食，例如：將食品的開口處設計成尖型接頭，以容易取食、後送和吞嚥
- 食用不含脂肪的食品組合時，建議一餐最多300kcal左右，且必須使用人工營養補充
- 在吞嚥障礙急性期若使用易離水的凍狀食，要注意應先取出凍狀的食物，可使用碗盤或其他容器進食，水份則需要增稠後再另外食用

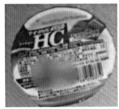
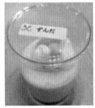
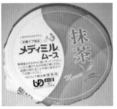
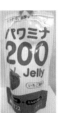

若個案能進行某些程度的咀嚼及後送，則可提供含有脂肪的慕斯狀吞嚥照護食。如果個案一餐能夠攝取400kcal（蛋白質12.6g）以上，這樣三餐皆能由口進食

含有中鏈脂肪酸等脂肪的凍狀食雖可確保一餐有400kcal以上，但由於黏性會增加，因此個案如果有後送咽部的障礙，會容易有誤嚥的風險，要小心食用

▶ 評估分數從 2 分進步到 3 分

重點④：決定協助用餐的方法及時間、次數

● 若必須在協助下才能進行一天一次以上的由口進食時，不只要考慮個案，還要思考提供協助的狀況來決定提供餐點的時間（例如僅早餐與午餐、僅午餐與晚餐、一餐＋餐間點心等）。

● 居家則配合協助者的時間來決定提供餐點的時間。餐間點心則使用營養含量高的市售產品。

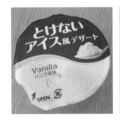

- 不會融化的冰淇淋風味甜點：每個熱量88kcal，含有蛋白質0.9g、脂肪5.7g。由於混有明膠，因此即使是吞嚥功能較差的個案也能較安全地食用

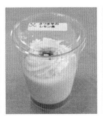

- Osouzai Mousse®：每個熱量150～156kcal，含有蛋白質2.3～5.9g、脂肪9.4～12.7g。有分為帶甜味的「冷慕斯」和味道較濃的「熱慕斯」。（市售產品每個是80g／200kcal，本院提供的則是60g／150kcal）

重點⑤：盡量在不造成營養、水份不足的情況下，強化吞嚥功能

● 為了盡可能讓一餐能攝取到最多的熱量及營養，可添加含有豐富脂肪的輔助食品。

● 人工營養採經靜脈、腸道給予皆可，若選擇腸道營養時，要避開白天的訓練時間，可給予高熱量的食品（1mL=2kcal）。

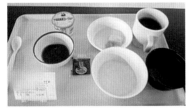
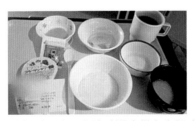
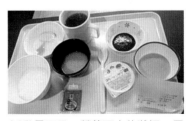

因吸入性肺炎而住院的86歲男性，一天的餐點內容。住院時還合併有失智症、活動量不足、營養不良的狀況。需要完全協助，雖然抿住食物和吞嚥功能沒有問題，但咀嚼、後送的功能較差，即使食物份量只有一半也很難全部吃完。加入1/3量的糊狀食輔助食品（一餐320kcal，蛋白質11.8g），並併用周邊靜脈營養（約800kcal，蛋白質30g）。慢慢增加糊狀食提供量後，脫離了靜脈營養

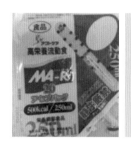

- MA-R2.0®：高營養流質食品。一罐熱量500kcal，含有蛋白質18.3g、水份174g
- 以補充由口進食量的方式使用，但應於早晨或夜晚給予，以免阻礙由口進食訓練
- 無法由口攝取必需飲水量時，則設定好應補充的水量，在早晨以短時間只給予水份，並在開始給予人工營養的三十分鐘前結束

重點⑥：決定適當的協助方法，以達成自理的目標

若個案有偏癱或空間失認症等功能問題時，可利用輪椅桌板等，考量如何讓個案能完全獨立進食。

● 需要確認靜脈營養或腸道營養所使用的管路不影響到移位及擺位，也不妨礙對自理的訓練。間歇性管灌或靜脈營養點滴接頭等管路，可與主治醫師討論，如何調整給予經管營養的時間，以與訓練時間不重疊。

▶ 評估分數從 3 分進步到 4 分

重點⑦：定期進行營養及吞嚥功能評估

● 一～二週進行一次評估，以維持或改善營養狀態。

● 若是難以維持必須的營養時，不需堅持評估分數要維持在4分，有必要考慮補充人工營養。

重點⑧：設計可確保有足夠必需熱量及飲水量的菜單

● 花心思讓個案即使不用補充人工營養，也能確實攝取到必需熱量。

● 體重較重或體型較大的個案、或是因併發症而導致食欲不振時，思考個案喜好來調整口味，以增進食欲。

● 進食量少時，不勉強增加份量，改為量少但卡路里高的飲食。如果情況許可，將家人帶來的慰問品當作餐間點心。考量財務狀況，可在短期間內考慮以輔助食品為主。有時也可以減少主食或主菜份量，用添加輔助食品的方式來因應。

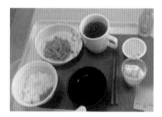
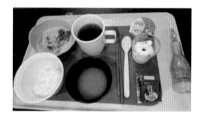

因腦梗塞住院的87歲女性，一天份的餐點內容。住院時還合併有左側偏癱、重聽與失智症的狀況。在發病前就有挑食的情形，住院後有一陣子只進食輔助食品。將主食改為一半量，只提供味道最重的一道配菜，其餘皆用輔助食品。一餐為567kcal、蛋白質23.9g、水份400ml。不足的水份及卡路里則由周邊靜脈點滴來補充。依輔助食品的購買價格不同，這份套餐很可能超過一天餐費，因此有限定供應期間

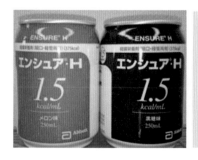

- 日本的情況是將輔助食品當作處方醫藥品使用，減輕經濟負擔，也是一種作法
- 如果喜歡甜味，有時冷凍過後會變得比較容易吃

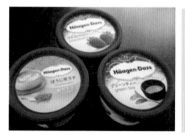

- 不只是在家，在醫院或照護機構也需和主治醫師共同討論。為確保營養量攝取足夠及增加食欲，配合個案的喜好提供「點心」

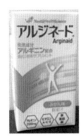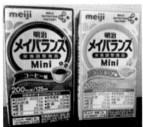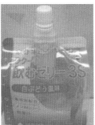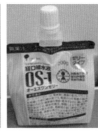

・必須使用不光只有熱量，也有考量到營養素（主要是蛋白質）及飲水量的合適輔助食品

重點⑨：準備只需要少量協助或在一旁看顧就可獨立進食的環境

● 必須在短時間內就能攝取到足夠食物，並盡可能減少食物掉落（可使用止滑墊或進食輔具、湯匙等）。

● 確認是否能從輪椅移位至一般標準椅子、用餐中的姿勢及動作有無誤嚥風險。

▶ 評估分數從 4 分進步到 5 分

重點⑩：確保熱量符合個案活動程度

● 提供符合復健治療等活動程度及訓練時間的必需熱量及營養素（尤其要注意避免蛋白質不足）。

● 在醫院準備蛋白質強化輔助食品，盡量讓個案在復健治療（尤其是阻力訓練）後能立即攝取蛋白質。

● 吞嚥功能有改善時，應確認是否能夠提供更高一級的食物質地，或是出院後容易料理的質地。

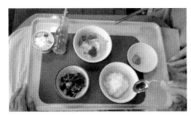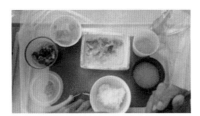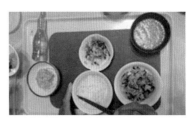

因腦幹出血而住院的65歲男性，一天份的餐點內容。住院時還合併有意識障礙、右側偏癱、吞嚥功能降低、假牙不合的狀況。使用湯匙及取食的動作不良需花費許多用餐時間，因此全部餐點都增稠調整，將主食改為一半份量，並以蛋白粉、中鏈脂肪（MCT）油及營養輔助食品（Reha-Time Jelly®、Promia®、Janef sauce®）來確保熱量與蛋白質量。一餐為682kcal、蛋白質29.7g。住院第五天就不需增稠調整，第十天便轉變為普通飲食

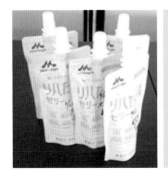

・Reha-Time Jelly®：蛋白質強化輔助食品如果保存在復健治療室有困難，可交由病房保管
・為了避免讓輔助食品與正餐一起攝取，在配膳前應先取出並冷藏保存
・可以在開始復健治療時帶去，或是治療結束後在病房食用

重點⑪：在醫院預先設想出院後或轉院後的情況，並給予衛教

● 如果無法確保攝取足夠的熱量，或因喜好問題而對餐點內容有偏食情況時，在醫院雖然可額外添加營養輔助食品，但在家中或照護機構，可能會有經濟上的問題，或是使用輔助食品的時機較為複雜。在照護機構，有時輔助食品是需要由家人提供的。不論是在家或是在照護機構，要考量到料理的複雜度及所花費的勞力和時間。此外，不只要向個案家人介紹輔助食品，還要告知購買方法（如網路購物）及購買價格。

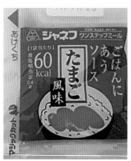
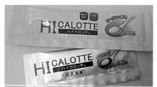
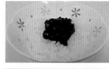
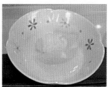

- 只需放在飯上即可食用的輔助食品，優點是可以在照護機構使用，不需在料理上花費勞力和時間
- 告知個案家人透過網路購物即可簡便取得

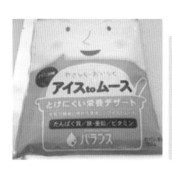

- Ice to Mousse®：與牛奶或豆奶混合便可做出有甜點感覺的慕斯蛋糕。由於製作完成後，份量會變多，因此可以冷凍保存，照護者與家人也可以一起享用
- 可與味道較難以接受的營養輔助食品混合做成慕斯狀，會比較容易入口

重點⑫：找出能讓個案感受用餐樂趣或符合喜好的餐點內容

● 美味的餐點是由：生存必需的食材及食品、熟悉的味道、可以從外觀或香味感受到的食物美味，以及令人耽溺的砂糖或脂肪等，四個要素所構成。準備食物時應確認所提供的餐點有無加入這些要素。

● 用松花堂便當的形式供餐或積極花心思在擺盤方式上。醫院的食物如果無法提供符合個案喜好的餐點時，就可以替換成家人料理好的或外面購買的餐點。但是要記得注意食物衛生。

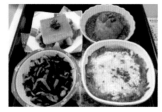
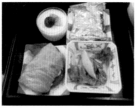
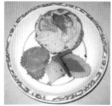

- 只要將照護機構或醫院提供的食物稍微設計改變一下擺盤方式，即使是完全相同的餐點內容、使用相同的餐具，也能提供美觀、能引發食欲的餐點

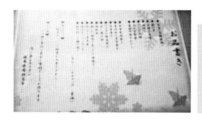
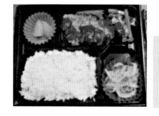

- 無論對料理的人或用餐的人而言，保有玩心都非常重要。有時只要提供一份精緻菜單，便能使平常普通的餐點變得更有魅力

- 在照護機構提供的便當範例（沖繩松楓會平和之里 宮良留美子營養師提供）

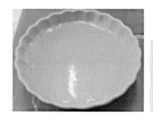

- 如果喜歡酒類，可提供日本酒凍（將家人購買的日本酒加熱沸騰，待酒精成份蒸發後，與明膠混合做成凍狀）。在急性期伴隨有意識障礙時，有時這也會成為開始用餐的契機

● 在家中，我們通常是一次料理所有家人的食物，若需另外製作個案的一人份食物，也會增加料理者的負擔。

● 介紹可幫助恢復進食的輔助食品（例：ieat®）及吞嚥照護用食材、吞嚥照護專用的食品等容易取得的現成品。

● 雖然購買會比較昂貴，但如果能使用可以簡便做出料理的壓力鍋或食物調理機，並介紹家屬能在微波爐使用的料理器具，就可以做出不只是個案，甚至是家人也能一起享用的吞嚥照護料理。

● 關於假牙的調整及製作，若能藉由使用進食輔具而提升進食等級，則可與負責居家醫療的口腔衛生師或治療師討論。

● 如果周遭沒有可以共同討論的專業人員，需研究是否可以委託醫院的營養師進行營養指導。

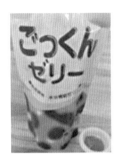

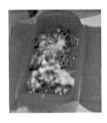
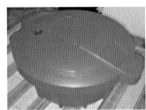

・手製的茶凍有時會因溫度而讓物理性質不穩定。使用市售產品可以安全攝取，也能用來補充水份或作為服用藥物使用

・蒸氣或壓力鍋等，用可於微波爐使用的較為安全，且高齡者也可簡單操作
・也有在百元商店即可取得的簡單料理器具，從一人使用到全家族使用的產品皆有。推薦依據各個家庭狀況來購買

⑫食物質地

　　為能安全且美味地進食，配合個案的喜好及進食吞嚥能力，選擇適當的食物質地非常重要，這也是在降低誤嚥風險上需要注意的重點。此外，食物質地的標準在各地區、照護機構尚未標準化，因此常導致患者及醫療人員的混亂，也阻礙了區域間的有效合作。食物質地展現了地區的差異性、經濟狀況、料理技術、個別的味覺、感受性或個性等，要統一標準有其困難之處。然而，這不僅對吞嚥障礙者很重要，對醫療人員而言，各照護機構的餐點內容名稱及質地若能夠標準化，使用共同語言表達，會相當有幫助，對於達成區域間的合作也非常重要。這裡以「日本進食吞嚥復健學會」制定的「吞嚥調整飲食學會分類2013」，以及日本農林水產省在2014年所提倡的「微笑關懷食品」（Smile Care Food）的標準為中心，介紹食物質地等級。

評估標準

分數	⑫食物質地
1	無法由口進食
2	主要吃凍狀及慕斯狀食物
3	主要吃糊狀食物
4	主要吃易咀嚼食物
5	主要吃普通食物

為提高進食安全、舒適、自立性的食物質地選擇重點

①配合進食吞嚥功能、喜好、食欲選擇食物質地。
②可保持良好的營養狀態。
③盡量降低吸入性肺炎等風險。
④不過度堅持一定要適當的食物質地，以免導致食欲降低或拒絕用餐。

觀察重點

1) **認知功能**：是否符合個案的認知功能？
2) **意識狀態**：是否是能夠引起吞嚥反射的意識狀態？清醒程度如何？
3) **口腔機能**：衛生狀態、假牙狀態、假牙是否合適、舌頭後送的情況（舌頭後送食物能力不佳時，則可做成附著性低的凍狀或糊狀食物，並調整座椅成後躺角度，可利用重力將食物送入咽部）。
4) **咀嚼功能**：牙齒是否能夠咀嚼？所提供的食物是否能透過咀嚼形成食團？
5) **吞嚥功能**：MWST、FT測試得分各為3分以上，則可進行直接訓練。
6) **喜好**：掌握個案喜愛的食物、討厭的食物。提供個案喜愛的食物可以提高食欲。
7) **進食姿勢**：進食姿勢與食物質地是否相互配合？（進食時需要咀嚼的食物質地，半坐臥姿勢角度要維持60度以上）。
8) **進食輔具**：是否有適當使用湯匙、叉子、筷子、碗、止滑墊等？
9) **營養給予量**：熱量、蛋白質、鹽份、維生素、礦物質等必需營養量與實際攝取量有無差異？
10) **水份攝取量**：水份攝取是否充足？是否提供適當的液體、增稠的水或凍狀食等？
11) **體重變化**：可與血液檢查結果對照，觀察體重是否有變化？
12) **消化器官症狀**：有無下痢、便祕、嘔吐？

KT 平衡圖表與各「吞嚥照護食分類」的關聯性

KT評估標準		日本進食吞嚥復健學會分類 2013	對應微笑關懷食品	對應吞嚥飲食金字塔®、UDF®	咀嚼能力	主食分類	以吞嚥評估爲基礎的食物特徵
2	0	**0j** 茶凍、果凍	**0**	L0	不需咀嚼，可以將薄片整個吞入		・凍狀的市售品可用Engelead® ・0j的下個階段是1j
		0t 增稠的茶、果汁		L3 的一部分	不需咀嚼		・將茶、果汁增稠 ・0t 的下個階段是2-1
2	1	**1j** 凍狀、布丁狀、慕斯狀食	**1**	L1～L2 UDF 4	不需咀嚼	・米湯 ・攪打粥凍	・蛋豆腐 ・放入調理機絞碎之後再重塑 ・也包括Proca Zn®、Enjoy Jelly®等營養輔助食品
3	2	**2-1** 攪打食 泥狀食 糊狀食	**2**	L3 UDF 4	・不需咀嚼 ・有後送能力 ・有對應食物附著性的能力	・增稠的米湯 ・攪打粥（無顆粒）	・完全成爲糊狀 使用油脂類或增稠劑等來防止離水。也可使用薯芋類的澱粉 ・市售的優格、冰淇淋®
		2-2 比 2-1 顆粒粗一些	**2**			攪打粥(有顆粒)	放入調理機打碎之後再重塑，殘留有一些顆粒的狀態即爲 2-2
3	3	**3** 綿軟食	**3**	L3 UDF 3	需有能用舌頭及上顎壓爛食物以上的能力	三分、五分、七分粥、全粥 	・使用ieat®等 ・不需再重塑，可替換爲燉煮至綿軟的料理 ・食物經調理後可進一步使用膠化劑 ・三分、五分、七分粥因爲水份較多，因此需要增稠調整
4	4	**4** 軟食 過渡食	**4**	L4 UDF 1・2		全粥、軟飯 	以一般方式調理，需要咀嚼，但成品柔軟。此外也可製作水蒸料理或利用壓力鍋等來料理
5	5	普通食	**5**	L5		軟飯、米飯	與一般普通食物相同

UDF：universal design food 通用設計食品

評估與處理方法的概要

▶▶ 與各級別照護食共同相關的事

● 能透過視覺辨別提供的食物，有助於增進食欲。擺盤上應多注意顏色的搭配。

● 能透過嗅覺能讓人想像料理的味道、引發懷念感來增進食欲。

● 味覺的閾值會隨著年齡增加而降低，因此有時味道若沒有加重到某一程度就無法引起食欲。

編註⑯：吞嚥飲食金字塔是2004年時由日本金谷營養研究所推出的一套照護飲食分類法。

編註⑰：UDF（Universal Design Food）是日本照護食品協議會在2003年時推出的一套照護飲食分類法。

編註⑱：各人吞嚥能力不同，冰淇淋及優格並不一定適合每個人食用，需經語言治療師審慎評估。

● 觸覺，又稱為口感，食材的切法或大小、硬度也會有所影響。觸碰到舌頭的滑順感和散開的方式也和美味程度有關。

● 聽覺部分是透過料理時產生的聲音和食材的聲音來刺激食欲。高齡者會喜愛咬下醃蘿蔔時清脆的聲音。

● 若能有效使用油脂類，不但能夠增加熱量，也有使食物滑順易於吞嚥的效果。使用油脂補充吞嚥調整食品不足的熱量，也有助於之後ADL的改善。

● 進食吞嚥訓練中，提升食物質地等級的基本流程如右圖所示。從凍狀及慕斯狀（學會分類代號2）轉換為普通食的過程中，依據個案的吞嚥功能及營養狀態，需要適時提供做為交互吞嚥用的茶凍、為補充營養的高卡路里凍狀食或高卡路里布丁。這段期間需要積極補充營養。

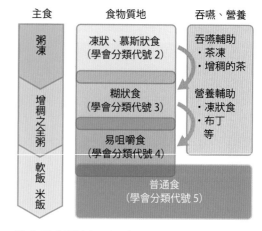

進食吞嚥訓練中，提升食物質地等級的流程

▶ **評估分數 1 分：無法由口進食**

• 如果無法由口進食則評估分數為1分。

• 意識障礙、血液動力學、呼吸等整體健康狀態沒有改善，或是生命徵象不穩定的狀態。或是雖然整體健康狀態穩定，但尚未開始由口進食的狀態。

• MWST測試得分為2分以下，不進行直接吞嚥訓練，是進行口腔護理與間接吞嚥訓練的等級。
  ➡ 要注意從靜脈營養及腸道營養所得到的熱量是否充足。
  ➡ 若使用管灌，則要積極注意腸道營養是否足夠。
  ➡ 觀察有無噁心、嘔吐、下痢、便秘等消化器官的症狀。
  ➡ 若整體健康狀態穩定，應進行床邊篩檢評估，並考量何時是開始由口進食的時間。
  ➡ 改善口腔衛生，以準備開始進食。

▶ **評估分數 2 分：主要吃凍狀及慕斯狀食物**

• 能夠讓凍狀及慕斯狀食物在口中維持食團並容易後送到咽部的狀態。在協助用餐下，舀取少量食物可以直接整個吞入或是壓爛後可吞嚥的狀態。
  ➡ 作為吞嚥評估標準的MWST、FT測試得分各為3分以上，則可用凍狀食等開始進行符合個別狀況的進食訓練。在半坐臥角度30～45度、保持頸部前屈姿勢，且必須有用餐協助的情況下開始訓練。用餐中要去除約束。
  ➡ 只靠由口進食的份量難以提供充足的熱量時，應視個案營養狀態討論使用營養輔助食品及人工營養。
  ➡ 必須注意食品的附著性、離水性。

評估分數 3 分：主要吃糊狀食物

• 評估分數3分是食用滑順且均質的食物（學會分類代號2-1），及含有柔軟顆粒等的不均質的食物（學會分類代號2-2）。主食包括增稠調整的食品，如：增稠的米湯、為使附著性變低而製成的攪打粥、粗糙或留有不均質顆粒的攪打粥。

• 透過練習下顎、嘴唇、臉頰、舌頭的協調動作，個案會有將食物形成食團與維持食團的能力，因而有可能進行吞嚥動作。

• 吞嚥評估MWST、FT測試得分各為4分，在半坐臥角度45～60度時，有獨立進食一部分食物的可能。
  ➡ 為了補充營養，可加入蛋白粉或油脂。

▶ **評估分數 4 分：主要吃易咀嚼食物**

• 易咀嚼食物也稱為綿軟食，需要能在舌頭與顎間壓爛。在咀嚼吞嚥時必須容易形成食團，在口腔內咀嚼時不會大量離水，具有一定的凝集性，且通過咽部時不會散開。
  ➡ 評估是否需要增稠水份及其程度。
  ➡ 進食時，以半坐臥角度60度有食用普通食物的可能，有獨立進食的可能。

▶ **評估分數 5 分：主要吃普通食物**

• 必須有在上下牙槽脊間壓爛食物、咀嚼形成食團的能力及吞嚥功能。

➡需不需要調整假牙、有沒有牙槽膿漏等牙齒問題非常重要。注意避免誤嚥或窒息，要確保安全飲食。

➡吞嚥評估標準RSST（反覆唾液吞嚥測試）3次／30秒以上、MWST、FT測試得分各為4～5分，可維持半坐臥角度60度～正坐的坐姿並使用床旁升降桌來進食。視情況需要，為維持坐姿穩定可在個案的臀部到背部以靠墊來幫助支撐。

| 看起來像一般食品的吞嚥食 |

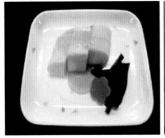

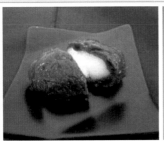

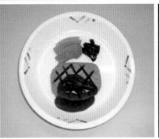

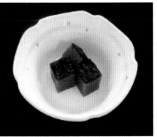

| 凍狀食
（學會分類代號1j） | 糊狀食
（學會分類代號2-2） | 糊狀食
（學會分類代號2-2） | 易咀嚼食
（學會分類代號3） |

| 關於主食 |

主食所含的澱粉和唾液混合後會分解，會成為離水的原因。藉由增稠讓它形成凍狀，能夠安全吞嚥。

學會分類代號 1j	學會分類代號 2	學會分類代號 3	學會分類代號 4	學會分類代號 5 （普通）
米湯、粥凍	攪打粥	慕斯狀粥	全粥	軟飯	米飯

☆食倍樂粥凍的作法（2 餐份、400g）

1) 將剛煮好的全粥 400g（70℃以上）與食倍樂 2 小匙（全粥的 1.5%，約 6g）放入調理機。

2) 攪打 1 分鐘以上。

　有研究顯示，使用食倍樂粥凍，和攪打粥相比能確實減少在會厭谷的殘留，且誤嚥的次數也減少了。

| 膠化劑的種類與特徵 |

透過使食物成為凍狀或慕斯狀，能夠降低通過咽部的速度，並防止食物在口腔內散開。
在學會分類代號 0 ～ 2 等級內的個案人數眾多，希望大家能夠了解膠化劑的特徵後妥善使用。

商品名	使用方法	特徵	是否需要加熱	是否需要冷卻
舒活雅 G	果凍或茶凍等。成品晶瑩透亮。	一般	需要	需要
食倍樂	抑制粥或薯芋等澱粉食品的黏性。快速膠化。	內含酵素	需要	需要
Matomeruko Easy	能使無法加熱的食材也形成慕斯狀。溫度不同時會成為不同質地。	需攪打	慕斯狀 不需要 凍狀　需要	不需要
Quick Jelly	只要和水混合就能成為凍狀。能夠覆蓋掉檢查用食品銀劑的味道。	帶有味道	不需要	不需要
Softia TesCup	專門用於製作 VF 檢查食品。只要放入搖瓶中搖晃混合即可。	檢查食	不需要	不需要

聰明使用料理器具，能夠縮短料理時間及防止營養流失。正確計量有助於調理出安全的吞嚥照護食稠度。尤其是剛開始用餐初期，必須要謹慎料理。

百圓商店有許多能幫助製作吞嚥照護食或方便保存等的創意商品。

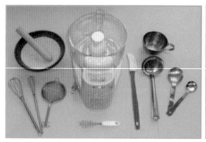
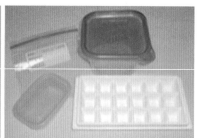

- 研磨缽、研磨棒：能夠輕易磨碎
- 濾茶器：能夠簡單過濾

- 打蛋器（小）：能夠均勻攪拌混合
- 量杯：幫助安全調整稠度

- Ziploc保鮮盒、袋：將做好的成品分成小份冷凍起來
- 製冰盒：方便少量保存

增稠的程度

適用狀況	特徵	進行增稠 ➡	實際增稠結果
階段 1 稀薄 僅有輕度吞嚥障礙，不需要到中等增稠的程度 學會分類 0t 代號 4	傾斜湯匙會順順地流下來。會稍微留有一點附著的痕跡在湯匙上。		
階段 2 中等稠 腦中風後產生的吞嚥障礙基本會先嘗試此階段 學會分類 0t 代號 3-4	傾斜湯匙會稠稠地流下，之後湯匙上會留有一層物質。		
階段 3 濃稠 重度吞嚥障礙，有高誤嚥風險時。 學會分類 0t 代號 2-3	即使傾斜湯匙也會保持形狀，傾斜杯子也不會流出。		

實現由口進食幸福的協助技巧具體範例

　　有關食物質地，首先要評估是否能夠開始由口進食。接著，也要確認個案何時可提升食物質地等級，或是該在什麼狀況停止進行由口進食訓練的相關標準。

▶ 評估分數從 1 分進步到 2 分

● 提升等級的標準，為是否能開始直接由口進食訓練指標的MWST、FT測試得分各為3分以上。

➡ 目標是能夠進行不需咀嚼，直接將食物後送到咽部完整吞嚥的動作。

➡ 為了增加食欲及提高食物辨識度，可協助個案張開眼睛，或是將食物放在視覺上容易看見的位置，及讓個案聞到食物香氣等。

➡ 先從Engelead®等質地穩定的（離水性低、附著性低）的果凍、茶凍開始。之後，再提供質地不同的布丁狀食物等。

➡ 提供含有蛋白質的布丁。由於含有蛋白質的成份，會使布丁質地較硬，個案必須要有能夠吞下比凍狀食稍硬食物的能力。

➡ 開始由口進食時，要注意協助者的位置及將湯匙放入個案口中的角度，給予的速度（不要過慢）、一口的量（不要太多或太少）等。在這個階段禁止食用全粥或沒有增稠的液體。

➡ 凍狀食容易在20～30度溶化，因此要注意溫度。

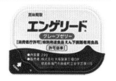

離水性、附著性低的果凍

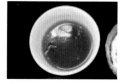

茶凍

➡市面上有販售在製作凍狀食或慕斯食時，只要與食材混合放入調理機攪打即可食用的凍狀食調整食品或增稠調整食品。此外，使用mixer powder MJ®（foodcare公司），可在不同的湯汁溫度下做出慕斯食或凍狀食。

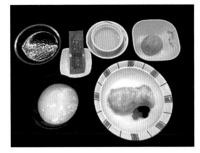

餐點範例：主食為攪打粥、主菜為慕斯食，再加上交互吞嚥用的茶凍、補充營養的凍狀食。一餐合計535kcal、蛋白質26.2g、水份500mL

▶ 評估分數從 2 分進步到 3 分

● 可在半坐臥角度30度、完全協助下開始進食。藉由支撐軀幹、腳底踩到支撐物、調整頭頸部位置等來穩定姿勢。

➡雖然不需咀嚼，但目標是要能有形成食團的能力，在食物放進口腔內時能夠集中不過度散開，透過口腔肌肉的動作就可以去除附著在牙齒及顎上的殘餘物、讓口腔內不會殘留粗大的食物顆粒。

➡將肉或魚、蔬菜製成糊狀時，應留意食材及其纖維分布，先用菜刀拍打、留下切痕後再燉煮食材。為使食材柔軟不粗糙，需要給予某個程度的「水量」、「熱」、「壓力」，才能使食材變得柔軟滑順。此外，添加脂肪也能讓食物變得滑順，並能增加熱量。

➡製作糊狀食時，先將料理的料和湯汁分開，計算料與水的比例，將料與增稠劑放入調理機攪打，視其滑順程度加入湯汁調整，最後再加以調味。也要注意食物的顏色，製作時應思考能夠引起食慾的配色。

➡進食時不要只一直吃糊狀食，而是要與增稠的水或茶凍等合併交互吞嚥，就能夠更順利地吞嚥。

➡料理器具如果有能夠將食材完全攪打到糊狀的高轉速調理機（商品名稱為Cuisinart、Vita-Prep、Robot-Coupe、Food Processor、Bar Mixer）會比較方便。

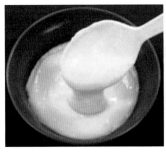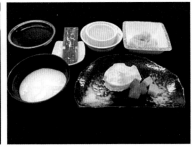

餐點範例：主食為攪打粥、主菜為糊狀食，再加上交互吞嚥用的茶凍（200mL）、補充營養的凍狀食所構成。一餐合計575kcal、蛋白質27.5g、水份500mL

▶ 評估分數從 3 分進步到 4 分

● 目標是個案能夠食用軟食（易咀嚼食），而這必須要有咀嚼和能保持食物在口腔內的能力。

➡為了充分發揮咀嚼功能，要改善牙齒或假牙的狀態。

➡使用魷魚絲等來練習咀嚼動作。

➡為了增強吞嚥肌群，要進行CTAR（吞嚥額頭體操）。

➡為了增進用舌頭與上顎壓爛食物的能力以改善咀嚼力，可使用市售的Processlead®或蝦餅等零食點心來積極進行咀嚼訓練。

➡用餐時，需要考慮到食物殘留在咽部的情況，一開始可先合併使用茶凍來進行交互吞嚥。

➡姿勢要採半坐臥角度60度～正坐坐姿，並進行姿勢調整。視需要使用靠墊支撐軀幹、用毛巾來防止臀部滑動、用輪椅桌板支撐上肢等。

➡這個階段促進咀嚼的食物是以糊狀食為基礎而製成的。在滑順的糊狀食中加入膠化劑攪拌並加熱混合，再倒入模具或器皿中。

➡綿軟食可使用壓力鍋或蒸氣爐（Steam Convection）來燉煮。

➡尤其是肉類等食材，需要確認纖維方向再切，切的方法會影響成品及口感。

• 如果要做出肉和魚類的綿軟食，其中一個方法是使用酵素（食倍樂Meat®）來製作餐點。但要注意需按照指示的時間浸漬，否則有可能會變得過軟。

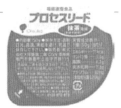
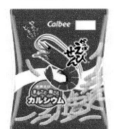

為了更接近普通食，可以使用咀嚼訓練用食品（Processlead®）或小零食來練習

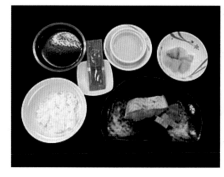

餐點範例：主食為增稠的全粥、軟飯，主菜為綿軟食、軟食，再加上交互吞嚥用的茶凍（200mL）、補充營養的凍狀食（視需要提供）所構成。一餐合計550kcal、蛋白質27g、水份400mL

▶▶評估分數從 4 分進步到 5 分

● 能將食物放入口腔內，可以進行咀嚼、有形成食團的能力，以及將食物保持在口腔內的能力。目標是個案能夠正確拿取適量的食物，不會拿取太多而造成吞嚥後仍有食物殘留於咽部，或是有窒息的情形，並能夠將兩種不同食材製作成的不同質地食品在口中混合形成食團。

　➡為了能夠自行拿取食物，需要觀察個案使用筷子等餐具的狀況。視需要可使用進食輔具。

　➡姿勢是要能在輪椅上或椅子上維持坐姿，並進行姿勢調整。視需要使用靠墊支撐軀幹、用毛巾來防止臀部滑動、用輪椅桌板支持上肢等。若是坐在椅子上，則腳踝、膝蓋、髖關節三個部位要維持90度。

　➡由於用一般方式料理即可，因此可以用不同的加熱方式來料理肉、魚、蔬菜等，有效運用食材。

　➡善用有香味的蔬菜、辛香料，有助於增進食欲。

　➡在此階段之前難以使用的食材大多數都能開始使用。比起吞嚥功能，牙齒狀態及假牙調整更是重要課題。尤其對象是高齡者時，大多都會有口腔問題，要特別留意食材的大小和硬度。

   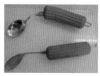

使用容易舀起食物的餐盤及進食輔具，來增進獨立進食的能力

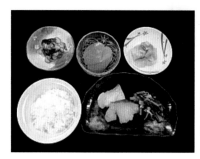

餐點範例：主食為軟飯、米飯，主菜為軟食、普通食，並視需要搭配營養輔助食品。一餐合計570kcal、蛋白質27g

藉由篩檢評估來階段性提升進食等級的方法(範例)

治療、氧合狀態、呼吸道清除功能、口腔護理、擺位（及早離床）、
防止意外、半坐臥姿勢、呼吸訓練、促進清醒的處理方式

完善整體照護

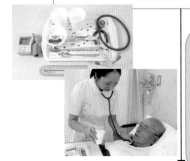

＜篩檢評估的進行標準＞
- 意識程度為 JCS 中的第 II-10 級、第 I 級，或意識清楚（能引導其聽覺、視覺、觸覺）[19]
- 口腔無髒污情況（進行口腔護理）
- 呼吸道清除功能大致良好（合併使用抽痰機）
- 姿勢穩定（基本上使用靠墊等，維持半坐臥角度約30度的重力姿勢）
- 生命徵象穩定（37.5℃以下）
- 沒有重病的症狀　　★需醫生指示

進行篩檢評估
- RSST（反覆唾液吞嚥測試）
- MWST（改良式喝水測試）
- FT（食物測試）

每隔1～3天進行觀察
並考慮提升等級

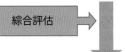

綜合評估

評估分數	5分（可以追加吞嚥）	4分（無法追加吞嚥）	3分（嗆咳、有咽部殘留）	2分以下（有呼吸變化）
訓練	・口腔護理 ・間接訓練 ・提供餐點 ・增加自理訓練	・口腔護理 ・間接訓練 ・直接訓練	・口腔護理 ・間接訓練 ・呼吸訓練 ・直接訓練	・口腔護理 ・間接訓練 ・呼吸訓練 ・刺激味覺 ・離床 ・促進清醒
食物質地	・從等級 2-1～2-2 開始 ・階段性提升等級（等級 3 以上則以半坐臥角度 45 度以上的姿勢來進食）	・從等級 0 j～1 j 開始 ・檢討提供的餐點 ・階段性提升等級	・從等級 0 j 開始進食訓練	
姿勢	・從床→躺式輪椅→一般輪椅，階段性提升	・半坐臥角度為 30～45 度 ・認知功能降低而無法理解空吞時，則提高半坐臥角度以增加對食物的辨識度，有時能夠發揮良好功能	・半坐臥角度為30～45度	← →

＜提升等級標準＞
- 連續二天以上沒有發燒到37.5℃
- 呼吸道分泌物減少（氧合改善）
- 意識程度改善
- 進食量為八成以上
- 離床情況有進步

＜停止（中斷）用餐標準＞
- 因呼吸道感染而發燒到38℃以上，且連續二天以上
- 痰變多，強烈嗆咳
- 呼吸狀態惡化
※再次開始時需再度進行篩檢評估以再次評估

小山珠美監修：看圖理解 - 早期由口進食實踐指南 日總研出版 2012. p.102 部分改編而成　　　　（金 志純）

編註⑲：日本昏迷指數 JCS II-10 級為以一般聲量呼喚立刻就能睜開眼睛。第 I 級為清醒狀態，但可能有不知道自己在哪裡、叫什麼名字、出生年月日等混亂的狀況。

⑬營養

為了能持續有滿意的飲食生活，維持良好的營養非常重要。營養不良會讓活動性降低、產生廢用症候群、肌少症（骨骼肌、肌肉減少）或發生褥瘡等各種問題。相反地，若營養狀態良好，即使有誤嚥，也能夠排除吸入物（食物或微生物），不會導致併發肺炎。亦即，營養不良的人如果要提升進食功能、維持活動性，必須改善營養狀態。這裡介紹為了改善營養在由口進食上可採取的技巧、具體的食品及料理範例等。

評估標準

分數	⑬營養
1	營養狀態非常差
2	營養狀態不良
3	營養狀態普通
4	營養狀態良好
5	營養狀態非常良好

營養輔助診斷基準
★以三個月體重有無減少與 BMI 進行綜合評估
三個月的體重變化

三個月的體重減少 5% 以上	0 分
三個月的體重減少 3% 以上且小於 5%	1 分
三個月的體重減少小於 3% 或不確定	2 分
三個月的體重沒有減少	3 分

BMI

BMI 小於 18.5、不確定	0 分
BMI 18.5-20、BMI 30 以上	1 分
BMI 20.1-29.9	2 分

總分數

評分 1 分：合計 0、1 分		營養狀態非常差
評分 2 分：合計 2 分		營養狀態不良
評分 3 分：合計 3 分		營養狀態普通
評分 4 分：合計 4 分		營養狀態良好
評分 5 分：合計 5 分		營養狀態非常良好

觀察重點

1) **體重**：一至二週測量一次，確認體重增減狀況。若有水腫情形，則有時會比實際的體重還要重。

體重減少率（%）：（平常體重 kg －目前體重 kg）／平常體重 kg × 100

BMI ＝體重 kg ÷（身高 m × 身高 m）

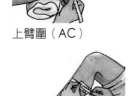
上臂圍（AC）

2) **餐點內容**：確認食物質地、由口進食量、腸道營養或是靜脈營養攝取的熱量。

3) **靜脈營養**：即使能夠確保有足夠的水份，但由於可能不含熱量或熱量太少，因此要確認是不是有使用脂肪乳劑等種類，確認處方。

4) **腸道營養**：確認必需營養量是否足夠，此外，由於和靜脈營養的情況不同，腸道營養量並不等於水份，因此要確認是否有足夠的必需飲水量。

5) **偏好**：掌握個案喜愛的食物，以提高食欲。

6) **檢驗數據**：白蛋白（Alb）＝ 3.8g/dL 以上、血清總蛋白（TP）＝ 6.6 ～ 8.1g/dL、發炎反應（CRP 小於 0.3mg/dL、WBC ＝ 3.5 ～ 9.0×10^3/μL）、電解質（Na ＝ 138 ～ 145mEq/L、Cl ＝ 101 ～ 108mEq/L、K ＝ 3.6 ～ 4.8mEq/L）、血中尿素氮（BUN）＝ 8 ～ 20mg/dL

小腿圍（CC）

不只要注意掌握營養狀態的項目，也要看電解質狀況來判斷有無脫水情形。

7) **上臂圍（AC）**：肌肉量不足的標準是 21cm，是否在 21cm 以上（若有癱瘓情形則測定非癱瘓側）。

8) **小腿圍（CC）**：肌肉量不足的標準是 30cm，是否在 30cm 以上（若有癱瘓情形則測定非癱瘓側）。

9) **活動量**：復健的程度、日常活動量。

10) **血液檢驗數據的評估**

即使體重是標準體重，但若Alb值低則仍然是營養不良。但是Alb在反映發炎反應的CRP數值高時，數值會變低，而在有脫水情形時數值會變高，因此不能只以數值來判斷，要視整體健康狀態進行評估。此外，在只有使用經管營養或進食量不足時，有時會發生低血鈉症。血清鈉若低會有清醒狀況不佳或食欲不振的情況，要特別注意。

11）若有肌少症時

肌少症包括因年齡增長造成的原發性肌少症，以及因活動、營養、疾病造成的次發性肌少症。若發生肌少症會有吞嚥肌群的肌肉量減少、功能降低的情形，從而引發吞嚥障礙，因此需要改善營養，及早進行離床及針對原發性疾病進行治療。作為肌少症的指標所使用的上臂圍及小腿圍數值，在癱瘓或機能降低時測得的數值會偏低，因此要與其他評估方法合併共同評估。

▌評估與處理方法的概要

▶評估分數 1 分：營養狀態非常差
- 是指體重持續減少，不只是由口進食，即使有進行靜脈營養、腸道營養，也沒有達到必需營養量的狀態。
  - ➡首先要能獲得熱量、蛋白質、水份等，並決定主要的營養途徑。
  - ➡有意識障礙或難以確保由口進食能達到必需量時，也需要研究是否應使用人工營養。
  - ➡使用管灌時，要確保腸道營養能獲得足夠營養。使用靜脈營養時，則要確認成分，看是否必須使用脂肪乳劑等營養成分。考量未由口進食期間及攝取量不足期間的長短，可從少量慢慢開始增加營養，並且要小心注意再餵食症候群（refeeding syndrome）。
- 若可開始由口進食，則要研究如何併用人工營養，從一餐開始嘗試用餐。
  - ➡考慮到個案的持久度低，因此可以使用量少但高營養的營養輔助食品以縮短個案的用餐時間。一邊確認進食花費的時間、有無嗆咳等，再慢慢增加用餐量、用餐次數。

▶評估分數 2 分：營養狀態不良
- 是指與評估分數1分同樣因整體攝取量不足，而造成體重減少、持久度降低的狀態。
  - ➡要確保營養量以使個案體重不再更加減少，此外為了增加肌力，應規劃能夠攝取熱量與蛋白質的餐點內容。
  - ➡個案能夠部分由口進食時，餐點內容可先以營養輔助食品為主，給予少量高營養的食物，熱量不足的部分也可使用脂肪乳劑等靜脈營養。
  - ➡能夠由口進食三餐時，給予符合個案吞嚥狀態的食物質地，以改善營養狀態、增加肌肉量為目標。使用肉、魚、蛋等能夠確保蛋白質的食材。此外，在餐與餐之間可食用營養輔助食品或用鮮奶油製成的冰淇淋等作為點心。

▶評估分數 3 分：營養狀態普通
- 是指大致上有確保必需營養量，體重沒有明顯減少或過低的狀態。
  - ➡配菜要注意到營養平衡，並且不要讓個案的進食量降低。
  - ➡無法穩定攝取一天的進食量時，考量個案的喜好，給予能促進食欲的餐點。用餐時，可先從配菜開始食用，應優先攝取蛋白質。
  - ➡能夠穩定攝取一天的進食量時，視其進食量，如果可能，研究增加餐點的份量。如果無法攝取更多量，可在主食中混入MCT油或蛋白粉等，讓個案也能從主食中確保攝取足夠熱量和蛋白質。

▶評估分數 4 分：營養狀態良好
- 是指能夠確保必需營養量，並能穩定進食，對持續由口進食是很好的狀態。
  - ➡但是，若進食量降低則營養狀態會立即惡化，因此要花些心思讓個案能維持必需的進食量。
  - ➡帶入季節性的食材和感覺，精心設計擺盤，並考量個案的偏好，避免食欲降低。

▶評估分數 5 分：營養狀態非常好
- 用餐進食狀況良好，體重也沒有減少，是能夠持續由口進食的最佳狀態。
  - ➡攝取過多脂肪或糖類會導致慢性病，因此也要盡量多攝取蔬菜。

▶計算必需營養量
體重過低或營養狀態不良時，要評估由口進食量，並規劃餐點內容以接近必需量。若個案有需要注意飲食內容的慢性病時，則需要與醫師或營養師討論餐點的內容。考慮個案的喜好，可以美化食物外觀或提升香氣，以引發「看起來很好吃」、「想吃」的進食欲望。
- 總熱量（kcal／天）＝25～30kcal／天×體重（kg）
- 總水量（mL／天）＝30～35mL／天×體重（kg）

▶營養輔助食品

　　個案進食的持久度低、一次能夠吃的量太少時，可以使用即使只攝取少量也能獲得熱量及蛋白質的營養輔助食品。在日本，營養輔助食品大多能在藥局或照護用品店買到，透過郵購或網購等在自家也能輕鬆購買。

以脂質爲中心補充熱量

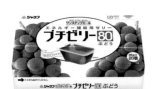 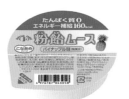 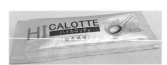 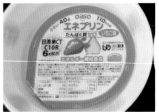

| One Step Meal Petit Jelly® 〔Kewpie（股）〕 80kcal、蛋白質 0g （一個 35g） | 粉飴 Mousse® 〔（股）H＋B Life Science〕 160kcal、蛋白質 0g （一個 58g） | Hicalotte® 〔AiDO（股）〕 100kcal、蛋白質 1.8g （一個 16.5g） | Enepudding® 〔日清 Oillio Group（股）〕 110kcal、蛋白質 0g （一個 40g） |

以蛋白質爲中心補充熱量

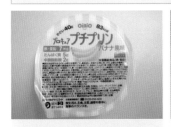 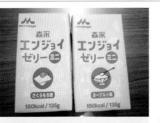 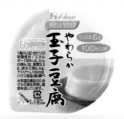 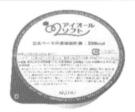

| Pro Cure Petit Pudding® 〔日清 Oillio Group（股）〕 83kcal、蛋白質 5.0g （一個 40g） | Enjoy Jelly® 〔（股）Clinico〕 300kcal、蛋白質 11.2g （一個 220g） | 柔軟蛋豆腐® 〔House 食品（股）〕 100kcal、蛋白質 6.0g （一個 63g） | Aior Soft® 〔Nutri（股）〕 200kcal、蛋白質 8.2g （一個 128g） |

與料理混合來補充熱量、蛋白質

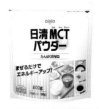 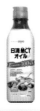 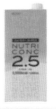 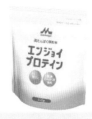

| 日清 MCT 粉® 〔日清 Oillio Group（股）〕 3.1kcal、蛋白質 0g （每 1g） | MCT 油® 〔日清 Oillio Group（股）〕 9kcal、蛋白質 0g （每 1g） | Nutri Conc 2.5® 〔Nutri（股）〕 2.5kcal、蛋白質 0.1g （每 1mL） | Enjoy Protein 〔（股）Clinico〕 3.7kcal、蛋白質 0.9g （每 1g） |

實現由口進食幸福的協助技巧具體範例

（以下餐點範例中，份量爲一人分，E表示熱量、P表示蛋白質）

▶ 評估分數從 1 分進步到 2 分

● 考慮到持久度低的狀況，一次提供的餐點量要少一些。
● 在料理中可以使用少量的高熱量美乃滋或鮮奶油。
● 爲了有效攝取營養，可使用營養輔助食品。

●為了防止消化道功能降低，要依個別狀況研究是否要合併使用腸道營養。

　➡要注意不可為了快速提升營養狀態，就一次給予大量營養劑。

餐點範例：Enepudding、茶凍	餐點範例：柔軟蛋豆腐、粉飴、Mousse、茶凍
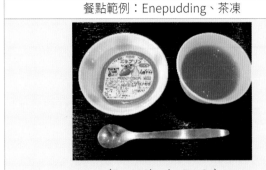	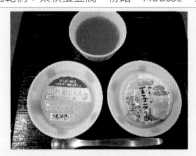
（E：110kcal、P：0g）	（E：260kcal、P：6.0g）
食用量少但熱量高的茶凍，可以在短時間內進食完畢	如果能吃的量增加了，就再增加餐點種類。也使用凍狀的小菜，增加味道變化

▶評估分數從 2 分進步到 3 分

● 考慮到個案持久度低下的狀況，一次的進食量先設定爲略少，再視其進食量來增加量或餐點種類。

● 也攝取營養輔助食品，或配合喜好食用市售的布丁或冰淇淋等作爲點心。

● 吃的順序不要先吃主食，而是優先食用配菜或營養輔助食品的凍狀食，以設法攝取到熱量或蛋白質。

餐點範例：Enjoy Jelly、粥凍、 適合配飯的醬汁（Kewpie）、茶凍	餐點範例：適合配飯的醬汁、粥凍、 蘿蔔泥淋魚片、奶油馬鈴薯、茶凍
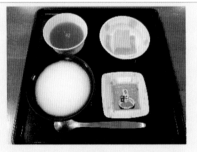	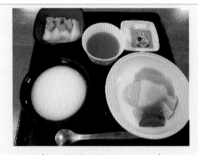
（E：300kcal、P：6.1g）	（E：500kcal、P：12.7g）
附著性較高的Enjoy Jelly與粥凍要和茶凍以交互吞嚥的方式進食。不只是甜的凍狀食，也要加上粥凍與能增加熱量的「適合配飯的醬汁」，來讓個案有用餐的感覺	用餐量若能慢慢增加，則加入魚或肉的料理，來準備一餐。盡可能讓個案優先從配菜開始吃，增加味道變化，讓色彩豐富，設法促進食欲
點心範例：布丁	點心範例：冰淇淋
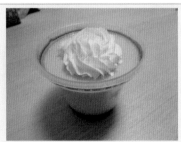	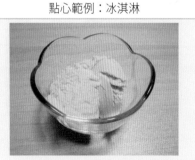
（1個90g，E：約200kcal、P：約5g）	（1個110g，E：244kcal、P：4.6g）
布丁中有使用蛋，因此也含有蛋白質。再放上打發鮮奶油，更能增加熱量	冰淇淋熱量高，要選擇不含水果或餅乾的[20]

編註⑳：各人吞嚥能力不同，冰淇淋並不一定適合每個人食用，吞嚥啟動慢的人，冰淇淋來不及吞融化在嘴裡，容易引起吸入性肺炎，需經語言治療師審慎評估。

● 為了增加體重、肌肉量，要增加熱量並確保足夠蛋白質。

　➡為了急速增加體重而增添熱量，有可能會導致其他疾病，因此要特別注意。應要花一段時間讓個案穩定地增加攝取量。

● 要增加1kg的體重大約需要7000kcal上下。

　➡在一天必需量上再添加約240kcal，則一個月可以增加1kg。

● 可在主食中混合中鏈脂肪酸或蛋白粉做成「能量飯」，不只是配菜，主食也要確保足夠熱量及蛋白質。

　➡能量飯是將容易消化吸收的中鏈脂肪酸與容易吸收的蛋白粉，混合在軟飯中製成，更能有效吸收到熱量和蛋白質[1]。

餐點範例：能量飯、燉煮咖哩、蔬菜沙拉、Enjoy Jelly、茶凍	餐點範例：能量鹹粥、芝麻豆腐、Enepudding、茶凍
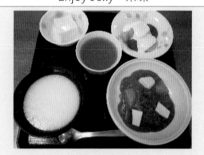	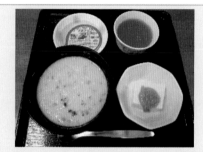
（E：816kcal、P：21.8g）	（E：500kcal、P：17g）
在粥中混合中鏈脂肪酸與蛋白粉，並使用咖哩塊或美乃滋，以確保有充足的能量、蛋白質。咖哩的辛香料也具有促進食欲的效果	透過在高齡者喜愛的鹹粥中混入中鏈脂肪酸與蛋白粉，即使餐點種類減少，也能簡單確保足夠營養

▶評估分數從 4 分進步到 5 分

● 雖然營養狀態良好，但若攝取量降低體重就會減少。

　➡配合個案的喜好，提供的食物可以呈現不同的季節感，也要考慮到料理的品質，避免食欲降低。

● 若個案偏食，攝取過多的脂肪或糖類，會導致慢性病產生，因此也要積極攝取蔬菜。

　➡為了提升營養狀態，有效確保足夠的熱量非常重要，也要配合個案的喜好，讓個案產生「想吃」的想法，以提升由口進食的量。

餐點範例：能量壽司粥、高湯、Enjoy Jelly	餐點範例：粥凍、千草燒風味的蛋、茄子味噌湯、梅子
（E：589kcal、P：25.4g）	（E：521kcal、P：20g）
把廣受歡迎的壽司做成壽司粥，讓擺盤色彩鮮豔。使用含有中鏈脂肪酸的粥，也確保了足夠的營養	精心擺盤來引起食欲。讓人能清楚知道使用了什麼食材，也容易產生食欲

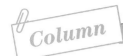

床邊篩檢評估方法的概要

評估前的護理與要注意的地方

- 要讓整體健康狀態穩定
- 改善呼吸道清除功能（使喉嚨及鼻子通暢）
- 提升胸廓活動範圍，提高咳嗽反射能力
- 促進清醒，提高認知功能
- 進行口腔護理與口腔周圍肌肉群的運動
- 改善唾液分泌狀況，調整成能夠引發吞嚥動作的環境
- 調整成舒適且穩定的姿勢

必需物品

評估食材：冷水、增稠調整食品、凍狀食（學會分類代號0等級，參見81頁）

※選擇符合個案喜好的食品

5mL注射器、小湯匙、杯子、脈衝式血氧飽和儀、聽診器（如果有，選擇新生兒用的）、筆燈、測角計等

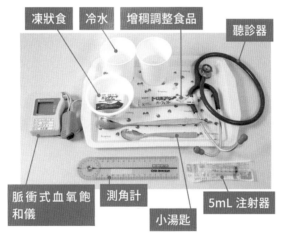

評估目的與方法

- **頸部聽診法**：用聽診器接觸環狀軟骨下方氣管外側上方的皮膚面，聽取吞嚥聲、吞嚥前後的呼吸聲，並評估吞嚥動作的狀態及咽部有無殘留、吞嚥與呼吸的時間點、食物是否有提早流入咽部的狀況等。

- **RSST（反覆唾液吞嚥測試）**：將手指放在個案的舌骨與喉部隆起處，指示個案在30秒內盡可能快速地吞嚥口水，喉部隆起處（喉結）可以完全超過手指則計數為一次。30秒內少於三次則判斷為陽性。因認知功能降低或理解力降低而難以進行時，則不需執著於RSST，可在日常生活中觀察吞嚥唾液的狀況，以評估患者的進食吞嚥功能。

- **FT（食物測試）**：由口進食4g左右的凍狀物，後送到咽部。觀察到引起吞嚥反射為止所花的時間、有無嗆咳、口腔內或咽部有無殘留及其程度、殘留的部位。之後，進行二次反覆吞嚥，評估標準若為4分以上則重複進行二次試驗，以最差者為評估分數。若有殘留時，也要觀察個案是否能夠自己處理。

  《評估標準》1：沒有吞嚥，發生嗆咳 and／or 呼吸急促

  　　　　　 2：有吞嚥，呼吸急促

  　　　　　 3：有吞嚥，呼吸良好，發生嗆咳 and／or 有濕性沙啞聲，口腔內殘留為中等程度

  　　　　　 4：有吞嚥，呼吸良好，沒有嗆咳，幾乎沒有殘留在口腔內

  　　　　　 5：除了達成4的標準之外，還能在30秒內進行2次反覆吞嚥

（接續下頁）

● MWST（改良式喝水測試）：將3mL冷水以注射器或小湯匙滴注至口腔底部，讓個案吞嚥。之後再請個案進行二次反覆吞嚥（吞唾液）。請個案發出「啊～」的聲音，評估有無濕性沙啞聲。此外並評估保持食物在口腔內的能力、後送、引起吞嚥反射的狀況、喉部上抬、有無嗆咳、咽部有無殘留及其程度等。評估標準若為4分以上則再重複進行二次試驗，以最差者做為評估分數。

《評估標準》 1：沒有吞嚥，發生嗆咳 and／or 呼吸急促

2：有吞嚥，呼吸急促

3：有吞嚥，呼吸良好，發生嗆咳 and／or 有濕性沙啞聲

4：有吞嚥，呼吸良好，沒有嗆咳

5：除了4之外，還能在30秒內進行二次反覆吞嚥

評估重點

● 姿勢從較簡單的半坐臥角度30度開始，如果沒有問題，則階段性提高到45度、60度。評估從冷水1mL、吞嚥訓練果凍1～2g少量開始。此外，難以將水份保持在口腔內會發生嗆咳時，稍微增稠約1%[21]再進行評估（增稠濃度視個別需求調整）。用喜愛的茶或習慣使用的湯匙來進行評估，有時也能引導出更好的功能。

● 藉由運用五感、從少量開始協助飲食、有效運用湯匙、併用頸部聽診，能夠引導出各器官與個案所具有的機能。清楚呼喚個案，讓個案保持清醒，可以提高辨識食物的能力與集中力，若確認個案已經能吞嚥少量食物，則可增加份量以提升等級。

● 當個案咽部淨空狀況不良時，不要結束評估，要請個案「再吞下去一次」，看是否能透過清喉嚨來改善淨空狀況。對此進行評估，對幫助規劃及早由口進食的計畫非常重要。此外，具體掌握造成這些症狀的原因，也可以設計出為強化口腔肌肉或咽部功能而進行的吞嚥訓練。

● 進食吞嚥功能整體低下時，尤其是需照護的高齡者，會因將食物保持在口腔內的能力變低、姿勢不良等，讓食物提早流入咽部容易引起嗆咳。但另一方面，藉由味道和香氣讓個案產生美味的感覺，可以活化腦部，能夠更順利地誘發出飲食行為。雖因病況會有所不同，但優先進行FT的篩檢評估，很多情況下能夠讓由口進食順利開始。

● 評估分數為4分以上時，可以用碎狀或塊狀的凍狀物評估個案形成食團的能力及咀嚼能力，並誘發咀嚼動作來促進吞嚥動作，這樣有時會有良好的表現。此外，階段性調高姿勢，並以獨立進食為目標，由協助者協助一部分上肢的取食動作，可以提高個案獨立進食的欲望。

（金 志純）

編註㉑：市面上增稠劑的品牌眾多，各自的增稠效果也不同，這裡的稠度指的是以日系品牌的增稠劑，用1g的粉劑加入100ml的水之後的稠度。

第3章

用餐協助技巧

基本用餐協助技巧

　　「用餐」，除了能讓身體獲取必需的營養，也能藉由享用美味食物獲得幸福和滿足，是有重大意義的生活行為。用餐協助是指對無法獨立且安全地進食的人，協助進行進食的動作，並幫助提升QOL。

　　有由口進食困難的人，背後的原因常混合了運動障礙、感覺障礙、高階腦功能障礙、認知功能障礙、呼吸障礙、消化器官障礙等許多方面的障礙。因此，協助進食者不只要對個案進行吸入性肺炎、脫水、窒息、進食意願降低、廢用症候群等的風險管理，還要具備足夠的用餐協助技巧，幫助個案達成安全、舒適、能自立、有效率的進食。本節介紹協助用餐的基本技巧，下一節會介紹配合個別需求的特殊技巧。

能讓用餐安全且有效的基本技巧（圖3-1）

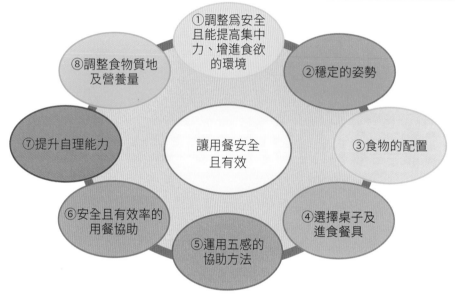

1）調整好用餐前、後的口腔環境
2）讓個案清醒
3）調整為穩定的姿勢（符合進食功能的姿勢）
4）讓個案身心放鬆

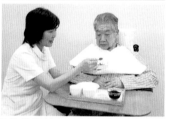

「○○阿姨，我們來吃飯吧」親切地進行協助

圖3-1　能讓用餐安全且有效的基本技巧

❶ 調整為安全且能提高集中力、增進食欲的環境

　　　　對由口進食有困難的人，為了讓他們能夠安全地享用美食，必須進行以下的環境調整。
①選擇符合個案進食吞嚥功能的場所（除了處於訓練等級等特殊情況，盡可能設計離床的進食環境）
②在個案用餐前後清潔口腔、咽部、手、臉等
③事先完成排泄
④接受協助者與進行協助者雙方都能在放鬆及溫暖的氛圍中完成用餐
⑤能夠集中精神用餐的安靜環境
⑥準備好發生誤嚥‧窒息緊急狀況時所需的物品（準備抽痰機、抽痰管、手套、脈衝式血氧飽和儀等）
　　　　此外，注意避免因電視或周圍環境音讓集中力下降，這點非常重要。

❷ 穩定的姿勢（參見 54 頁「⑧姿勢、持久度」）

　　　　在協助用餐時，必須配合個案的進食吞嚥功能及體格進行姿勢調整。協助者若只站在個案旁邊協助，會難以用客觀的角度來檢視個案的姿勢是否穩定。因此要站在離個案遠一點的地方來觀察整體狀況，以便能觀察到個案的脖子是否後仰、某一側的手是否下垂、軀幹是否彎曲等，然後聚焦在需調整的部分。

　　　　此外，要記得，在進食的過程中姿勢必定會走樣，需要綜合觀察頭頸部、軀幹、上肢、下肢、腳底等部分及整體，再視狀況調整，以維持穩定的姿勢。

另外，愈接近水平姿勢，因為個案清醒的程度及接受視覺訊息的量會降低，且頭頸部過度緊繃、舌根後倒，引起食物提早流入咽部的可能性愈高。因此要密切注意個案的進食角度，配合提供適當的食物量、性狀、質地及協助方法。

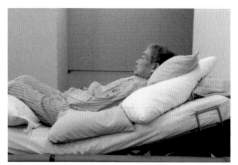

腰部彎曲的位置配合骨盆位置坐正，稍微彎曲膝蓋以穩定腳底，並使用枕頭或靠墊等進行調整（以半坐臥角度30度進食凍狀食時）

●在床上時

　　腰部彎曲的位置要配合骨盆位置坐正，稍微彎曲膝蓋以穩定腳底，並在膝蓋下方或腳底使用枕頭或靠墊等進行調整。尤其注意要保持頭頸部在頸部前屈姿勢，並要伸展胸廓及維持上肢穩定。

●在輪椅或椅子上時

　　在輪椅或椅子上時，讓臀部（骨盆）緊靠椅背，兩者之間應沒有空隙，身體確實坐進椅面深處。使身體貼近桌子，並將兩肘放在桌子上。

　　上半身的平衡不佳時，整張臉會向前傾，此時應使用躺式輪椅，並在椅面上鋪止滑墊，或在背部放靠墊或浴巾等。

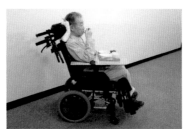

讓臀部（骨盆）毫無空隙地靠著椅背，身體確實坐在椅面上

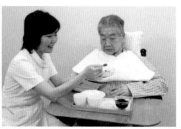

讓身體貼近桌子，並將兩肘靠放在桌子上

●頭頸部的支撐不佳時

　　高齡者常會有脊柱變形、頭頸部支撐不佳的情形。因此，重點在於使肩、頸部、頭部與座椅間沒有空隙。透過使用有彈性、能固定的靠墊或浴巾來調整擺位，便能緩解肌肉緊張，以預防個案因擺位不正導致進食時間過長。

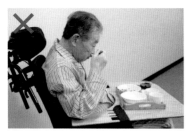

肩、頸部、頭部整體與頭靠間有空隙

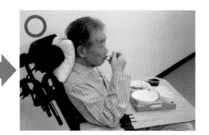

使用靠墊或浴巾等來調整擺位

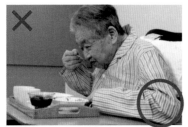 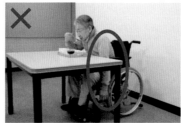 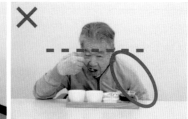

頭部前傾且頸部彎曲。手肘沒有放在桌子上

桌子與軀幹之間有距離，上肢下垂則肩膀也會下垂，姿勢愈向前傾則誤嚥風險愈會增加

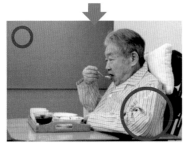 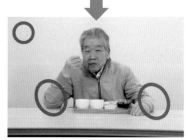 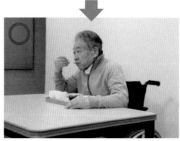

設置較大的輪椅桌板，兩肘就能放在桌上，也可使姿勢穩定。進食動作也能安全且流暢地進行。調整手肘位置高度，讓湯匙的勺部可以整個放入口腔內

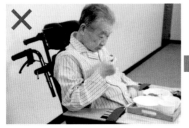 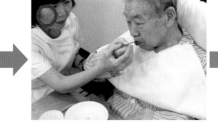 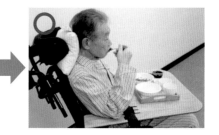

頭頸部太過前屈，難以取食或後送時，可調整為約60～70度的半坐臥姿勢

❸食物的配置

　　食物放在眼前時，透過視覺、嗅覺等五感的刺激，訊息會傳達到枕葉、顳葉、頂葉、額葉等整個頭腦，以此判斷該如何吃，進而連結到進食行為（**圖3-2**）。因此，為了個案能安全地抿住食物、後送、吞嚥及提升自理能力，必須提供明確的視覺訊息。

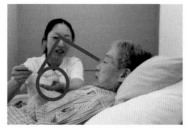 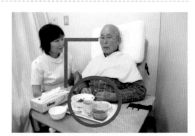

在協助者視線的90度之內，安排個案視線及食物的相關位置

　　此時，協助者和個案及食物的相關位置，最好在90度以內。這樣的位置安排讓協助者能夠同時看到個案（尤其是視線、喉部、表情）與食物，更能妥善地觀察。此外，對於個案而言，能看到食物在哪裡、如何放置、應該從什麼方向接受協助等，有助於接收視覺訊息與維持姿勢穩定。

❹選擇桌子及進食餐具（參見 62 頁「⑨進食動作」）

　　為了配合個案取食時張口、閉口及進食的動作等，協助者需要選擇適當的餐具。尤其是當上肢的取食功能較差時，應做到盡可能讓身體貼近桌子，將兩肘放在桌面上等等，必須將個案調整為兩手都能夠輕鬆活動的姿勢。為了能夠以穩定姿勢順利地取食，推薦使用手肘能輕鬆放置的輪椅桌板。

　　桌板高度視個別情況會有不同，調整在肚臍和腋下的中間，就不會造成肩膀關節過度的負擔。手肘放在桌上進行取食，可以有效率地進食餐點。若是個案無力抬起上肢，可以用在兩側手肘下方墊浴巾，並將餐盤部分抬高讓個案可以順利取食。

　　若個案需要完全協助，進食餐具可使用K Spoon®或Lead Spoon等，輕巧且匙面淺的種類。咖哩湯匙

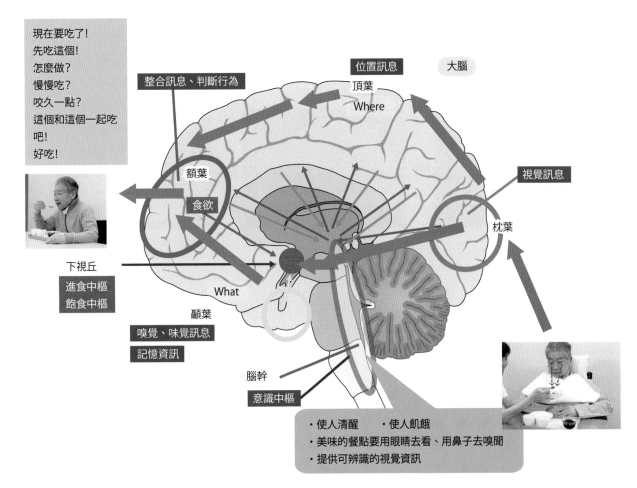

現在要吃了!
先吃這個!
怎麼做?
慢慢吃?
咬久一點?
這個和這個一起吃吧!
好吃!

整合訊息、判斷行為

位置訊息　大腦

頂葉
Where

額葉

食欲

視覺訊息

枕葉

下視丘
進食中樞
飽食中樞

What

顳葉
嗅覺、味覺訊息
記憶資訊

腦幹
意識中樞

・使人清醒　　・使人飢餓
・美味的餐點要用眼睛去看、用鼻子去嗅聞
・提供可辨識的視覺資訊

圖3-2　以五感促進進食功能充分運作的大腦機制

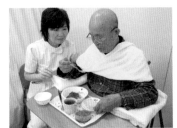

取食時避免運用肩膀關節。桌板太低時,在兩肘下放置浴巾等來調整高度

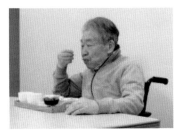

桌板高度調整在肚臍和腋窩之間,使手肘能置於其上進行取食,姿勢也不易走樣

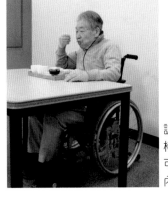

調整桌子高度及輪椅,讓湯匙的勺部可以整個放入口腔內

等大湯匙整體匙面寬,一口的量太多時容易引起窒息。此外,也不容易放進口腔內,容易讓個案想以吸吮的方式進食,較易引起誤嚥,因此不建議使用。

●離水

　　若因姿勢不良、嘴唇閉合能力不佳,個案持續以吸食的動作進食,唾液就會流至湯匙中。粥的澱粉與流入湯匙唾液中的澱粉酶會產生化學反應,隨時間經過會造成離水(粥會從稠狀變成水狀),粥會容易從嘴角流出或引起嗆咳,因此要特別注意。

➡可以將粥分裝至幾個容器,使用小湯匙,用上唇抿住湯匙進食,或是使用食倍樂®(為膠化食品,是

一種可以減少黏度,並防止粥離水的酵素劑)等來處理。此外,不要將粥與魚漿製品或配菜、藥物等混合。不只會使粥失去本身風味,粥的主要成分澱粉也會因混入空氣而增加黏性,容易附著在口腔、咽部。即使是糊狀粥,對咀嚼、吞嚥能力弱的人,有時也會引起窒息,因此必須細心注意。

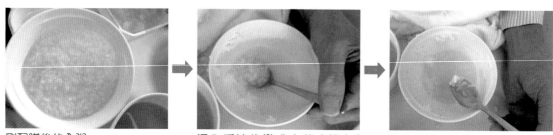

剛配膳後的全粥　　　　　　　　混入唾液後變成水狀(離水)　　　進食開始20分鐘後
　　　　　　　　　　　　　　　　(進食開始10分鐘後)

❺運用五感的協助方法

我們的飲食行為是從包含進食動機等對食物的認知開始。藉由用眼睛去看食物、聞食物的香味、嘴唇及舌頭對食物的觸感及味覺,來有意識或無意識地決定要吃多少量、要如何吃。也就是說,進食是一種透過觸、看、聞、品嘗、聽,回想起對食物的記憶以辨識食物的五感過程。

因此,在開始用餐時,必須要運用對食物的視覺、聞氣味的嗅覺,用手、湯匙、筷子等接觸的觸覺、從明確說明感受到的聽覺。要思考能如何盡量運用這些感官訊息。

此外,藉由達成進食這個目的,能統整各式各樣來自感覺及動作刺激的訊息;也能維持、提升關於記憶、判斷、洞察、想像、學習、感動等的高階腦功能活動,理解這些,就能藉此來進行協助。

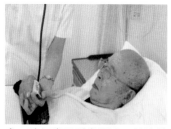

拿:讓個案用手拿果凍,並讓他看見

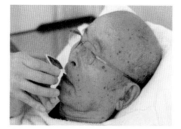

聞:手拿著果凍靠近鼻孔,在靜止狀態嗅聞氣味

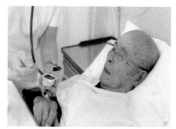

看:確認視線方向與可以看到的距離,在靜止狀態讓個案看

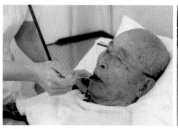

品嘗:提供風味明顯的美味食物

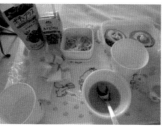

聽:說明在吃什麼食物

❻安全且有效率的用餐協助

在安全、舒適、自立性及效率考量下進行用餐協助非常重要。以下說明重點。

●選擇湯匙的方法

湯匙要使用小根且匙面較淺的,尺寸要選擇整個勺部可以放在舌背中間的大小。使用大湯匙在取食時會容易用吸食的方式進食,吸氣與吞嚥的時間點不協調,容易引起嗆咳。此外,用嘴唇抿住食物時為了避免漏出,容易再吸氣導致抿住食物困難與姿勢不良。

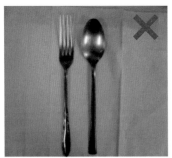
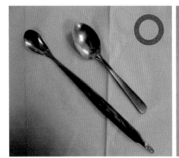
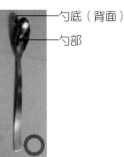

勺底（背面）

勺部

避免使用大的湯匙或叉子

匙面淺，尺寸要讓整個勺部可放在舌背中間

●使用湯匙的方法

若用餐協助的目標包含提升認知功能，個案舀取、切取及拿取食物時給予視覺訊息非常重要。此時要注意以下事項。

- 湯匙要從個案視線往下斜45度角、鼻子的下方放入口腔。湯匙放入口腔內時，要將勺底放在舌背中間（舌頭動作能力不佳，或清醒程度不佳時，則放在舌頭稍微後方的位置），並可輕微在舌頭上施加壓力。這些動作會刺激舌頭的知覺，刺激傳達系統誘發出自主動作，進而引導出舌頭後送的動作。

- 抽出湯匙時，要稍微朝上抽出，使個案能夠以上唇抿住匙面的食物。等待個案閉口，或是協助閉口，同時抽出湯匙。這時注意不要讓個案的下巴抬起。

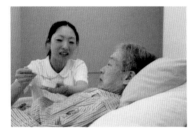
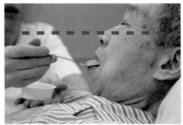
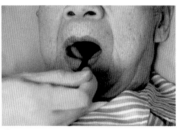

①清楚讓個案看見食物。距離設定在距眼睛 25～30cm 處較容易看到。由斜下方 45 度放入湯匙

②和舌頭平行放入湯匙。放入位置要在鼻子以下

③將湯匙勺部整個放在舌背中間，並輕微施壓刺激

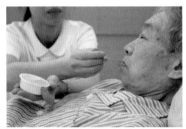
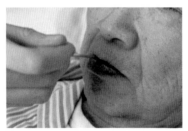
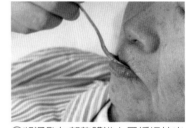

④告知「閉上嘴巴」以引導個案閉口。讓食物的視覺訊息固定在能看到的地方

⑤進食時將湯匙勺部完整放入個案口中，以引導閉口

⑥將湯匙勺部整體沿上唇緩慢抽出

●調整一口的量

一口的量若過多，會無法一次都放進嘴裡，食物會從嘴巴漏出來。此外，吞嚥壓（吞嚥能力）弱，經常有咽部殘留時，由於一次能夠吞嚥的量有限，一口的量若過多，咽部的殘留物會進入喉部，而引起誤嚥。

另一方面，一口的量若過少，口腔內的知覺和味覺會降低，會延遲開啟舌頭後送動作及吞嚥反射的時間。尤其是凍狀食，調整成符合個案舌頭後送能力的食物形狀非常重要。讓個案一整塊吞嚥味覺感受會降低，但若調整成山型或碎狀，則會散落在口腔內、咽部各處，反而讓食物進入喉部，增加誤嚥的風險。

此外，口腔形成食團能力不良時，因咀嚼的動作會讓口腔內的凍狀食散開，隨著唾液增加，液體便容易流入咽部。此時，應將凍狀食以切成薄片的方式吞嚥，以彌補舌頭形成食團能力的不足（注意不要說「請細細咀嚼」等話語）。

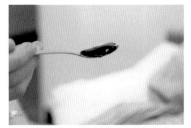

切成約3mm的薄片狀，讓個案舌頭容易後送及通過咽部

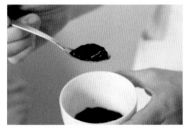

給予個案滿滿一匙的凍狀食，會被舌頭及顎壓碎，容易分散到口腔兩側齒槽溝，難以後送，而殘留在口腔內

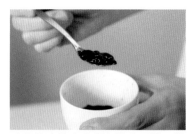

碎狀的凍狀食會增加進食困難、散落在口腔內，口腔內或咽部的殘留物會進入喉部，容易引起誤嚥

● 進食速度分配

進食的速度如果太慢，不僅會阻礙吞嚥動作的流暢度，還會拉長進食時間，讓個案和協助者感覺很疲勞。如果在確認個案有吞嚥（因產生吞嚥反射而喉部上抬）後，才從碗盤中舀下一口，吞嚥動作的時間點就會延遲。個案在等待下一口的期間，就會破壞吞嚥動作的節奏。

因此，為了要在吞嚥反射後能立刻進行下一口，可以先從盤中舀起下一口準備好。雖時間長短依吞嚥障礙的程度會有所不同，但即使有少量食物殘留於口腔內或咽部，經常也能透過流暢的進食速度及連續吞嚥將口腔和咽部的殘留物清除乾淨，形成適當的吞嚥節奏。

● 協助者的位置和不同方向時如何以手協助進食

通常個案會從正面進食，因此要注意協助時要讓個案能夠從正面進食。

若協助者是在個案的左邊，以右手進行協助時即為反向，會難以進食，容易讓食物漏出。此外，協助者在左邊用手舀取食物時，個案的視線會移往左邊，頸部會往左側旋轉。這會阻礙食物通過左側梨狀窩，殘留在咽部，增加誤嚥的風險與吞嚥疲勞。

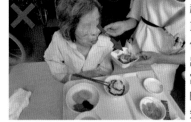

視線看向協助者手部舀取的動作，頸部會往左側旋轉→食物容易漏出、阻礙通過左側梨狀窩→咽部殘留→增加誤嚥風險與疲勞、阻礙認知功能

另外，若個案有通過左右側咽部的障礙，要採用轉頭吞嚥法；有嚴重單側顏面神經無力時，或是有因高階腦功能障礙而造成的偏側空間忽略等情形時，協助者需要的協助方式與上述方法不同，要依個別狀況對應處理。

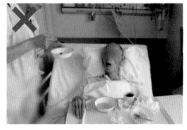

仰看協助者，個案頸部會伸長。經常有咽部殘留的高齡者容易在此時發生誤嚥

協助者應盡量避免站著協助。若是站在比個案的視線還要高的位置，個案的視線會朝向協助者，使頸部往單側旋轉伸長，而容易引起嗆咳或誤嚥。

此外，協助者應該要增進協助技巧，做到從個案右側協助時可用右手、從左側協助時可用左手，讓個案能從正面進食。

另外，協助者要避免從正面協助個案進食。協助者的臉若就在眼前會有壓迫感，會讓下巴上抬，無法集中視覺訊息。尤其是個案認知功能較低時，會比較關注協助者的臉（視線），而難以注意食物。會不知道是該看著食物，還是協助者。

協助者要距離個案的臉部約30～50cm，並注意食物配置及協助的方式，使個案能在正面斜下方45度看到食物。思考自己進食時使用手的方式，就能更清楚協助方法。

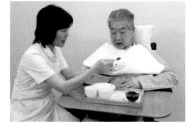

從右側協助時使用右手，從正面提供視覺訊息

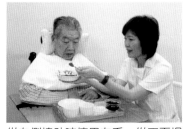

從左側協助時使用左手，從正面提供視覺訊息

●食物在口中時說話

當個案口腔內有食物時不要和他說話。個案會因想回答而張開嘴巴，漏出食物，並阻礙食物後送到咽部。此外，個案會因說話而破壞呼吸和吞嚥的平衡，有可能引起嗆咳。在口腔內有食物時說話、哭泣、笑，都會成為嗆咳或誤嚥的因素，因此協助者要特別注意。

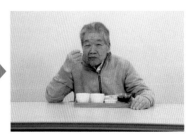

用鴨嘴壺喝水會讓下巴抬起，容易引起嗆咳或誤嚥，因此要避免使用

●圍兜及毛巾等的使用方法

個案用餐時大多會使用圍兜，但為了要能夠觀察吞嚥反射，喉部周圍（喉結周圍）要露出來，不要覆蓋整個脖子。此外，除了重度攣縮的情況之外，個案應從圍兜伸出兩手，並將上肢放在桌上，才能夠進行取食。

●用餐後的身體姿勢

為了預防胃食道逆流或因嘔吐造成的誤嚥，用餐結束後不要立即在床上平躺。注意要維持約30分鐘到1小時的坐姿，或是45度以上的半坐臥姿勢。

❼提高自理能力

在考量個案的整體健康狀態及持久度後，在適當時機要提升個案自理能力以達成獨立進食的目標。

為了讓個案能獨立進食，基本上必須搖高床頭至半坐臥角度60度以上。此時要依照需求使用枕頭或靠墊，來穩定頭頸部、軀幹、上肢、下肢。此外，即使個案看似能夠獨立進食，但隨著進食時間拉長，可能會有姿勢走樣、用吸食方式進食、一口的量太多，讓誤嚥風險提高的狀況，這也需要注意。

單側癱瘓時，可將患側的上肢放在桌上或扶助碗盤等，調整姿勢使用兩側上肢用餐。在一隻手垂下的狀態進食，一側的肩膀也會下垂，會讓頸部肌肉緊繃而增加疲勞。將兩側上肢都放在桌上，使用止滑墊、有彈力的輔助筷等，視個別狀況考量協助方式與餐具。

此外，也要掌握必需營養量與飲水量，估算餐點的量有多少、需要攝取多少量。將協助方式、進食量及進食時間的分配等觀察結果及評估具體記錄下來，分享給團隊並運用來規劃策略。以下為提高自理能力時的重點：

①協助者應確認個案是否能自行握住湯匙或筷子、從碗盤中舀取的情形，並協助個案調整到可取食的姿勢。

②應確認個案的手肘有放在桌上，若桌板的高度或寬度不足則進行調整。

③若協助者要協助個案取食，要用整隻手，包覆個案的整隻手（注意不要抓手部關節）。

④協助者用大拇指輕輕握住湯匙握柄上端，引導個案做出取食動作。

⑤取食時，要將湯匙確實放入口腔內，並告訴個案要用上唇抿住湯匙取食。

⑥調整個案另一側的手（有時是患側上肢），讓它能做出支撐碗或是扶著碗的動作。

⑦如果把食物放在托盤中，而托盤的高低落差會阻礙雙手的動作，最好把托盤拿掉。

⑧讓個案從湯匙、叉子，到能夠使用有彈力的輔助筷或一般筷子，慢慢提升自理能力。

⑨階段性地慢慢脫離使用圍兜。

●從完全協助進展為部分協助，然後獨立進食

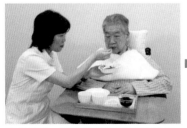

完全協助：從正面給個案視覺訊息。協助者做出舀取的動作讓個案看到

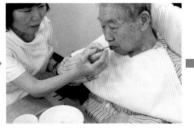

部分協助：協助者用大拇指握住湯匙握柄上端，協助調整取食的方向

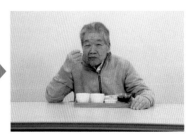

讓個案能夠獨立進食

●大拇指保有握力時的湯匙取食協助方法

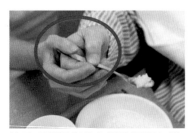 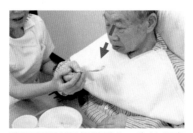 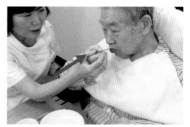

協助者將拇指放在湯匙握柄上端，用食指協助個案握住湯匙，並包覆個案全部的手指

讓個案頭頸部輕微彎曲，為使個案眼睛能看到食物，協助者的前臂要稍微向外旋轉（將手腕往外旋轉）

從斜下方引導個案動作，將湯匙勺部確實放在個案舌頭上，並引導閉口。需要調整桌板高度，讓手肘靠在桌上，以能夠將勺部整個放入口腔內

●大拇指握力弱時的湯匙取食協助方法

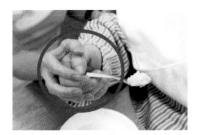 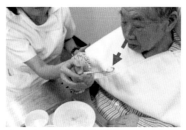 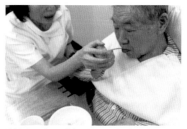

協助者的拇指輕輕放在個案的拇指上，用食指指腹協助個案握住湯匙握柄，並包覆全部手指

讓個案頭頸部微微彎曲，眼睛能看到食物。不要用力強壓個案的指關節

從斜下方引導動作，協助者包覆個案的全部手指保持不放開，並將勺部確實放在個案舌頭上，提醒個案閉口

●因癱瘓等無法握持碗盤時的湯匙取食協助方法

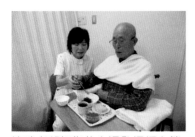 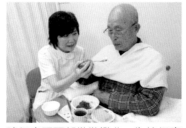 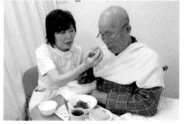

協助者將拇指放在湯匙握柄上端，用食指協助個案握住湯匙，並包覆個案全部的手指

讓個案頭頸部微微彎曲，為使個案眼睛能看到食物，協助者的前臂要稍微向外旋轉（將手腕往外側轉）

從斜下方引導個案動作，將湯匙勺部確實放在個案舌頭上，並引導閉口

●能夠握持碗盤時的湯匙取食協助方法

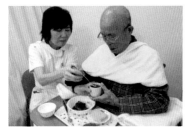 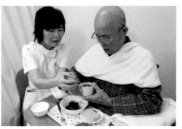 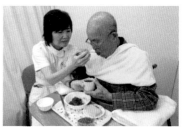

雙手並用可以增加對腦部的刺激，讓認知狀況、動作變好。用餐的進食速度也會變快

調整桌子高度，將手肘在放在桌板上，以能夠將湯匙勺部整個放入口腔內

為了能夠順利進行取食動作，高度不夠時可墊浴巾等來調整高度

●使用筷子取食的協助方法

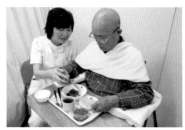

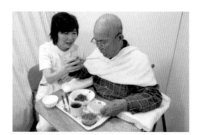

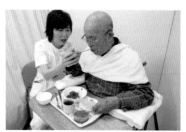

協助者用拇指握住筷子上端，用食指協助個案握住筷子，並包覆個案全部的手指

讓個案頭頸部微微彎曲，為使個案眼睛能看到食物，協助者的前臂要稍微向外旋轉（將手腕往外旋轉）

從斜下方引導個案動作，取食食物後提醒個案閉口。沒有活動的手可以扶住碗盤

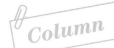

⑧ 調整食物質地及營養量(參照 80 頁「⑫食物質地」、88 頁「⑬營養」)

　　為了讓個案能安全地用餐，必須選擇符合個案進食吞嚥功能的食物。也要注意不要強迫個案吃他不喜歡的或不好吃的食物。

　　另一方面，無論是多喜歡的食物，每天都吃一樣的東西也會膩，會降低食欲。要注意每天提供多樣化的餐點及點心，並以喜好、質地、份量、溫度、營養等多個面向來選擇和提供食物。

Column

針對「禁止由口進食，僅能服藥」的安全服藥方法

　　當有「禁止由口進食，僅能服藥」的指示時，使用床邊篩檢評估方法來確認是否能夠安全服藥非常重要。此外，在口腔髒污或乾燥、姿勢不良的情況下協助服藥，藥物會殘留在口腔或咽部，不但無法獲得藥效，還容易誤嚥藥物，因此必須適當介入服藥。

●注意點

　　內服藥有散劑、錠劑、膠囊等各式各樣的劑型和大小，進食吞嚥功能降低時，會增加服藥的難度。內服藥殘留在口腔或咽部時，藥效會降低，也會造成黏膜潰瘍、誤嚥、不適感及口腔髒污。注意服藥的方法要如以下所示：

· **水份**：用水服藥容易誤嚥水份，讓藥容易殘留在口腔或咽部。

· **增稠的水**：增稠的水稠度若高，會附著在黏膜上，藥容易殘留在口腔或咽部。

· **凍狀食**：無法整個吞下時，埋入凍狀食中的錠劑會殘留。碎裂的凍狀食會在咽部散開，增加誤嚥的風險及藥物殘留。

· 將散劑撒在粥或整個果凍杯上時，食物的味道會因藥物而改變，因此不建議這樣做。

●服藥方法

①口腔乾燥會影響進食吞嚥功能，藥物容易附著及殘留在口腔及咽部，因此要進行口腔護理，讓口腔濕潤。

②服藥前要先調整到適當的姿勢（頸部前屈）。

③先製作成簡易藥水（將藥丸放入攝氏55度以上的少量白開水中，放10分鐘），並視個案的情況增稠。若是個案能夠吞嚥凍狀食，可將錠劑縱向插入薄片狀的凍狀物吞下。

④服用藥物後，可再繼續吞嚥附著性低的凍狀物，以減少咽部殘留，確實將藥送入胃中。

⑤觀察口腔狀況，確認咽部有無不適感或殘留感。

⑥若能服藥，就可能可以由口進食，可與不同專業的人員共同研究及早由口進食。

（宮田榮里子）

有張嘴抿住食物困難時

因認知功能降低而嘴巴張開狀況不佳時

要選擇匙面淺的湯匙，然後用語言或視覺引導個案注意食物。用裝有食物的湯匙輕碰下唇，等待個案張口。

嘴唇周圍肌肉緊繃，像抗拒湯匙般用力緊閉時

將湯匙輕碰下唇不要移開。此外，不要給個案有強迫的感覺。等待個案的嘴唇放鬆，快速將湯匙送入口中，將湯匙勺部放在舌頭中間，再慢慢沿上唇抽出湯匙。

即使如此張口情況仍然不佳時，協助者可用整支食指輕碰下唇，以手協助將下唇與下顎往下拉，用湯匙碰觸下唇讓個案能夠張口進食。這時要注意手指給予的壓力，不要過度將下唇向下壓。過度將下顎下拉，會增加肌肉緊張，而使張口更加困難，因此必須要注意。

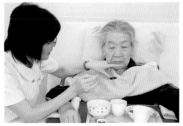

①讓個案看見食物，食指放在下顎中央，輕輕向下拉。讓湯匙碰觸下唇不移開

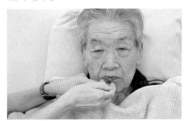

②張口後，將碰觸下唇的湯匙放入至口腔內舌頭上

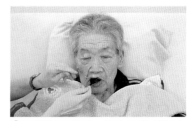

③直到將湯匙置於舌頭上為止，手指都不移開

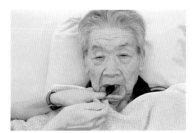

④湯匙置於舌頭上後，將凍狀食放在舌面上，再沿上唇滑順抽出湯匙

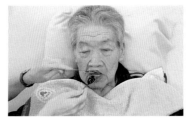

⑤嘴唇肌肉非常緊繃而無法張口時，用另一隻湯匙將上唇向上提起

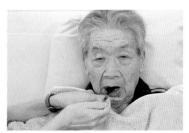

⑥在放鬆的瞬間，放入湯匙並放上凍狀食

食物會從患側漏出或殘留物多時

由於患側的動作及知覺會降低，使得口腔內的食物容易殘留於患側。因此，要調整個案姿勢避免頭頸部過度前屈、協助口唇緊閉，並以健側進行後送。如果有必要，需引導個案有意識地進行咀嚼（告知「請閉起嘴巴好好咀嚼」）。

能夠用鏡子確認殘留物的個案，也可用視覺提醒，讓個案能有意識地進行咀嚼。長期而言，不要只使用健側咀嚼，應結合口唇周圍的動作訓練、咀嚼訓練、調整假牙等方式，來提高整體的咀嚼功能，使個案慢慢能用兩側進行咀嚼。

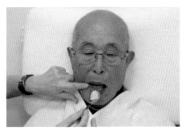

以食指碰觸患側（照片中是假設右側顏面神經麻痺）的下唇，讓個案看見食物，協助進食

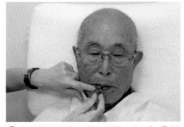

②食物進入嘴巴後，提示個案「閉上嘴巴」，引導患側的下唇閉合

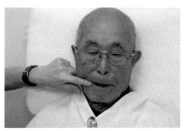

③提示個案「好好吞」，並將患側嘴角向上提起

●口腔期（後送）發生障礙時

①要從水份或凍狀食等附著性低，容易後送及吞嚥的食物開始練習。若是個案舌頭形成食團的能力不佳時，吃凍狀食時要切成薄片。

②有口唇緊閉或舌頭動作不佳，且在坐姿時食團後送需要較多時間、取食能力弱又經常有溢漏等狀況時，可以半坐臥姿勢利用重力協助後送食團。

③左或右任一側舌頭有癱瘓的情形時（通常是與身體患側的同側會發生舌下神經麻痺），則將食物置於健側的舌頭上，並協助後送。

④讓個案有意識地緊閉口唇（與肢體患側同側的顏面神經麻痺）、或被動協助閉口、用湯匙等輕輕按壓舌面等，給予感覺刺激及動作刺激，以誘發出舌頭的自主運動。

⑤在中途放入能夠咀嚼的食品（柔軟的米果或焦糖玉米脆果〔caramel corn®〕等），來引導咀嚼吞嚥，有時用吸管飲水也會觸發吞嚥動作而有效幫助後送。

⑥透過用手拿食物，或使用餐具，也能夠讓食團後送變得較為順利。

●難以通過咽部時

①確認出現吞嚥反射（喉部上抬）後，快速協助個案取食下一口。懷疑有食物殘留在口腔內或咽部時，讓個案有意識地進行吞嚥（告知「嘴巴好好閉起來」）、多次吞嚥（告知「再吞一次」）、追加吞嚥（下一口稍微減量再放入口腔內）、交互吞嚥（協助交互進食較簡單的食物及較困難的食物）、轉頭吞嚥（為了避免通過情況不佳的患側咽部而採取的旋轉姿勢）等，進行能避免咽部殘留的進食代償方式（參見112頁）。

②頻繁發生嗆咳時，進行綜合性評估，合併使用調整姿勢、調整食物質地、代償方法等來對應處理（參見116頁「嗆咳時的處理」）。

●喝水嗆咳時

　　將水增稠約1％或將水份做成凍狀，喝味噌湯會嗆咳時，可嘗試分別進食湯汁與食材。

●發生嗆咳時

　　了解食物質地、進食姿勢、協助方法等造成嗆咳的原因。發生嗆咳時，讓個案採取稍微前傾的姿勢，協助有效排痰，到呼吸平穩為止都不要將食物放進口中。發生嗆咳時為讓呼吸平穩，不要拍或撫摸後背。因為會阻礙呼吸恢復平穩。

　　呼吸平穩後，從少量容易吞嚥的凍狀食或液體再開始進食。

●咽部殘留、嗆咳等症狀明顯時

　　併用脈衝式血氧飽和儀測定血氧飽和度和頸部聽診等來進行監測。為了詳細評估吞嚥動作，進行VF（吞嚥攝影檢查）、VE（吞嚥內視鏡檢查）評估，再次研究處理方法（但也要注意姿勢及進食方法）。

●判斷是誤嚥引起呼吸變化時

　　測定血氧飽和度，若為90％以下要進行抽吸等針對窒息、誤嚥的處理，同時並與醫師研究對應方案。

　　且之後即使狀態穩定，吸入物也可能慢慢導致氣管阻塞，有時在夜間會產生呼吸困難或發燒的症狀，因此要仔細觀察整體健康狀態。

配合個別需求的特殊用餐協助技巧

提供視覺訊息時要協助個案張眼

腦功能障礙會造成注意力障礙、清醒狀況不佳、偏側空間忽略、額葉症狀、不能持續動作（難以長時間持續一個動作，或是無法同時進行二個動作，參見122頁）等多種症狀。

這裡介紹除了嚴重意識障礙的情況之外，在清醒狀況不佳或不能持續動作時，協助提供個案視覺訊息時所使用的協助張眼法。

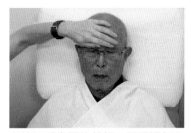

用整個手掌覆住前額，慢慢提起上眼瞼

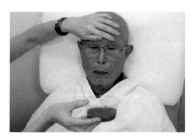

在視線的位置上固定食物，以口語告知個案「看著果凍哦」

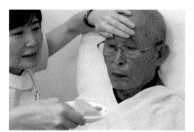

看著個案的眼睛，確認個案視線方向，將目標物停在個案能夠看到的位置，讓個案可以看到

重點

· 用整個手掌覆住前額，慢慢提起上眼瞼，讓個案在視線位置內能看見食物。
· 確認個案的視線方向，並將食物放在個案能夠看到的位置不隨意移動。
· 食物應距離個案眼球斜下方約 20 ～ 30cm 之處，這樣比較容易捕捉到視覺訊息。

注意事項

· 張眼不佳若是因視覺障礙、意識障礙或重度失智症造成，如果協助張眼會讓個案有精神壓力，不要勉強進行。
· 用手指提起上眼瞼會對皮膚造成負擔，因此不宜使用。
· 注意手指位置，不要讓垂下的手指進入視野內。
· 因左側空間忽略而造成眼球往右方偏斜時，應先確認個案的視線範圍，先在個案能看到的位置讓他看，再一邊確認視線方向，同時慢慢將食物與視線盡可能引導至正中央。
· 協助張眼不要持續太久。

為幫助張口、閉口以手進行協助[1]

個案有認知功能低下、腦神經障礙（主要是三叉神經、運動神經障礙）、廢用症候群、失用症或清醒狀況不佳時，會難以自己張開或閉上嘴巴。若因無法自己張口造成進食困難，就很難進步到能由口進食。另一方面，若個案因閉口不佳而下顎往下垂，不但會讓口腔乾燥程度增加，還會難以緊閉口唇及將舌頭往上顎抬起，讓舌頭後送食團能力不佳。此外，顎咽閉鎖不全不但會讓吞嚥壓不足，還會無法誘發出吞嚥反射，造成咽部殘留，容易引起誤嚥。

這裡介紹透過以手協助張口、閉口，而能夠誘發出嘴唇抿住食物、後送和吞嚥反射的方法。

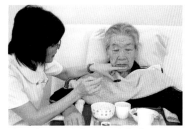

讓個案看見食物，將食指放在下顎中間並稍微下拉

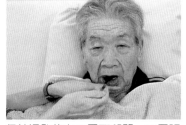

保持湯匙放在下唇不移開，口唇張開後將湯匙放在舌頭上

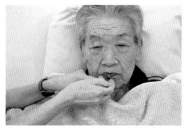

抽出湯匙使口唇能夠閉合

- 必須在開始給予食物之前提供個案足夠的視覺和嗅覺訊息。
- 進行張口協助時，要用整根食指指腹確實碰觸下顎。
- 若是只用食指無法將口唇放鬆並將下顎往下拉時，可用整個手掌進行以降低個案敏感度，再慢慢將下顎往下拉。
- 使用湯匙餵食要敏捷。
- 進行閉口協助時，要辨別個案是需要協助將整個下顎抬起，或只需協助口唇閉鎖。
- 在提起下顎時，要將頦舌骨肌提起。
- 協助口唇閉合時，要確定閉合不佳的位置，可沿著口輪匝肌將嘴角提起。
- 凍狀食要放在舌頭後端(舌根部)。
- 將凍狀食物放入嘴巴之後，快速協助口唇緊閉。
- 協助口唇緊閉時，協助者要使用整個指腹將個案的口輪匝肌提起。
- 不要用手指壓迫牙齒及牙齦。
- 注意進食要採頸部前屈姿勢，比較不會有誤嚥的風險。

●協助進行張口、閉口一連串動作時

①提供食物的視覺訊息。
②個案有張口困難時，協助者可將整根食指指腹輕輕放在個案的下唇，不要移動。
③將裝有凍狀食的湯匙輕輕放在下唇，不移開湯匙。
④待嘴唇周圍肌肉緊繃的狀態變柔軟後，用放在下唇的食指將下顎往下方壓。
⑤敏捷地將湯匙放入口腔內，並將整個湯匙勺部放在舌頭上。
⑥將湯匙放入口腔內後，食指快速移動到上唇。
⑦用食指將上唇往下拉，讓抽出湯匙時個案能夠以上唇抵住食物。
⑧將手上握住的湯匙與凍狀食放在桌上，用空出來的手協助緊閉口唇或將下顎上提。
⑨緊閉口唇時，用拇指與食指將嘴角上提，中指則將頦舌骨肌上提。
⑩確認吞嚥反射後，重複進行這些動作。
⑪若難以張眼，則與上述合併，進行數次協助張眼（但不要過度持續張眼）。

- 有因意識障礙、失智症造成的重度額葉症狀、牙科疾病和精神壓力時，不要勉強進行協助。
- 確認有無下顎脫臼及口腔疾病後再進行。
- 不勉強張口、閉口。
- 注意個別狀況再進行。

二支湯匙後送法

　　有清醒狀況不佳、失用症等高階腦功能障礙、額葉症狀等的認知功能低下、腦神經障礙（主要是顏面神經麻痺及舌下神經麻痺）時，食物會難以後送。臨床上，即使用湯匙將凍狀食放在舌頭上，抽出湯匙時凍狀食也會被拉回到舌尖或口腔前庭。因此，凍狀食無法抵達會引發吞嚥反射的舌根部，難以誘發有效的吞嚥反射。

　　這裡介紹除了採取可利用重力來幫助後送的半坐臥姿勢以外，並使用二支湯匙來誘發早期吞嚥反射的方法。尤其是在有假〔性〕延髓性麻痺或舌頭運動功能低下時非常有效。

編註①：本節中協助進食的特殊技巧，需要由醫師及語言治療師評估執行。

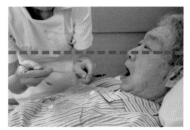

①提供視覺訊息，從鼻子下方與舌頭平行送入湯匙

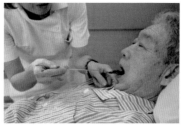

②用手指碰觸下唇並向下壓，促使個案張口

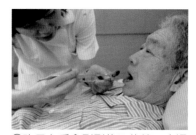

③改用左手拿剛剛放入的第一支湯匙，將其放在舌根部上，再用右手拿要用來推出食物的第二支湯匙，並放入湯匙

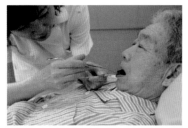

④第一支湯匙維持不動，用第二支湯匙推出凍狀食

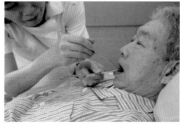

⑤用第二支湯匙推出凍狀食，並刺激舌頭

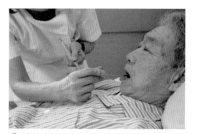

⑥抽出左手拿著的第一支湯匙

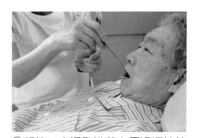

⑦將第二支湯匙沿著上唇滑順地抽出

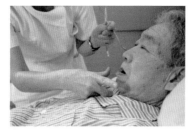

⑧改用左手拿第二支湯匙，並用右手協助緊閉口唇

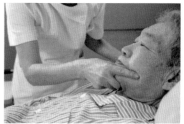

⑨為了緊閉口唇，用右手的拇指與食指提起嘴角，並用中指的第二關節抬起頦舌骨肌，抬起喉部

重點

- 採取較不會引起誤嚥的頸部前屈借助重力的姿勢。
- 將裝有凍狀食的第一支湯匙放在舌根部上，用湯匙勺部輕微施壓刺激舌頭。
- 為了使第二支湯匙能夠有效滑順抽出，放入的角度要低。
- 左右手要分別使用。
- 在抽出湯匙時要施壓刺激整個舌頭，並迅速引導個案緊閉口唇。
- 放入湯匙的角度要低於鼻子，協助者也可以以彎腰的姿勢來操作。

注意事項

- 對於有重度意識障礙或咽部期吞嚥障礙者，不要勉強進行。
- 個案姿勢不良有可能會造成誤嚥，因此要仔細調整姿勢。
- 動作不熟練者不要輕易進行。
- 進行時要注意個別狀況。
- 必要時可用 VF 來檢驗結果。

進食時的半坐臥角度為 60 度以下時，個案較不易完全看見桌上的食物。此外，一次拿一個碗交互替換協助餵食，經常需要花費許多時間。

這裡介紹能一次拿二個碗，盡量讓食物殘留在咽部的時間最短以預防誤嚥的協助方法，能有效進行用餐協助。

採用這個方法的目的是為了透過視覺訊息來加強集中注意力、透過交互吞嚥來改善咽部清除狀況、提高協助的效率等。但是，由於有時也會因協助者單手拿著的碗前後移動，讓個案難以集中視線，因此個案清醒狀況良好時要盡量將碗放在托盤上。

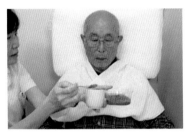

拿著二個碗讓個案看見

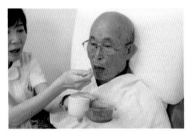

從斜下方 45 度的方向協助進食

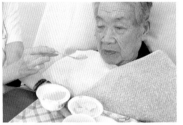

拿著碗的左手要放在桌上固定

●操作方法

①穩定拿住二個碗。

②注意手指不要放進碗內，同時要能提供視覺訊息。

③注意食物的順序，讓個案能夠交互吞嚥附著性高與附著性低的食物（可以先決定好如茶凍、粥→配菜→茶凍等的順序）。

④保持將一匙食物放進個案口腔內後，就舀取下一口等待下一次的餵食。

⑤確認個案有吞嚥反射後，看好時間點協助進食。

⑥難以進食或後送時，則準備二隻湯匙，或備好用來清洗湯匙的裝有冷水的杯子。

重點

- 注意操作狀況，使視覺訊息固定在一個位置。
- 空出左手食指(以便協助張口及口唇閉鎖)。
- 不要將手指放進碗內，以免造成污染。
- 規劃交互吞嚥的方式。
- 爲了維持良好的進食時間點及速度，保持將一匙食物放進個案口腔內後，就舀取下一口等待下一次的餵食。
- 確認個案產生吞嚥反射後，就放入下一口。
- 中間要休息。

注意事項

- 適用對象爲半坐臥角度 60 度以下，需要完全協助的個案。
- 速度若過快，可能會引起窒息，因此需要注意。
- 口腔內堆積食物時不要進行餵食。
- 注意不要提供過多視覺訊息，以免增加個案壓力。
- 進行時要注意個別狀況。

代償方法

●片狀凍狀食整個吞入法

藉由將凍狀物製成容易吞嚥的四邊約1.5cm、厚度約2～3mm的薄片狀食團，讓個案能直接整個吞入，預防殘留及誤嚥。

和堆成山型的凍狀物相比，切成薄片狀的凍狀物不容易在口腔、咽部散開，能夠流暢地通過咽部及食道入口處。

後送狀況不佳時則放在舌根上。使用尺寸較小且淺平的湯匙。由於若頸部伸展可能會導致整個食團誤嚥，因此一定要採取頸部前屈姿勢。

●多次吞嚥

藉由每一口都進行多次吞嚥，來去除咽部殘留物，預防吞嚥後的誤嚥。告知個案「請再吞下去一次」。

若是個案仍在訓練期間，不論個案是否表示咽部有殘留食團的感覺，都要進行多次吞嚥（口腔、咽部的知覺降低時，即使有殘留，個案也不會有殘留感，因此必須注意）。

●追加吞嚥

即使口腔、咽部有殘留，但不依照指示就難以誘發吞嚥動作時，可協助進食少量液體或凍狀食，來誘發吞嚥動作。

●交互吞嚥

藉由交互放入不易吞嚥與容易吞嚥的食團，有助於去除咽部殘留物。

尤其是對於粥等黏性高的食品或水份少的情況，交互給予凍狀食或水份，便能清除口腔或咽部的殘留物。

可用茶凍作為最後的餐點內容。

清醒狀況不佳時的處理

　　所謂清醒，是指個案對來自感覺訊息的刺激，能夠以言語或動作來作出反應。這是由與上行網狀活化系統、視丘-皮質反饋迴路的調節系統、大腦皮質系統的連動來調整。清醒狀況不佳的狀態包括意識障礙、自主動作減少、注意力降低等。

　　本書中的清醒狀況不佳，是指雖然沒有會引起嚴重意識障礙的病狀，但無法正確辨識自己與周圍的環境，並對來自外部的刺激無法作出適當反應的狀態。清醒狀況不佳在用餐時，會無法有效取食、咀嚼、後送，不但難以誘發出吞嚥反射，還會殘留在咽部增加誤嚥的風險。因此，要給予個案利用五感的特殊感覺刺激（聽覺、視覺、觸覺、嗅覺、味覺、抗重力姿勢等），並使用手來協助進食動作、協助離床並增加活動量、調整好白天活動與夜間休息的生活節奏，以提升個案的清醒程度。

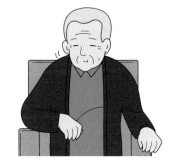

進食時清醒狀況不佳的主要症狀

1）能夠回答，但無法張開眼睛。
2）有張開眼睛，但無法張口。
3）取食時無法閉口。
4）進食中途閉上眼睛。
5）食物一直停留在口中。
6）很難吞下。
7）進食到一半會停止進食動作。
8）無法維持姿勢，頸部會後屈或前屈。

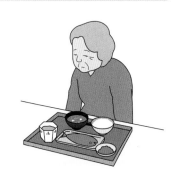

清醒狀況不佳的原因、起因評估

●需要辨別個案的疾病是否會引起嚴重的意識障礙

- 若是會引起意識障礙的疾病，看是否有腦幹部病變、腦疝脫、大範圍的大腦病變、癲癇、低血糖、肝功能不全、電解質異常（低血鈉症等），需觀察整體健康狀態。
- 有重度腦功能障礙時，在脫離急性期後也會長期不太清醒，因此無法提升活動性。要了解腦障礙的病況與程度，以協助改善個案的清醒狀況。
- 血液動力學不穩定時，會因血壓急速降低或血栓而引起肺栓塞等併發症，因此要特別注意。

●抗重力姿勢運動及刺激認知功能的運動和感覺刺激不足

- 若是抗重力姿勢活動及姿勢變化不足時，會缺乏對腦部整體傳導系統的刺激。

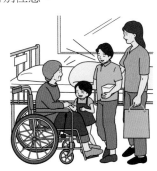

　➡盡可能減少非必要的臥床時間，應增加離床維持坐姿或站姿等生活協助的時間。
　➡增加抗重力姿勢的動作。為了提高個案活動性，進行移位等動作時，暫時採取站姿來誘發平衡感，能刺激個案的清醒度。有關節攣縮時，要注意避免骨折及疼痛，溫柔地進行。
　➡透過訓練離床及運用五感，增加容易辨識的視覺空間。

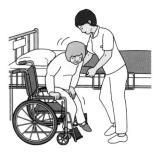

　➡增加坐姿時間，拓展視覺、聽覺訊息，可能能夠自我表達，有助於個案開始對話。
　➡透過增加坐姿持久度，誘發出主動動作，嗜睡的狀況也會改善。

●安眠藥或精神藥物等產生的副作用

· 若是個案晚上無法入眠，常會給予安眠藥或精神藥物，因此白天會有嗜睡或譫妄的現象。
· 日夜顛倒會使得夜間無法有良好的睡眠，造成白天昏睡的現象。應確認有無因藥物造成清醒狀況不佳或日夜顛倒的狀況，檢討正在服用的藥物是否適合。

●生活節奏混亂

· 活動不足會打亂活動和休息的平衡，容易讓自律神經系統不穩定。
· 若自律神經系統不穩定，會引起體內恆定的不平衡，導致壓力增加而容易日夜顛倒。
　➡增加一天生活節奏（起床、洗臉、如廁、用餐、休息、休閒活動、復健等）的變化，協助讓個案白天能活動，夜晚能入睡。

●長期使用非經口營養與活動性低下

· 若是長期只靠非經口營養，認知功能、口腔肌肉、吞嚥運動、上肢動作等肌肉活動不足，會產生廢用症候群的問題，並讓清醒狀況不佳。
· 長期採取經管營養，活動量低下時，個案對肌肉運動及認知的刺激會更加不足，使得清醒狀況不佳，助長長期臥床的狀態。
· 進食或發聲對口腔有刺激作用。若是個案無法進食或發聲，對口腔的刺激不足，臉頰、嘴唇、舌頭、喉嚨等器官的運動和感覺機能會降低，唾液分泌也會減少。此外，若是對腦部的傳導系統及其相關網絡的刺激不足，會讓清醒狀況不佳的狀態變成慢性。
　➡加強口腔護理，盡早開始進行由口進食的訓練。
　➡積極進行特殊感覺刺激（聽覺、視覺、觸覺、嗅覺、味覺、抗重力姿勢等），協助個案能夠用手進行取食動作，改善清醒狀況。
　➡為能由口進食及維持姿勢而進行的肌肉活化運動，有助穩定姿勢與提升持久度。

清醒狀況不佳時處理方法的概要

●尚未離床或對認知功能的刺激不足時

· 血液動力學若沒有問題，要積極促進離床。
· 透過張眼協助來強化視覺刺激（注意眼球偏斜狀況，協助者要用整個手掌將兩眼眼瞼輕輕抬起）。
· 在耳邊告知：「起來囉」、「看一下」、「吃吧」等，明確且簡短地提示個案要注意的事物。
· 以味覺、嗅覺、喜好的物品來刺激五感。讓個案有機會用手拿取碳酸飲料、柔軟的仙貝、薄片羊羹、醃蘿蔔等，來提高對食物的辨識能力。焦糖玉米脆果（caramel corn®）等促進咀嚼的食品、帶有香氣的食物、好吃又味道明顯的食物、奧樂蜜C®或蘇打水等碳酸飲料等，都是可以幫助清醒的良好刺激物。
· 可強化觸覺刺激（讓個案可以自己拿食物或碗，並協助個案用另一隻手將食物送到嘴巴）。
· 進行能提供視覺、聽覺、觸覺、味覺、嗅覺全方位刺激的進食訓練（為了能確實給予視覺訊息，要讓個案能完全看見食物）。
· 讓個案可以用語言說明對食物的感覺（協助者可提問「現在吃下去的東西是什麼味道呢？」等）。
· 家人所給予的刺激與協助照護，會給個案帶來安全感因而改善清醒狀況。

●離床、延長坐姿時間、持續站姿訓練

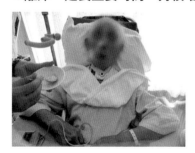

增加處於抗重力姿勢的時間。採取符合個案舌頭後送狀況的進食姿勢

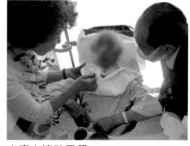

由家人協助用餐

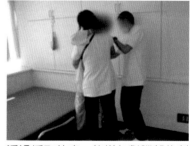

透過採取站姿，能增加對腦部的刺激改善清醒狀況

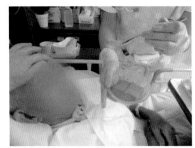

協助張眼來提供視覺訊息

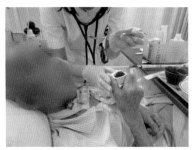

讓個案自己拿著葡萄口味吞嚥訓練果凍並食用，以刺激味覺

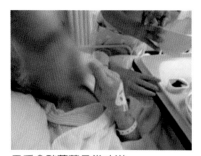

用手拿醃蘿蔔品嘗味道

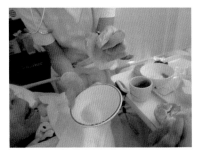

用以手拿取、看、嗅聞氣味、品嘗等方式觸發五感

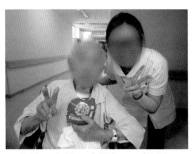

用焦糖玉米脆果來進行咀嚼訓練

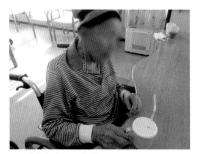

用手自行攝取食物

●夜間睡眠不好造成日夜顛倒時

- ·與醫師、藥劑師討論是否有藥物影響，並停止服用不需要的藥。
- ·調整生活節奏（白天清醒、夜間睡眠）。早晨起床後刷牙、洗臉、用餐、復健、休閒活動、休息、用餐、散步、吃點心、吃晚餐等，規劃有節奏的生活循環，以此概念進行照護和生活協助。

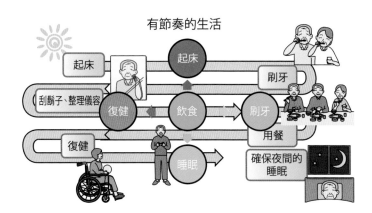

有節奏的生活

●口腔周圍、吞嚥動作、上肢、手部等的功能低下或刺激不足時

- ·讓個案練習用手擦拭臉部、握住牙刷並進行動作等。
- ·口腔護理後，應強化口腔內或口腔周圍肌群的運動與感覺刺激（尤其是舌頭的伸展及施壓刺激、口腔內整體的溫度·觸覺刺激、嘴唇周圍及舌頭的施壓刺激）等間接訓練。
- ·增加以上肢進行的動作（擦拭臉部、握住牙刷並進行動作等）。
- ·讓個案看見自己手上拿著的物品（視需要協助張眼），並用言語敦促個案出聲。
- ·協助者以手陪同引導個案用上肢取食喜歡的食物（透過手部動作來增加對腦的刺激，並幫助清醒）。
- ·提供喜好的食物。
- ·從動作的一開始（剝橘子皮、打開瓶蓋等），協助者就以手進行協助。

嗆咳時的處理

嗆咳是為了排除異物的重要防禦反應。發生嗆咳，代表防禦反應能夠正常發揮功用，有助於降低吸入性肺炎的風險。

但是，不該認為「因為發生嗆咳所以要停止由口進食」，反而應該將之視為這代表個案的防禦反應能夠正常發揮功能。專業團隊應謹慎評估造成嗆咳的原因，並重新檢討治療計畫。

嗆咳的原因、起因、評估

●嗆咳是防止異物侵入喉部或氣管的呼吸道防禦反應

- 嗆咳是對進入喉部或氣管的食物、唾液或其他異物產生的反應。神經傳導物質P物質會經由舌咽、迷走神經，向咳嗽中樞傳達訊息並誘發咳嗽。大口吸氣後聲門關閉，會使胸腔內壓力上升，從而產生嗆咳（爆發性的呼氣）。
- 嗆咳對個案是否能從喉部或氣管咳出異物非常重要，必須對嗆咳進行評估並研究介入方法。

●不會出現嗆咳的靜默式吸入表示防禦反應低下

- 有時 P 物質會減少，引起靜默式吸入。由於不會出現嗆咳，因此較難發現進入氣管的侵入物。
- 隨著年齡增長，高齡者的吸入性肺炎與靜默式吸入有相關性，在介入高齡者照護時必須特別注意。
- 嗆咳反應弱會有吸入性肺炎的風險，因此要檢討原因或起因，讓個案能夠充分咳出異物。這對改善呼吸狀態及幫助離床非常重要。

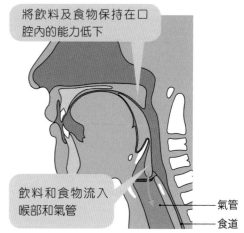

P 物質：是在大腦基底核區域所合成的神經傳導物質，目的是能維持正常吞嚥反射及咳嗽反射。若大腦基底核附近的腦血管發生障礙或是有帕金森氏症，則 P 物質會減少，導致個案若是有誤嚥或異物侵入喉部時的咳嗽功能低下，難以發揮氣管防禦功能而引起靜默式吸入。此外，也會不易引發吞嚥反射而造成吞嚥障礙

●吞入前發生嗆咳（吞嚥前誤嚥）

- **口腔保持能力不佳**：嘴唇或舌頭動作不佳時，無法將食團及水份保持在口腔內，在吞下前就先流到咽部，因而引起嗆咳。
  - ➡強化口唇緊閉能力及舌頭動作。
  - ➡將水份增稠約1%（配合個別狀況）（參見94頁編註㉑），餐點則提供容易聚集成團的質地。避免給予容易碎掉的凍狀食或剁碎無法成團的食物。
- **不易引發吞嚥反射**：吞嚥反射延遲。在啟動吞嚥反射前水份等就流入咽部，吞嚥功能無法處理流下去的水份因而引起嗆咳。
  - ➡不易引發吞嚥反射時，進食時協助者可將湯匙勺底放在舌頭根部，輕微施加壓力刺激以誘發吞嚥反射。
- **姿勢不良（頸部後屈姿勢）**：如果原本在床鋪上的姿勢不良又直接將床頭搖高，會讓骨盆後傾或頸部過度伸展，阻礙吞嚥功能。此外，協助者若從上方協助進食，個案的視線就會朝上，形成頸部後屈姿勢。頸部後屈姿勢會令頸部伸展，讓食物提早流入咽部，或阻礙與吞嚥相關的動作，造成嗆咳。身體前彎用吸吮的方式進食也會增加嗆咳的發生率。
  - ➡矯正不良姿勢（參見54頁「⑧姿勢、持久度」）。

無法將食團及水份保持在口腔內，在啟動吞嚥反射前就會先流入喉部及氣管

●吞嚥中發生嗆咳（吞嚥中誤嚥）

- **喉部閉合不全**：喉部上抬能力不佳時，喉部閉合不全，吞嚥中的食物會先流入氣管造成誤嚥，引起嗆咳。
- **水份、食物質地**：水份通過咽部的速度過快，造成在吞嚥中發生嗆咳。在食物質地方面，質地變化大而不平均的食物容易引起誤嚥。
  ➡將水份增稠能讓水以較緩慢的速度通過咽部。
- **呼吸狀態**：呼吸速度快而不穩定的情況下，呼吸與吞嚥的節奏容易被打亂。吞嚥後就吸氣，會將食物吸進氣管而造成嗆咳。此外，在吞嚥時若無法完全閉氣（吞嚥中會暫停呼吸），也會造成嗆咳。
  ➡調整呼吸或在用餐時有意識地進行吞嚥。

●在吞嚥後發生嗆咳（吞嚥後誤嚥）

- **咽部殘留**：吞嚥後，食物殘留在口腔或咽部裡，從而流入氣管或造成誤嚥，引起嗆咳。
- **一口的量**：一口的量若過多，會殘留在咽部，並從梨狀窩溢出，造成誤嚥。
  ➡一口的量調整為約3～5g。
- **口唇沒有完全緊閉**：吞嚥時口唇若沒有完全緊閉，會降低咽部期的吞嚥壓（後送至咽部或吞嚥時所必需的壓力），使食物殘留在口腔或咽部。
  ➡口唇無法完全緊閉時要協助個案閉緊口唇。此外，當個案對食物辨識能力低下時，會張著口吞嚥，而造成嗆咳。取食時要運用五感，增加對食物的辨識度，並提醒閉口。
- **協助速度**：協助速度太慢，會影響吞嚥動作的流暢度。此外，也會因進食時間太長，感覺疲勞而難以集中精神在餐點上。
  ➡若是只有少量殘留在咽部，可透過適當的協助速度，進行追加吞嚥來減少殘留。
- **食物質地**：咽部期的吞嚥力較弱時，剁碎的食物或附著性高的食物容易引起殘留或誤嚥。
  ➡可與附著性低的食品（茶凍等）進行交互吞嚥，來減少殘留。

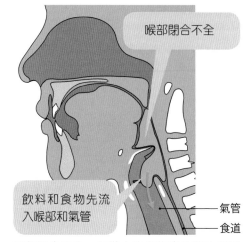

喉部閉合不全

飲料和食物先流入喉部和氣管

氣管

食道

喉部閉合不全，吞嚥中的食物會先流入喉部及氣管

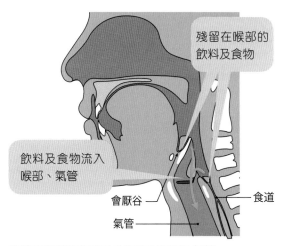

殘留在喉部的飲料及食物

飲料及食物流入喉部、氣管

會厭谷

氣管

食道

殘留在咽部的飲料及食物進入喉部及氣管

嗆咳時處理方法的概要

●姿勢不良（頸部後屈姿勢）時

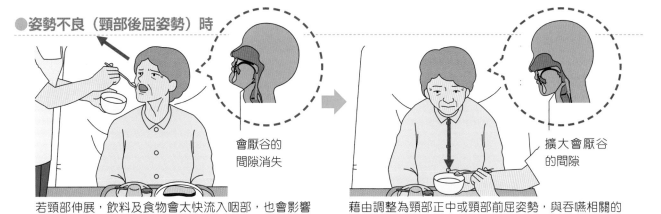

會厭谷的間隙消失

若頸部伸展，飲料及食物會太快流入咽部，也會影響與吞嚥相關的器官動作

擴大會厭谷的間隙

藉由調整為頸部正中或頸部前屈姿勢，與吞嚥相關的各個器官的動作能夠更流暢。此外，這個姿勢比較容易接收到視覺訊息，也有助於辨識食物

●嗆咳時的處理方法

①**觀察嗆咳狀況**：觀察何時發生嗆咳（吞嚥前、吞嚥中、吞嚥後）、是在怎麼樣的情況下發生嗆咳、嗆咳程度強烈或輕微、是否能咳出異物。

②**姿勢**：採取前彎的姿勢，等待嗆咳平緩。

③**觀察呼吸**：觀察呼吸是否急促、有無呼吸困難、是否發出像氣喘般有咻咻聲的症狀、臉色及唇色有無變差等。

④**測量動脈血氧飽和度**：即使呼吸平穩，但若少於平常的3％以上，則要懷疑有誤嚥的狀況。

⑤**觀察呼吸道阻塞或咽部殘留狀況**：確認是否能發出聲音、聲音是否變得沙啞。無法發出聲音時（平常是能夠發出聲音），有可能是因為窒息而阻塞了呼吸道，因此要立刻進行抽吸。聲音變得沙啞時，則再要求再咳一次將異物咳出。必要時進行抽吸。

⑥**繼續用餐**：呼吸狀態平穩後，從較容易吞嚥的食物質地或姿勢再開始進食，繼續用餐。

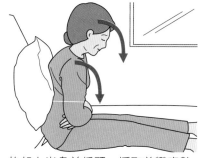

●半坐臥角度為 45 度以上時

抬起上半身並低頭，採取前彎姿勢。在旁照護直到嗆咳平緩為止。若拍打或摩擦背部，會使個案無法調整呼吸，因此要特別注意

●嗆咳後，呼吸不穩定時的處理方法

①**穩定呼吸**：搖高床頭、或讓個案坐在椅子上等，請個案抬頭，並要求深呼吸或�’嘟嘴呼吸（「呼～」地來拉長吐氣時間）。

②**難以咳出時**：無法完全咳出異物時，要溫柔地抽吸呼吸道、協助呼吸，讓個案能確實咳出異物。

③**持續觀察**：即使症狀平緩了，也要持續觀察是否發燒及呼吸狀態。

④**症狀持續或惡化時**：向醫師報告。

●窒息時的處理方法

①**請求支援**：大聲呼叫支援。不要離開現場。

②**觀察窒息時的狀況**：觀察有無強烈咳嗽、表情是否痛苦、臉色有無變差、是否能發出聲音、是否能呼吸、有無意識。

③**除去異物**：視情況採取以下方法除去異物。

- 咳嗽與掏出：讓個案採前傾的姿勢，並敦促個案強烈咳嗽。透過咳嗽將異物吐出。
- 無法吐出時，觀察口中情況將看得到的部分食物掏出。若勉強掏出口內深處的食物，會使窒息狀況惡化，因此要特別注意。在掏出時要小心手和手指不要被咬，並配戴手套。
- 拍打背部法：採低頭的姿勢。用手掌根部，朝向頭部的方向，多次強力拍打肩胛骨之間，讓個案吐出異物。
- 哈姆立克法：從後方將個案環抱。單手握拳放在心窩（胸部和腹部之間）的稍微下方處，另一隻手緊緊握住握拳的手。像快速往上抬一樣，用力壓迫並同時向上推擠，讓個案吐出異物。

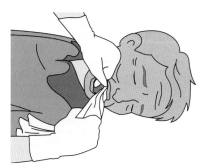

配戴手套，只將看得到的部分掏出。
不往深處掏

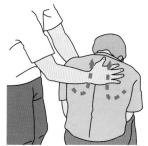

拍打背部法

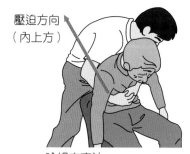

壓迫方向（內上方）

哈姆立克法

④**失去意識時**：必須迅速處理。通報119，並進行心臟按摩等心肺復甦術。

對高階腦功能障礙的處理

高階腦功能障礙是指由於腦部器質性病變所產生的腦功能缺損，造成日常生活及社會生活上的障礙[1]。

症狀包括會複合發生記憶障礙、注意力障礙、失語症、失用、失認、執行（實行）功能障礙、定向力障礙、情緒‧行動障礙、失去自我控制力（disinhibition）、動機降低等。在急性期時，除了合併有意識障礙外，症狀不固定且多樣[2][3]。但是若從急性期起就對臨床症狀與病況的關聯性進行仔細的系統性評估，並且及早開始對應處理，就有機會改善症狀。

飲食行為需要整合來自各式各樣感覺刺激的訊息，所以不只會提升運動機能，也會增加記憶、判斷、洞察、創造、學習等高階腦功能的活動性。過晚或不適當的介入，個案不只在轉成由口進食上要花費較多時間，也會因使用非經口營養造成身心的廢用症候群，阻礙個案發展ADL及降低QOL。

與高階腦功能障礙相對應的大腦位置，及左右大腦各自不同的症狀典型

圖3-3 整合了高階腦功能障礙不同區域的症狀，圖3-4 為左右大腦症狀典型的總覽。

左大腦半球容易合併產生的症狀有右側癱瘓、右側感覺障礙、額葉症狀、運動及感覺性失語症、記憶障礙、右側空間忽略（與左側空間忽略相比出現頻率較少）、失用、身體失認、右同側半盲等。

另一方面，右大腦半球的症狀包括左側癱瘓、左側感覺障礙、額葉症狀、記憶障礙、左側空間忽略、結構障礙、身體失認、病覺失認、左同側半盲等。

整合性地了解額葉、顳葉、頂葉、枕葉的區域別功能障礙，以及左右腦功能障礙的典型，便能對臨床症狀與病況的關聯性進行評估。

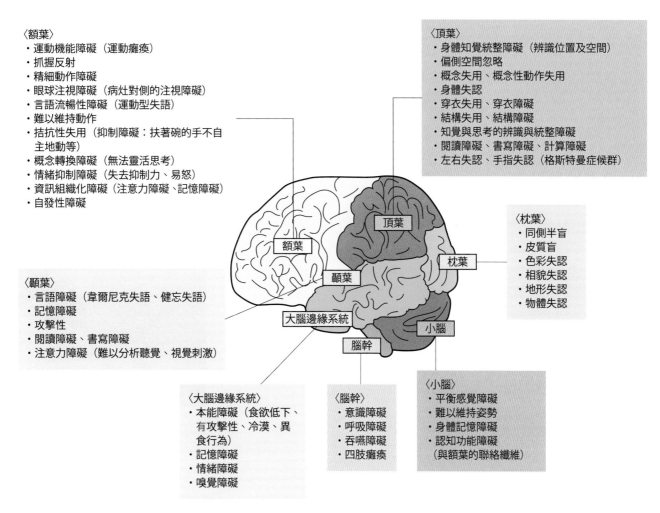

〈額葉〉
・運動機能障礙（運動癱瘓）
・抓握反射
・精細動作障礙
・眼球注視障礙（病灶對側的注視障礙）
・言語流暢性障礙（運動型失語）
・難以維持動作
・拮抗性失用（抑制障礙：扶著碗的手不自主地動等）
・概念轉換障礙（無法靈活思考）
・情緒抑制障礙（失去抑制力、易怒）
・資訊組織化障礙（注意力障礙、記憶障礙）
・自發性障礙

〈顳葉〉
・言語障礙（韋爾尼克失語、健忘失語）
・記憶障礙
・攻擊性
・閱讀障礙、書寫障礙
・注意力障礙（難以分析聽覺、視覺刺激）

〈頂葉〉
・身體知覺統整障礙（辨識位置及空間）
・偏側空間忽略
・概念失用、概念性動作失用
・身體失認
・穿衣失用、穿衣障礙
・結構失用、結構障礙
・知覺與思考的辨識與統整障礙
・閱讀障礙、書寫障礙、計算障礙
・左右失認、手指失認（格斯特曼症候群）

〈枕葉〉
・同側半盲
・皮質盲
・色彩失認
・相貌失認
・地形失認
・物體失認

〈大腦邊緣系統〉
・本能障礙（食欲低下、有攻擊性、冷漠、異食行為）
・記憶障礙
・情緒障礙
・嗅覺障礙

〈腦幹〉
・意識障礙
・呼吸障礙
・吞嚥障礙
・四肢癱瘓

〈小腦〉
・平衡感覺障礙
・難以維持姿勢
・身體記憶障礙
・認知功能障礙（與額葉的聯絡纖維）

圖3-3　高階腦功能障礙區域別的症狀

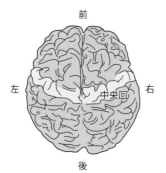

前

| ·右側癱瘓
·右側感覺障礙
·額葉症狀
·運動、感覺性失語症
·記憶障礙
·右側空間忽略
·失用
·身體失認
·右同側半盲 | | ·左側癱瘓
·左側感覺障礙
·額葉症狀
·記憶障礙
·左側空間忽略
·結構障礙
·身體失認
·病覺失認
·左同側半盲 |

左　中央回　右

後

圖3-4　高階腦功能障礙的左右大腦半球症狀典型

評估與處理重點

　　為了穩定發揮高階腦功能，重要的是要及早開始進行提升身體協調性與持久度的照護及復健，並從外部給予適當的刺激，以改善個案的情況。

　　特別要注意照護的重點在口腔、呼吸、循環、清醒狀況、姿勢、進食吞嚥功能。這些身體機能完備，有助於提升高階腦功能的注意力、動機，以及統合了意圖、耐力、記憶等的處理訊息及定向的能力。

　　此外，我們很容易就能發現高階腦功能障礙者及失智症患者的各種困難及問題行為，即使如此，正面評估患者自身的優勢，及其所付出的努力仍非常重要。

●了解與病症的關聯性，並觀察其症狀表現

1）從**圖3-4**我們知道了左右大腦半球不同區域腦功能障礙會產生的不同症狀，了解與先行期相關的臨床症狀與關係，有助於找到介入的方法。因此需要詳細觀察個案的症狀表現及其狀態。

2）在飲食行為的五個階段中（參見189頁），若是有失用、注意力障礙、偏側空間忽略、額葉症狀、記憶障礙等，不只是先行期，連口腔準備期、口腔期、咽部期等過程也會有所影響。例如，失用症會有閉口困難，因此難以引發吞嚥反射，但卻容易被判斷為咽部期障礙。因此，必須要對什麼樣的症狀會與進食過程的什麼部分有關，會引起什麼樣的障礙等，進行綜合性的評估。

3）大多數病例的症狀並不會單一發生，動作障礙、感覺障礙、高階腦功能障礙、進食吞嚥障礙、排泄障礙、心理上的混亂、抑鬱等症狀會合併重複發生。

4）若是大腦半球發生大面積的損傷並反覆發生，失語、失用、失認、額葉症狀、記憶障礙等症狀會合併產生。

5）要與多職種專業人員一起共享日常生活狀況、神經心理學檢查的評估、復健狀況的整合性評估與介入，是非常重要的事。

●透過床邊篩檢評估來預測症狀

1）從急性期症狀可以推斷病灶大略的位置，進而預測可能發生的高階腦功能障礙。例如病灶位置如果是在右大腦半球，可以從眼球狀態來預測有左側空間忽略。此外，簡單使用50cm的繩子進行二等分檢查，便能確認對空間認知及忽略的程度。

2）如果病灶位置是在左半球，則需要進一步評估個案的語言功能（包括說話、傾聽並理解、閱讀、書寫），有助於規劃初期溝通的方法。

3）關於失用狀況，則可以用模仿吐舌或比V字手勢等，也可合併使用湯匙或牙刷等日常生活用具來進行評估。依據這些結果，就能對問題在哪、原因為何、優勢是什麼、調整好哪些方面就能變得比現在更好等部分，進行系統性評估。綜合性地考慮這些部分，有助於規劃更具體的包括進食的日常生活照護計畫。

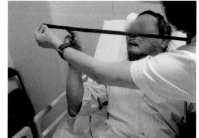

使用 50cm 的繩子進行二等分檢查：對於「哪裡是正中央」的提問，個案指向偏移右側 20cm 的位置（評估為左側空間忽略）

●考量協助者與個案的位置關係及姿勢

1）進行進食協助或動作復健時，必須注意協助者的位置。

2）視覺空間認知障礙的偏側空間忽略等，讓個案僅對單側的刺激比較有反應時，協助者經常會傾向由個案容易溝通的非忽略側來介入。但持續從非忽略側介入，會局限個案的視覺及聽覺訊息，且頭頸部會過度旋轉（左側空間忽略時是往右側旋轉〔RNL：Right Neck Location〕），可能會導致斜頸，因此要特別注意。右方照片是長期左側空間忽略患者頸部旋轉的狀況，從發病開始過了三個月，仍像這樣過度往右側旋轉，即使從正面呼喚，個案的對訊息來源的反應仍然是偏向右側。

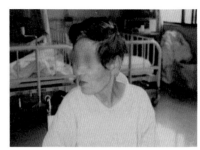

重度左側空間忽略患者往右側旋轉的狀態（RNL）：嚴重朝向沒有忽略的那側（右側）

3）進食時要注意若頸部過度向右旋轉，會阻礙食物通過右側梨狀窩，容易引起嗆咳或誤嚥。對應個案偏側空間忽略的程度，應及早從正面或忽略側（患側）進行介入，以擴展個案認知空間的範圍，不僅能改善視覺認知，也能改善整體認知功能。

4）盡可能去除對健側上肢的約束。透過增加用健側的手來擦臉，並依序觸碰患側上肢的肩膀、手腕、手部、手指，及以言語表示部位等方法，不僅有助於改善空間失認，也能改善身體失認。

5）頭頸部轉向非忽略側時，一定要注意擺位。不要突然將個案的頭部轉向正面或忽略側。

6）乘坐輪椅時，也不要使頸部或整個身體過度轉向非忽略側，要調整為能夠面向正面的穩定姿勢，盡可能去除對上肢的約束。

●及早提高左側空間忽略患者身體認知的照護

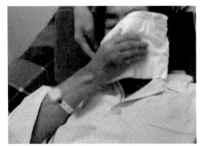

透過用熱毛巾擦臉的動作，來提高對身體觸覺的感知

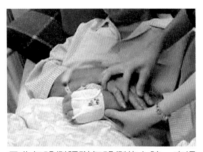

用非忽略側觸碰忽略側的上肢，來提高辨識狀況

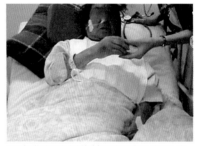

架高非忽略側的枕頭遮擋外部訊息，並觸碰來自忽略側的刺激物（用手拿著凍狀食），來提高忽略側的認知

●左側空間忽略患者的安全姿勢照護

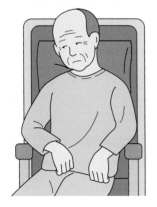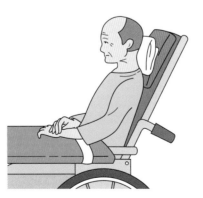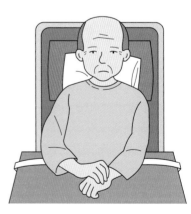

①將臀部後拉，確實靠後坐好
②去除約束以觸碰忽略側
③用毛巾或三角枕讓頭頸部前屈，並保持穩定
④用輪椅桌板使上肢穩定

　　失用症是指即使上肢沒有癱瘓或感覺障礙，但無法按照目標做出適合的動作。失用症的病灶位置為左前頂葉。有失用症的個案經常會合併有失語症，因此在理解指令上容易產生混亂。此外，對模仿動作和動作的順序會有躊躇猶豫的狀況。

　　有些比較容易觀察到的典型動作包括口腔動作失用（無法有意識地閉口、吐舌頭、吞入凍狀食等）、吞嚥失用（舌頭沒有癱瘓，但無法運用舌頭引發吞嚥動作）、概念性動作失用（無法模仿）、概念失用（不知道湯匙的使用方法）、動作不能持續（motor impersistence，無法同時張開嘴巴並閉上眼睛）等狀況合併產生。有這些症狀時，經常也會伴隨有失語症，因此難以透過言語溝通進行指導。

　　個案在使用湯匙或牙刷等日常生活中使用的用具時，協助者需要持續用手陪同個案進行動作訓練，以增進喚起一連串的動作記憶（用身體記住的記憶）。

　　發病早期，由於個案容易過度緊張，因此要注意調整為能夠放鬆的環境、容易吞嚥的食物質地等。

● **失用症的典型症狀與飲食行為**

- 無法理解口語指示。
- 不知道該如何運用舌頭及嘴唇。
- 嘴巴維持張開無法閉上。
- 不知道如何後送食物及咀嚼，即使想用舌頭也做不到。
- 想用手抓食物或想將整個碗放進口中。
- 手緊緊握住湯匙卻不做動作。
- 不知道如何使用湯匙及筷子，猶豫不決或用錯方法。
- 無法打開碗或優格等的蓋子，或是不打開就想整個放進口中。
- 用很困難進食的方式握住湯匙。
- 臉靠近餐具並想吃掉。
- 吃的步調很快，且難以調整速度。
- 想進食但對側的手會擾亂進食動作，將碗打翻（拮抗性失用）。

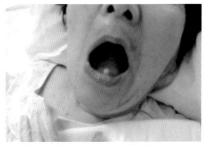
口腔及面部失用：無法伸出舌頭、無法閉上嘴巴

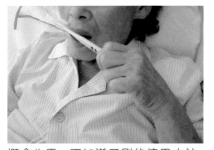
概念失用：不知道牙刷的使用方法，無法將牙刷放進口中

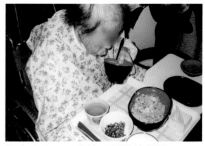
概念失用：不會使用湯匙等餐具

● **對失用的處理方法**

➡有口腔動作失用或吞嚥失用時，可調整半坐臥角度利用重力來幫助後送。

➡用附著性低、凝集性高、味道明顯的凍狀食來幫助後送，選擇能夠引發吞嚥反射的食物。

➡將凍狀食放在舌面稍微深處，而不是舌面中央，以引發吞嚥反射。用一支湯匙放食物有困難時，可以使用二支湯匙後送法（參照109頁）。

➡協助者用手稍微協助個案患側的口唇閉合，使其能夠閉上口唇（但不要勉強進行）。

➡進食量穩定後，慢慢提高半坐臥角度，採取抗重力的直立姿勢。

➡穩定兩肘及頭頸部的姿勢，協助者用手陪同個案重複進行動作訓練，以學習增進一連串的作記憶，讓個案能夠以安全的速度來進食。

➡思考規劃食物質地。從凍狀食→糊狀食→柔軟且具有形狀的綿軟食→普通食（也可精心設計飯團等）來提升等級。

➡用個案喜好的食物來喚起記憶。

➡規劃桌子及餐具（輕率使用加粗握柄，有時反而會導致混亂，必須特別注意）。

➡若看似需要花費許多時間，則要適時進行協助。

➡使用鏡子會導致左右或結構的混亂，因此不建議使用。

➡協助者用手協助個案進食，讓取食的速度節奏能夠成為個案的連串動作記憶進而成為習慣。

➡慢慢用模仿或以言語引導改變。

➡有拮抗性失用時，可先壓制個案動作較多的手，減少給予視覺訊息。協助者用手協助個案的取食動作。

對注意力障礙的處理方法──症狀別的處理方法・2

　　「注意力」在記憶、解決問題、執行動作、學習、溝通等行動上，有分配和調整的重要功能。此外，也是讓動作確實、安全及能定向的基礎，讓人能夠掌握自身周圍的訊息及能考量到他人。「注意力」可分類為清醒度、持續性、選擇性、分配性、轉移性等，但在實際行動時是同時合併這些類別來進行處理。

　　注意力障礙是指已事先確定了動作的最終目的，但過程中所需處理的訊息卻沒有處理。依右大腦半球、左大腦半球、額葉、顳葉等損傷部位不同會有不同典型，但經常會合併產生。表現在用餐上是會受周圍環境影響、缺乏集中力導致進食中斷，進食速度也容易被聲音或看見的訊息所影響。

　　尤其是因右大腦半球障礙造成的

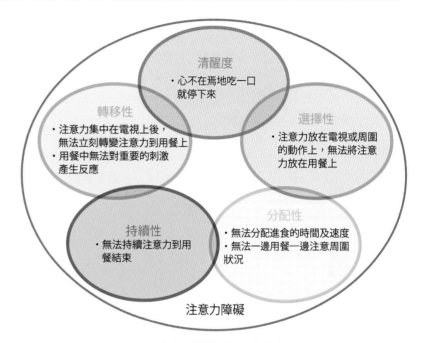

用餐中會反覆發生的注意力障礙

注意力障礙，經常會混合有偏側空間忽略、身體失認、注意力障礙、記憶障礙、額葉症狀、動作不能持續（難以長時間持續一個動作，或是無法同時進行二個動作）等，進食動作需要進行許多方面的物理上、人力上的環境調整。因此，要減少訊息輸入以調整環境，讓個案的集中力不會因周圍的電視聲或環境音等降低，之後再慢慢增加訊息源以增進處理能力。

●注意力障礙的典型症狀與飲食行為

・用餐途中，會因其他個案或電視的聲音而中斷用餐，花費許多時間。

・無法集中在自己的餐點上，會東張西望。

・吃掉其他個案的餐點或藥品，並且不記得這件事（認為是自己的東西）。

・告知個案要集中注意力用餐，會回答「好」，但馬上又開始說話。

・吃的速度過快。

・不易聽進口語指令。

・無法長時間持續一個動作。

・無法同時進行二個動作（例如閉眼與吐舌頭）。

・進食動作的速度分配不佳，進食太慢會花費許多時間在進食上，太快則容易窒息。

●對注意力障礙的處理方法

➡調整環境（提供安靜且能集中精神的場所）。

➡減少人或電視等視覺及聽覺的訊息（關掉電視或廣播）。

➡讓個案的健側靠向牆邊，用窗簾隔開太多進入視覺空間的訊息。

➡進食速度過快時，協助個案暫時停下進食的動作。

➡協助者用手協助個案調整一口的量及速度分配。

➡口中有食物時，不與個案對話。

➡以「看！」、「吃！」、「吞下去」等簡短句子指示，喚起個案注意力。

➡不進行不必要的對話。尤其是不要在用餐中呼叫個案名字「○○阿姨／爺爺」。

➡協助者從個案慣用手的方向進行協助（若個案左右都有人，注意力會分散）。

➡減少周圍訊息，調整為能夠集中在用餐上的環境。

➡解決與其他個案間的問題（由於有左側忽略時，有時會將右側其他個案的食物誤認為是自己的餐點吃掉，而發生問題。因此要注意右側不要給予不必要的訊息）。

對偏側空間忽略（失認）的處理方法──症狀別的處理方法・3

偏側空間忽略（失認）是指會忽略患側腦對側來的刺激，或難以將注意力放在對側，是失認的一種症狀。

在急性期時，眼球及頸部整體容易偏向病灶側，而忽略從偏側空間提供的視覺、聽覺、觸覺等感覺刺激。可以觀察到忽略偏側肢體的存在及偏側癱瘓的現象，視覺上也會忽略來自偏側的影像，或是忽略注視處的偏側，稱之為洋蔥現象。

大範圍的神經損傷經常會合併有共同性斜視或半盲等狀況，會讓症狀更加嚴重。另外，忽略狀況嚴重時，會因合併有身體失認、三叉神經障礙、顏面神經麻痺、舌下神經麻痺等，會讓個案對口部及身體各部分患側（忽略側）的認知不良。特別是個案患側的口腔感覺及運動能力低下時，無法注意到患側的食物殘渣，容易造成口腔照護的問題。這些食物殘留與口腔內的髒污，容易造成誤嚥，引起吸入性肺炎。因此，要注意口腔清潔，也要讓個案意識口腔內會有食物殘留的狀況。

此外，因顏面神經或舌下神經麻痺所造成的運動障礙，在清潔口腔後要加強口腔周圍肌肉群的按摩及伸展，以改善癱瘓狀況。若眼球向右偏斜程度嚴重、忽略狀況嚴重，雖然開始用餐時是從要右側，但為了增加對正面及左側的視覺、聽覺、觸覺訊息的認知，要及早從忽略側介入協助。

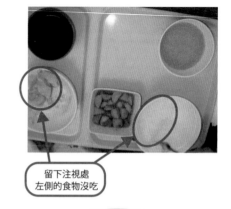

留下注視處
左側的食物沒吃

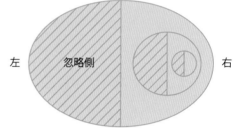

左　忽略側　　　　右

因左側空間忽略產生的洋蔥現象

●偏側空間忽略的典型症狀與飲食行為

・眼球及頭頸部朝向一側（右側），視線不在餐點上。

・即使食物沾黏在患側臉部、或殘留在口腔內，也不會發現。

・會剩下忽略側的食物沒食用。

・會剩下眼睛所注視食物忽略側的部分（洋蔥現象）。

・看不見忽略側的食物，看到其他個案的餐點，有時會說「自己沒有拿到配菜」。

・有時會吃掉非忽略側其他個案的餐點，或是吞下其他個案的藥。

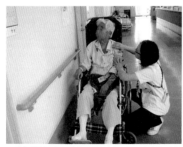

即使從左側（忽略側）呼叫也無法辨識到左側

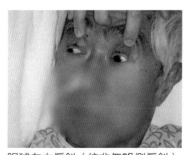

眼球向右偏斜（往非忽略側偏斜）

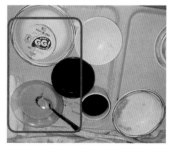

不去吃放在忽略側的餐點

●對偏側空間忽略的處理方法

➡讓個案採取朝向正面的穩定姿勢。

➡減少環境干擾避免注意力分散，並調整成能夠集中用餐的環境（讓非忽略側靠向牆邊，用窗簾區隔空間）。

➡適當配置食物位置讓個案能夠辨識，並慢慢有規劃性地擴展視覺空間區域。

➡要讓個案眼球朝向正面時，要暫時阻斷視覺訊息（矇上眼睛），待頸部轉至正面後，再引導個案看向正面（突然旋轉頸部容易引起脫臼，因此要注意）。

➡用枕頭或靠墊類將頸部調整至正面，協助者則處在忽略側（左側）。

➡食物配置時要注意讓個案能夠看到食物，再開始協助用餐。

➡當個案能夠朝向正面後，協助者要從非忽略側（右側）開始協助，讓健側上肢（右手）慢慢能夠取食。這時協助者要注意個案姿勢及食物配置，避免過度朝向非忽略側（右側）。

➡必要時，協助者用手陪同個案進行動作訓練。

➡協助者可用口語提示個案注意餐點的位置（如：「優格在左邊喔」）。

➡若個案僅靠聽覺無法注意到餐點時，引導健側上肢觸摸食物，透過觸覺引導注意到忽略側的餐點。

➡慢慢將食物移往忽略側位置，並以視覺或聽覺來引導（有時也可將手放在非忽略側的臉部，引導個案朝向忽略側）。

➡確認個案服藥狀況（應將藥放在個案的非忽略側。若是將藥物放在忽略側，個案會沒注意到自己的藥，而把放在旁邊或前面的其他個案的藥吃掉）。

➡事先想好個案與其他個案發生問題時的解決方式。

➡持續確認和指導口腔護理。

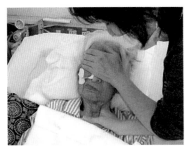

阻斷兩側的視覺資訊，一邊舒緩左頸部（忽略側）緊繃的肌肉，一邊引導朝向正面

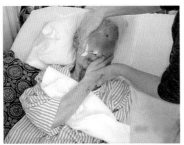

協助者用右手遮住右側，並用個案的右手觸碰左側（忽略側）臉頰，以提高對身體認知

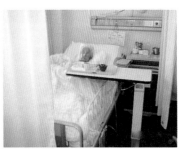

用窗簾隔開右側到正面的空間，以避免視覺、聽覺訊息的干擾

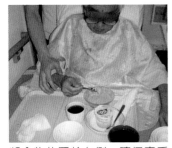

將食物放置於左側，讓個案舀取忽略側（左側）食物，並用手陪同引導動作

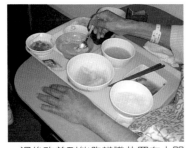

一週後改善到能夠辨識放置在中間的全部食物

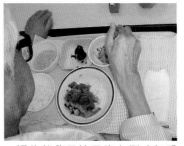

二週後能夠用筷子吃左側（忽略側）的食物

●處理偏側空間忽略的實際案例

　　下頁照片是一位九十多歲右大腦發生大範圍梗塞的病例，有左側空間忽略的洋蔥現象，透過及早調整環境（減少來自右側的訊息並從左側介入協助）提升自理能力的過程。

　　本病例雖然是高齡者且發生大範圍腦梗塞，但由於入院時意識程度良好，因此在發病第二天就開始用餐。發病第三天即離床，發病第二週就能用筷子獨立進食綿軟食，並且對左側的認知也提高了。

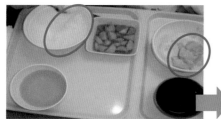 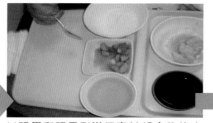 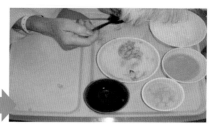

在發病第 2 天開始食用凍狀食（完全協助）。左側的食物會剩下（洋蔥現象）。協助者給予口語提示，並用手陪同協助進行取食

以視覺和語言引導個案並將食物往中間放置。協助者用手協助部分動作，並刺激對左側的認知

將食物往左側放置。在開始用餐一週後，個案也能夠取用放置在左側的食物了

對額葉症狀的處理方法——症狀別的處理方法・4

　　額葉症狀是因額葉損傷產生的症狀，會表現在認知、動作、情緒等多方面。在認知方面（智力、思考能力等）有注意力障礙、記憶障礙、虛談症（confabulation）、無病識感（anosognosia）、思考的固著現象、對未知狀況的規劃障礙、思考的靈活性降低、執行功能障礙等。在行為方面，則有動機降低、缺乏主動性、動作固著現象、抓握反射、動作不能持續、失去自我控制力。另外，在情緒方面則會有幼稚化、去社會化、情緒固著現象、易怒、失去自我控制力、興奮、對周遭失去興趣等症狀。要注意從發病開始已經過多少時間、損傷部位及其程度、個人因素、介入因素等，這些都會有很大的影響。在用餐時會有「缺乏主動性」與「失去自我控制力」二種類型。

　　前者是對各種活動缺乏主動性及持久度，要花費許多時間進食。因此，協助者要以手協助進食動作、協助調整適當姿勢（因為容易變成前屈姿勢），即使能夠獨立進食也要視其疲勞度協助剩餘的部分，以確保足夠的進食量。此外，也要考慮選擇少量就能確保足夠熱量的高卡路里食物、設計成容易食用的食物質地，以及喜愛的食物。嘴唇肌肉緊繃度嚴重時，要進行減敏感後再開始進食。

　　後者則有明顯的失去自我控制力或節奏障礙的症狀。會在用餐途中動來動去，或因速度分配過快而在要進行協助時，引發他易怒的症狀。個案可能即使發生嗆咳導致呼吸不平穩，也會堅持要繼續吃而增加誤嚥及窒息的風險。此時要注意安全，要預防窒息並能攝取到必需營養量。另外，要避免因過度提醒或指導而傷害到個案的自尊心。要肯定他的熱忱及努力，若無其事地提醒，從旁守護、鼓勵，並表現支持的態度。

●額葉症狀的典型症狀與飲食行為

・口唇過度用力而難以將食物放入。
・因為無法將食物放入而放下湯匙。
・想將食物送到嘴邊，但送不到下巴以上。
・食物一直含在口中不吞下。
・在用餐中途動作變得緩慢或停止。
・在用餐中途閉上眼睛。
・無法維持姿勢，頸部會後屈或前屈。
・難以集中、保持、分配注意力。
・用餐時間拖長但攝取量太少。
・不易依循口頭指示。
・忘記已經吃過了。
・在用餐中途容易發脾氣。
・飲食行為不知節制。
・即使嘴裡還有食物，還是會一直將食物放進口中（節奏障礙）。
・在用餐中途站起來。
・要進行協助就會生氣（易怒）。
・很容易堅持自己喜愛的食物。
・即使發生嗆咳或咳嗽不止，也不停止進食或說話。

●對於額葉症狀的處理方法

➡進行味覺刺激或符合個案喜好的感覺刺激。

➡以手協助進食動作。

➡視個案疲勞程度，最初10～15分鐘讓個案獨立進食，其餘部分進行協助。

➡若進食量少，可併用高熱量且營養成分均衡的營養輔助食品，讓個案即使吃的量少也能確保足夠的卡路里。

➡提供容易食用的食物質地。

➡提供適合的進食用具（湯匙大小等）。

➡調整環境（安靜且能集中精神的環境）。

➡排除異物及禁忌食物。

➡注意放在床頭櫃的食物。

➡提供平靜且能集中精神的場所。

➡減少人或電視的干擾。

➡讓個案能夠在歡樂的氣氛中用餐。

➡加入季節性活動及用心設計擺盤等。

➡協助控制一口量及將食物一個個分開配置（指導節奏）。

➡協助調整姿勢（前屈會導致經常漏出食物）。

➡口腔周圍的肌肉緊繃度高時，依胸→肩→手→臉→口的順序來進行減敏感。

➡尤其是臉部及口唇周圍緊繃度高時，要用整個手掌來減敏感。

➡將湯匙輕輕放入上下唇之間，不要太用力，等待嘴唇放鬆後，再慢慢將湯匙放進口腔內。

➡產生吞嚥反射後馬上以合適的速度協助進食。

➡用能夠用手抓著吃的麵包、飯團、柔軟的仙貝等，來促進張口。

➡讓個案用手拿湯匙或筷子，自行取食。

➡若個案停止動作就要進行協助。

➡從行為開始時就要進行協助（從舀取的動作開始）。

➡協助者若在個案動作進行中才開始協助，有時會打斷行為，因此要特別注意。

➡肌肉緊繃度高時，要減敏感，等待放鬆。

➡引導個案注視（說：「看這個」）。

➡有固著現象（重複同樣動作）時，要先用手協助暫停動作，再從進食一開始的動作（舀取或抓取動作開始）重新進行。

➡慣用手若沒有癱瘓，要及早開始使用筷子並增加精細動作。

➡用從旁看顧或支持的態度來對待個案，以免激怒個案。

➡在用餐途中起身，或動來動去時，要陪同並注意安全直到個案冷靜為止。

對認知功能低下者的處理

　　「失智症」是「因腦部疾病引發的症候群。通常是慢性且具進行性，綜合了與記憶、思考、定向力、理解、計算學習能力、語言、判斷等相關的許多症狀，會對日常生活或社會生活帶來影響」。而並非意識障礙[1]。

　　這些失智症症狀，可以分類成基本的核心症狀，以及因當事人身處的狀況所出現的周邊症狀（BPSD，behavioral and psychological symptoms of dementia，行為精神症狀）兩種。**圖3-5**所示即為失智症的核心症狀與周邊症狀，及其綜合而成的惡性循環。

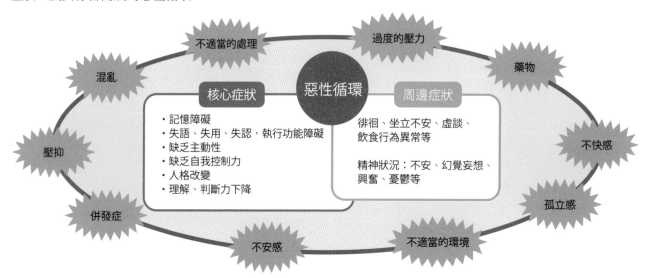

圖3-5　失智症的症狀與其起因所引發的惡性循環

　　對有進食吞嚥障礙的失智症患者，若想改善他們的進食狀況，必須先理解失智症的症狀，這些症狀的原因、誘因，以及因應對策的知識和技術。失智症分為阿茲海默型、腦血管型、額顳葉型、路易氏體型等幾個類型，無論何種類型，在用餐的時候，症狀的程度與個別差異會帶來巨大的影響，也有很多地方難以分辨是何種失智症造成的。此外，也不是單只有失智症會造成進食困難，年紀增加會導致身心機能衰退，因為腦血管疾病後遺症、內科疾病、衰老等造成的也不少，但也有人能一直都保持很好的狀況。本篇當中，要介紹的是協助認知功能衰退而有進食困難的人用餐的方法。

調整進食行為環境

　　進食行為是由認知食物、開始行為、進行用餐、滿足，這四部分連續構成的（**圖3-6**）。對有失智症的個案來說，他所處的物理‧人為環境會對進食行為造成影響。其中，在人為環境方面，讓個案能夠安心的環境與協助者的技能對進食會造成極大的影響。

　　因此，用餐場所的配置，以及協助者的技巧等都不可或缺。若個案能在適宜的環境下用餐，進食能力就能提升。相反地，環境設定欠缺考量、用餐協助不適當，會阻礙失智症患者進食的能力。

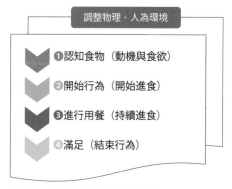

圖3-6　調整進食行為的環境

用餐場景的典型表現及處理方法

　　在失智症患者的用餐場景裡，經常會觀察到「不張開嘴巴」、「食物含在嘴巴裡不吞下去」、「不自己吃」、「無法專心進食」、「吃太快」等狀況。這些狀況的共通點是在先行期中發生的問題成為了導火線，使得後送與吞嚥動作沒有啟動。**圖3-7**顯示了失智症患者在用餐場景的主要典型表現與吞嚥五階段模式（參見189頁）的關係。

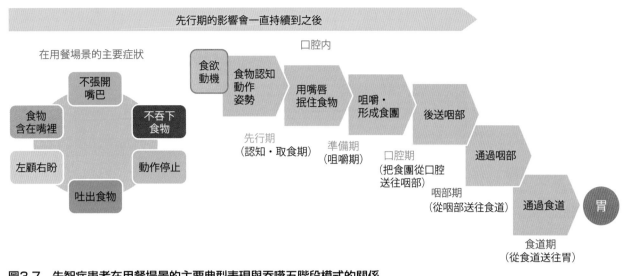

圖3-7　失智症患者在用餐場景的主要典型表現與吞嚥五階段模式的關係

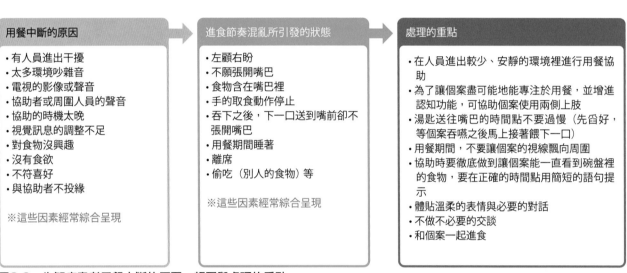

圖3-8　失智症患者用餐中斷的原因、起因與處理的重點

　　此外，當失智症愈來愈嚴重時，身心的消耗與額葉症候群會愈來愈明顯，從取食到後送困難、難以引發吞嚥反射等都是。此外，因準備期、口腔期、咽部期的問題，引發重度吞嚥障礙的狀況也不少。

　　因此，在用餐協助上，需要掌握個別症狀與典型表現以進行處理。重要的是，不要只看「不張開嘴巴」、「不吞嚥」等部分，而是要綜合審視從先行期開始的用餐環境、嗜好、姿勢、動作、餐具、五感等『人在吃東西』這件事。綜合評估原因在哪裡、這個人的需求是什麼，一邊彌補不足，一邊增加能協助個案由口進食的創意巧思。

　　圖3-8指出了用餐中斷的主要原因（節奏混亂）與處理的重點。

●營造讓患者想吃的環境

　　協助失智症個案用餐時，致力營造讓個案想吃的環境非常重要。首先，要提供讓個案感覺好吃並考量其喜好的餐食。讓個案覺得好吃的盛裝與擺盤也是重點。在考慮味覺、嗅覺、視覺的情況下，重現當事人記憶（飲食生活史）中的餐食。

●讓個案開始並持續用餐行為的方法（用手或餐具進食和適當的提醒）

　　首先，要提供個案穩定的姿勢與安靜的環境。此外，運用五感，讓個案能用眼睛看、用手拿、聞味道或是品嘗食物等等。即便需要完全協助，也應協助個案在用餐時能活動手部與上肢，透過這些動作也能讓大腦機能變得比較好。如果協助者能有耐心及毅力地進行，也有些案例就會慢慢出現願意自己進食的動作，甚至進展到能獨立進行。

由於額葉症候群的個案會忘記該如何進食，或是在進食時出現混亂，所以最好要避免「○○爺爺，○○奶奶，請吃下去，請張開嘴巴」同時混合好幾個指示的情況。發言不慎可能會打亂個案的進食。

此外，可以用「要吃什麼？」、「要從哪個開始吃？」、「想吃哪一個？」等問句，用讓個案自己選擇的方式，來誘導他自己選擇。

●親切、鍥而不捨地介入，考量身心狀態後進行協助

協助失智症患者用餐時，很重要的一點是，協助者要讓個案覺得親切，並帶著平靜的心情與笑容，有耐心有毅力地介入協助。必要時，要反覆以手協助並適當地提醒個案。

由於進食容易受當天身體狀況、排泄、疲勞（入浴或檢查等）、心理層面、喜好等影響，所以要觀察個案整體健康狀態，瞭解身體是否有不適，並每天確認進食狀況。此外，也要瞭解個案的滿足程度如何，多點創意巧思，思索「什麼才能讓個案吃得津津有味？」。

尤其，在食欲衰退時，比起高熱量果凍，透過提供海苔醬或醬菜，有時反而能提高味覺、心理上的滿足度。食欲增加，活動機能也會提升。雖說吞嚥功能低下，但如果天天都是一成不變的果凍或糊狀食，食欲當然不會好。

症狀‧狀況別的用餐協助重點

在協助失智症患者用餐時，重要的是要仔細觀察他的行為或行動。並且從觀察到的狀態中研究處理的方法。

1) 處理先行期的狀況應要進行環境調整，如隔離不需要的訊息、在食物上花心思引起食欲等。此外，也要設法提供視覺、嗅覺訊息，適當的聽覺訊息，以及觸覺上的誘導，如讓個案用手拿碗或食物、使用筷子等，用雙手動作。

2) 提供當事人喜歡或覺得好吃的食物，讓個案能享受進食的樂趣與滿足。

3) 盡可能讓個案坐姿穩定（因人而異），水可以從杯裡或碗裡直接喝，提供能使用湯匙或筷子獨立進食的桌板（高度、大小、擺放手肘的高度）、餐具。

4) 當個案注意力變差時，出聲提醒要盡可能控制在最低限度，以提升專注力。「注意看」、「請張開嘴巴」、「請吞下」、「已經吃一半囉！」等，注意講話要簡潔明瞭。協助者若過度呼喚對方的名字或是過度出聲提醒，會讓個案想講話回應，或是造成進食行為中斷或引發誤嚥，所以要特別注意。

狀況別的對應重點

1. 先行期
□ 提供確實的視覺‧嗅覺資訊
□ 讓個案手拿果凍，或是引導使用筷子的雙手動作
□ 隔離不需要的訊息
□ 激發個案食欲的餐食內容或環境調整等巧思
□ 提供喜好的食物或好吃的東西，提供進食的樂趣和滿足
□ 儘可能採坐姿（配合吞嚥功能）
□ 從杯子或碗裡直接喝下，或是協助讓患者能使用湯匙或筷子獨立進食

2. 準備期‧口腔期‧咽部期
□ 借助重力的姿勢調整
□ 協助雙唇閉合以提高吞嚥壓
□ 對舌頭施以壓力刺激以誘發舌頭動作幫助後送，在舌根放上果凍（後送不良或吞嚥失用時）
□ 容易誘發吞嚥反射的味覺刺激或食物質地等巧思

5) 準備期、口腔期、咽部期障礙時，會根據進食吞嚥障礙的病況出現複合症狀。主要的處理方法包括，調整姿勢以借助重力，協助雙唇閉合以提高吞嚥壓，對舌頭施加壓力刺激以誘發舌頭動作幫助後送，在舌根放上凍狀食以誘發吞嚥反射（後送不良或吞嚥失用時），以及進行容易誘發吞嚥反射的味覺刺激及調整食物質地等。

先行期症狀與處理方法

●認不出食物，或是忘了進食行為本身

當失智症惡化時，視覺、聽覺、味覺、嗅覺等所有腦部機能都會變差。因此，有時候會無法把食物認知成是食物，而會認為是來路不明的異物。平常吃不習慣的凍狀食或增稠水等，即便吃進嘴裡也會吐出來，不願意吞。尤其，沒什麼味道、不知道原形是什麼的凍狀、糊狀食等，很難覺得是食物。此外，拌飯香鬆或魚漿製品，有時也會被認為是蟲或異物。也常常觀察到個案無法想起進食、吞嚥動作，以及不適應環境的狀況。

因此，要多方面觀察個案的狀況，需要協助時適時地提供視覺、聽覺、味覺、嗅覺訊息。讓個案認識協助者從碗盤中舀起食物的行為也很重要，用失智症患者平時不習慣的姿勢或食物進行協助，即使把食物放進他嘴裡也不會吞下去。

如果嘴唇或舌頭動作沒有什麼大問題，調整到穩定的坐姿就非常重要。此外，要設法提升個案的活動量及增加空腹感。協助取食時，注意要設法讓個案想起一連串進食動作的記憶（用身體記住的記憶）。

處理方法▶ 喚起一連串動作的記憶

1）整理用餐環境，隔絕不需要的訊息（人員進出或電視等）。並且讓個案確實地用眼睛看、用鼻子聞、用手拿，仔細地進行開始用餐的儀式。

2）如果協助者也展現出「一起吃美味食物的表情」等，更能讓個案感受到「進食」是一件真實的事。

3）若是個案不吃橘子果凍，可以嘗試讓個案看到和摸到真正的橘子，並在他眼前剝皮，讓他享受橘子的香氣，並給予少量果汁。

4）有時個案會覺得拌飯香鬆或醬汁等是異物。因此，不要一開始就撒好香鬆或醬汁，要和個案從撒的動作開始一起進行。

5）不要把口服藥混在餐食裡。確認個案知道有「藥」之後，再混在茶凍裡。藥與水要分開服用。

6）讓姿勢穩定，選擇能夠讓兩手活動、好用的桌板，環境能夠讓人集中，眼、手、口的協調動作會變得更順暢。

7）讓個案一手拿碗，另一手拿筷子或湯匙，或是設法讓個案想起一連串動作的記憶，從行為的起點（進食準備）開始對應處理。

8）若有失用症時，由於個案不知道該如何使用餐具，要反覆以手把手協助開始進食的動作。連使用湯匙或筷子都很困難時，可以花點心思如準備飯糰或能用手取食的配菜等，讓個案無須使用餐具也能進食。

9）提供不僅是湯匙，也能用筷子吃的食物質地，不僅可以增加個案取食和咀嚼的能力，有時也能引發吞嚥動作。

10）為了預防誤嚥，在進食時要協助個案頸部前屈。引導個案使用吸管，或是直接從茶杯或玻璃杯喝水，有時這樣能夠吞嚥液體。此時，要注意下巴不要抬高。

11）失用症、偏側空間忽略、額葉症候群請參照119頁「對高階腦功能障礙的處理」項目。

● 不符合喜好（不好吃）

只靠味道清淡、顏色也毫無變化的糊狀食或凍狀食，當然激發不了食欲。可向家屬詢問個案的喜好，提供味道濃郁明確、視覺上看起來美味、咀嚼後也覺得好吃的食物。此外，仍應調整環境及調整用餐時間與次數。

處理方法▶ 重視喜好

1）提供符合喜好的食物。

2）要留意凍狀類、飯類的溫度。不冷不熱的布丁等會讓人喪失食欲，冷掉的味噌湯，也會降低進食意願。

3）在粥裡按喜好加上燒肉醬汁，也可以做小飯糰；水份也不是只有茶，可以附上可樂等碳酸飲料或咖啡等，多花一些心思。

4）可提供能以手抓取或是用筷子進食的食物形態，促進個案咀嚼的能力。

5）提供連協助者也覺得好吃的餐食，替人為・物理環境打造出愉悅的氣氛。

6）按個人需要，把用餐次數訂在一～二餐，點心時間提供個案喜好的食物。

7）即便是喜愛的食物，總是重複也會吃膩。要注意多做變化。

8）有時也會因有符合喜好的紅酒或啤酒等而引發食欲。

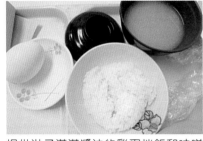

提供淋了滿滿醬油的雞蛋拌飯和味噌湯

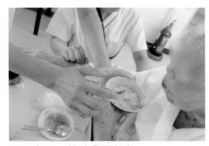

可以吃下一整碗雞蛋拌飯

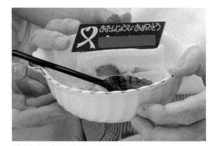

津津有味地吃生日蛋糕

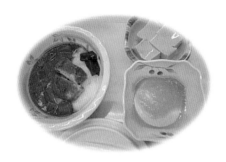

在料理上下工夫，提供以糊狀食為主的豬排咖哩飯

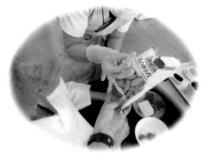

為了促進咀嚼，在用餐途中提供蝦味先

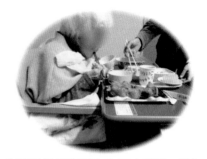

慰問品是個案愛吃的豆皮壽司。因為手肘穩定所以可以使用筷子

●不太有空腹感，沒有食欲

罹患失智症後，進食中樞所在的下視丘的機能容易衰退。此外，因為高齡導致的活動機能變差或身心消耗，也都容易讓食欲變差。食欲慢慢減退，或食物吃進嘴裡也不覺得美味，就無法延伸出吞嚥行為。尤其，體格較為嬌小的高齡者，很難早中晚三餐都吃到足量。

處理方法➡**要與食欲同步調**

1）藉由參加娛樂活動、散步、外出等來提升活動量，讓個案有空腹感。此外，用愉悅的氣氛強化好吃的感覺。

2）無法全部吃完的時候，要重新檢視早、中、晚餐的菜單。

3）提供符合喜好的酒類等。

4）不要只因為三餐中一餐的進食量不足，就進行補充，要觀察一整天究竟能吃多少。

5）在失智症末期，有時睡眠與清醒的周期會長達數天，有時不得不以三至五天為單位來觀察。這種時候，按個別需要，把用餐次數設定為一天一至二次。

6）配合食欲的步調，讓個案在清醒時能進食。

7）在末期，有時因為身心消耗嚴重而無法進食。這種時候不用勉強。

●不以手進食所以一連串的進食動作混亂

用自己的手使用餐具進食很重要。人類的手也被稱為是「伸出去的腦」。尤其，使用筷子的手指精細動作，受額葉機能中最高階的前額葉皮質所支配，有動員腦部機能的作用。手指的協調運動與大腦皮質體感輸入系統和運動皮質的運動輸出系統這兩者相關。進食動作是藉由手的動作與感覺輸入，綜合過去的記憶資訊，才能在巧妙的時間點，配合採取適當的行動。因此，也要引導進行用手抓或用筷子夾等的取食動作。

處理方法➡**讓個案能夠用手的處理方法**

1）提供能用手取食的食物和質地（飯團或仙貝等）。

2）讓個案自己執行一連串的動作，以建立進食節奏。

3）協助使用筷子的進食動作。

4）調整餐具或餐桌等環境，讓個案能以穩定的姿勢獨立進食。

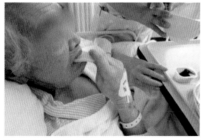

讓個案手拿醃蘿蔔並舔食。以味道與香氣增加食欲

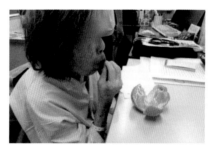

透過吃下自己剝的橘子，能夠想起一連串的進食動作

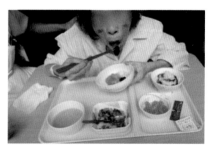

使用大餐桌，給予個案能用筷子吃的食物，並協助使用筷子

●因額葉症候群導致嘴唇周圍肌肉過度緊張，無法抿住食物並吞嚥

當因失智症引發的額葉症候群變嚴重時，會觀察到嘴唇周圍肌肉過度緊張、張口困難、舌頭上抬困難、緊咬牙關等狀況，用舌頭後送食物變得困難。會造成食物積存在口腔內或是塞在臉頰兩側，無法吞嚥。

但藉由視覺訊息引導，並對嘴唇提供適當的協助，個案開始啟動吞嚥動作之時，在對的時機點餵食下一口，很多個案用這種方式都能夠獲得改善。

處理方法→緩和過度緊張的嘴唇，誘導咀嚼吞嚥

1）確實提供視覺訊息（讓個案看）。

2）無法給予視覺訊息時，則提供嗅覺、聽覺或觸覺訊息。

3）把湯匙靠在嘴唇上，一直等到嘴唇周圍的緊張緩解，抓住張口的時機點。湯匙的尖端不要一下靠在嘴唇上、一下拿開（不要用湯匙或筷子戳嘴唇）。

4）協助者可協助將個案的下顎下拉，以促使張口。

5）當嘴唇的緊張緩和時，迅速地把湯匙放到舌頭上，放上食物，然後像讓上唇滑過匙面一樣地抽出湯匙。

6）若有用舌頭把湯匙推出嘴巴的狀況時，迅速把湯匙放在口腔前庭（牙齦和嘴唇之間），誘導緊閉嘴唇。

7）把仙貝或焦糖玉米脆果（caramel corn®）等從嘴唇中央往牙齦伸入，藉以誘導咀嚼。

8）無論如何都難以張口時，有時也可以利用注射器（syringe）或導管尖端（catheter tip）等，以增稠過的液體或果凍等，把導管尖端靠在左右側的口腔前庭，以誘發吞嚥反射。這個時候，要注意因過早流入咽部所引發的誤嚥，一口的份量不要過多。此外，從倫理的觀點上，要事先向家屬說明並取得同意。

9）為了緩和上唇和下唇的過度緊張，協助者可以用手指協助打開嘴唇，然後迅速地把湯匙放入口腔前庭或舌頭上。

10）當吞嚥反射產生時，精準抓住時機點進行下一次進食。

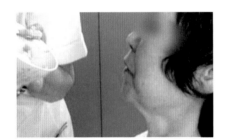 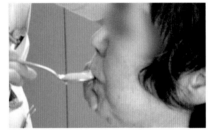 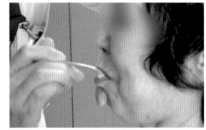

| 讓個案看到食物（放在看得到的位置） | 用左手食指減敏感，在嘴唇鬆開之前，不把湯匙拿開 | 當嘴唇鬆開之後，迅速地把整個湯匙的勺部放進嘴裡，放在舌頭上 |

準備期、口腔期、咽部期連動發生的症狀與處理方法

●因嘴唇或舌的動作癱瘓、廢用症候群導致口腔周圍全面的肌力衰退

當因腦中風所引發的顏面神經麻痺，與舌下神經麻痺等腦神經系統障礙合併發生時，緊閉雙唇或後送的動作就會變得困難，難以引發吞嚥反射。此外，當有罕見神經系統疾病或廢用症候群時，口腔周圍整體機能會更為低下，後送、吞嚥都會變難。

處理方法→輔助後送

1）採半坐臥姿勢以借助重力（角度30～60度，注意下巴不要抬起）

2）協助患側或衰弱部分的雙唇閉合（沿著口輪匝肌的走向進行）

3）用兩隻湯匙後送法（參照109頁），把凍狀食放在舌根部，誘發咽部吞嚥。

4）利用注射器或導管尖端等給予食物，誘導引發吞嚥反射。

5）喉部上抬幅度不夠時，協助者可協助抬起下顎，以提起頦舌骨肌。

6）透過活動下顎、協助咀嚼動作，有時也能誘發出後送動作或引發吞嚥反射（這種時候要注意不要讓下巴抬起使得呼吸道過度伸展）。

●因口腔顏面失用或吞嚥失用而難以引發吞嚥行為

　　所謂的失用症是指，執行器官的動作和知覺都沒有問題，但進行行為和使用工具卻很困難。這是在失智症患者的用餐場景裡，經常看得到的症狀。這個症狀，是因為失智症或是大腦皮質（左）從頂葉至額葉的器質性病變所引發的高階腦功能障礙所造成。

　　當有口腔顏面失用或吞嚥失用時，會觀察到張口閉口困難、舌頭用力在口腔內捲起等症狀，咀嚼等會變困難，也無法吞嚥飲料和食物。

處理方法 ➡ 調整姿勢和協助咀嚼行為

1）把床鋪或輪椅的半坐臥角度降低，以借助重力的姿勢，協助將食物送往咽部。
2）清楚提供視覺、嗅覺訊息，要增強眼前的食物是真實食物的認知。
3）把附著性較低的凍狀食薄片放在舌根部，藉此幫助引發吞嚥反射。也可以運用兩隻湯匙後送法，把凍狀食放在舌頭深處。
4）直接飲用液體會容易造成嗆咳，將味道明確、香氣十足的果汁或咖啡加入增稠劑，調成0.5～1％左右的增稠水液體（2～3ml左右），放進口腔底部，讓口腔能夠感受到味覺。
5）利用注射器等，把空筒尖端靠在左右側的口腔前庭，誘發發吞嚥反射。
6）無法閉口時，如果勉強抬起下巴試圖閉上個案嘴巴，肌肉緊張會變嚴重，連續吞嚥動作也會變困難。即便要多花點時間，在個案自然的動作出現之前，要維持預防誤嚥的姿勢，直到吞下為止。
7）若是個案沒有腦神經系統麻痺等的狀況時，可提供蝦味先或稍微軟質的易咀嚼食，讓個案想起進食行為。有時氣泡水等也會成為誘因。

●因運動失能導致舌頭把食物推出口腔外無法吞嚥

　　當因失智症導致運動失能（dyskinesia，自主運動障礙、異動症）時，有時會有舌頭或下巴不自主地往前方突出，或是湯匙放進嘴裡時，會用舌頭把湯匙頂出來之類的動作。由於看起來像是企圖把食物往外推的動作，所以食物會從嘴邊掉落，很容易被協助者判斷成是不想吃，所以要特別注意。

處理方法 ➡ 把湯匙放在舌頭的深處

1）半坐臥角度下降至30～45度，採取借助重力的姿勢。
2）把凍狀食或糊狀食放在舌頭中央（有時舌頭會想把食物往外推，但可以略略抬高湯匙放在舌頭上）。
3）像是讓上唇滑過匙面一樣地抽出湯匙，輔助緊閉雙唇。

●一口的份量太少無法引發吞嚥反射

　　高齡者或個案認知功能低下時，由於口腔內和咽部的知覺、味覺會衰退，當一口的份量太少時，會難以引發吞嚥反射。但另一方面，當口腔所有的機能都低下或有咽部通過障礙時，一口的份量太多，有時也會造成口腔內的處理變困難，所以必須減少一口的份量。

處理方法 ➡ 加多一口的份量，或是追加食物放入口腔內

1）加多一口的份量，調整為5～10g（要留意窒息的問題）。
2）就算還沒吞下，仍放進下一口（追加吞嚥法）。
3）吞嚥反射一發生，就馬上放進下一口（步調分配法）。
4）吞嚥停止時，把蝦味先或可誘發咀嚼的食物等放進嘴中，促使咀嚼（咀嚼吞嚥法）。

第 4 章

運用KT平衡圖表的
實際支援案例

——「吃」竟然讓人變得如此有活力！

急性期

釐清吸入性肺炎狀態後早期再度進食的案例

案 例 介 紹

- ▶ **性別・年齡**：女性・101 歲
- ▶ **過去病史**：阿茲海默症、慢性心臟衰竭、白內障、骨盆骨折
- ▶ **自立程度**：障礙高齡者日常生活自立度①（等級 B-2：可經由協助移位至輪椅）
- ▶ **生活狀況**：住在團體家屋②
- ▶ **介入之前的過程**：團體家屋中有人出現流感症狀，幾天前開始服用克流感（TamifluR），但有 39 度以上的發燒，經醫師訪視診察後檢驗出 A型流感。出現意識障礙和呼吸狀態惡化，由救護車送至醫院。經胸部CT 檢查後發現也合併肺炎，於是緊急住院。入院時，呼喚名字眼睛雖然沒有張開，但頻繁觀察到想摘除氧氣面罩的動作。高度發炎，意識狀態不佳，呼吸狀態也不穩定，因此開始禁食並給予點滴，進行抗生素治療。兩天後，氧合有改善，發燒也退到 37 度多，發炎狀況也過了高峰，隨著重新開始由口進食，在初次評估時進行介入。

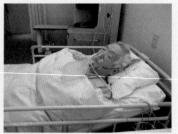

氧氣 4L 使用氧氣儲存面罩（Oxygen reservoir face mask），SpO₂ 維持在 98 ％。一邊觀察呼吸狀態，一邊減少氧氣供應量

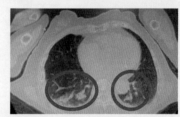

胸部 CT 發現兩側下葉背側有浸潤陰影。影像診斷為吸入性肺炎

介入初期的處置方案（從進行篩檢評估到開始由口進食為止）

▶運用 KT 平衡圖表的一般人員初評結果

處於刺激不足的狀態，清醒程度不佳，但因為進行篩檢評估，搖高床鋪角度和進行口腔護理時，慢慢觀察到有張開雙眼。發現仍保有吞嚥功能，考慮到個案是超高齡，因此以階段性進步為目標提供協助，希望能恢復到與住院前吃相同的食物質地並達到同樣的進食動作。

4) 進食狀況・食物質地・營養的面向
隨著介入開始，用凍狀食和慕斯食開始進行直接訓練。開始時先是一天一次，計畫未來要增加份量與次數。兩天的禁食讓發炎狀況更嚴重，且一定會惡化到營養不良的狀態。一邊觀察直接訓練的狀況，一邊給予高熱量的凍狀食，從營養面提供協助

3) 姿勢・活動的面向
有資訊指出，住院前可採坐姿自行進食。能拿湯匙，但動作偶有停頓，需要協助。逐步促進離床，目標是盡量提升持久度。與復健人員共享資訊

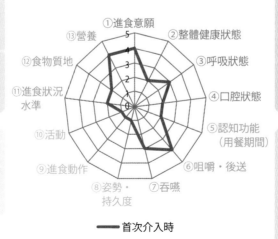

①進食意願
②整體健康狀態
③呼吸狀態
④口腔狀態
⑤認知功能（用餐期間）
⑥咀嚼・後送
⑦吞嚥
⑧姿勢・持久度
⑨進食動作
⑩活動
⑪進食狀況水準
⑫食物質地
⑬營養

—— 首次介入時

1) 身心醫學的面向
必須幫助個案的整體健康、呼吸、口腔狀態從急性期特有的典型症狀中恢復。首先要確實保持口腔內的清潔與進行保濕護理。這樣會更容易排痰，可以幫助改善呼吸。若有進食意願，可以成為促進康復的力量，所以要及早開始由口進食

2) 吞嚥功能的面向
藉由 FT 開始進食後，清醒程度就有改善，隨著進食，認知功能有可能提升。具備嘴唇緊閉的能力，在形成食團方面，可以壓碎食團、也可以後送。篩檢評估為 3 分等級。考慮到藉由改善清醒程度，有意識地吞嚥這一點也能獲得改善，因此必須及早開始進食

編註①：日本用來判斷失能高齡者生活自立程度的一套標準，有類台灣的長照失能等級標準。（參見68頁編註⑭）

編註②：團體家屋（group home）是指以協助個案恢復自立生活為目的，以與工作人員共同生活的模式來照護失智老人的場所。創始於瑞典，後來引進日本。特徵在於24小時專業照護、生活環境家庭化、照護服務個別化、強調「生活即復健」的照顧模式等。

【運用初評 KT 平衡圖表的醫療人員複評】

項目	評分	觀察・評估
①進食意願	4	評估時使用Engelead®吞嚥訓練果凍，進行食物測試。開始進食後，也出現主動張口的表現，能吃完全部份量，但還無法自己使用餐具。個案進食意願佳可視為優勢，考量安全後，擬定計畫及早重新開始由口進食。
②整體健康狀態	2	入院時血檢數據為WBC＝11800 /uL，CRP＝7.0mg/dL，有意識障礙，有39度以上的發燒。住院第三天的評估是WBC＝5950 /uL，CRP＝13.86mg/dL，血壓穩定，排尿順暢。發燒雖然降至37度左右，但清醒程度不佳，若沒有刺激就會睡著。CRP雖然上升，但白血球下降，確認已經過了發炎的高峰。因為在個人病房隔離，刺激不足，所以與開始介入用餐同時，一邊觀察狀態，一邊從ADL的面向觸發個案的動機。此外，也與復健人員合作，開始致力於離床。
③呼吸狀態	3	入院時，由於氧合不良，也難自己咳痰，所以一天要抽痰數次，但隨著退燒，氧合開始改善，第二天起氧氣已經能減量。雖然有時還是有卡痰的狀況，但透過自主性吞嚥動作出現，判斷咽部的淨空狀態也會獲得改善。重新開始進食也能幫助呼吸狀態的恢復。
④口腔狀態	2	全口無牙，有全口假牙，但有資訊指出約三年前就沒使用了。評估時，有舌苔附著舌頭且已乾燥，清潔維持狀態不佳，判斷需要牙科治療。首先必須確實護理保持清潔，一邊使用保濕劑，同時也要進行用牙刷背面去除舌苔等的護理，致力於保持清潔和濕潤。
⑤認知功能 （用餐期間）	2	有阿茲海默症病史，但相關資訊指出住院前是有食慾的，且大致上能完成進食動作。不過，評估時就算拿著湯匙，也無法做到把食物送到嘴邊的動作，處於需要完全協助的狀態。進行FT時，因開始進食清醒程度也有改善，認知功能有可能隨著進食提升。經由進食能力的提升，也力求提升認知功能。
⑥咀嚼・後送	4	全口無牙，有假牙但已經好幾年沒有使用。舌頭雖然有點突出，但沒有動作麻痺（motor paralysis）。在嘴唇方面可以緊閉雙唇；在形成食團方面，可以壓碎食團，也可以後送。運用姿勢代償法進行進食訓練的同時，也計畫提升食物質地的等級。
⑦吞嚥	3	住院第三天進行床邊篩檢評估，3分等級。在MWST（改良式喝水測試）中，三次中只有一次有嗆咳。還有，無法依循指示進行追加吞嚥，所以評估為3分。但稍微增加稠度的冷水就不會嗆咳。透過設法改善清醒程度，預估有意識吞嚥一事也會獲得改善，因此還是必須及早開始進食。為了安全考量，從一天一次開始。
⑧姿勢・持久度	1	因為住院後醫囑為「床上安靜」等級[3]導致肌力衰退，首先是在床上要維持一致的舒適姿勢。循序漸進慢慢開始離床，力求提升持久度。與復健人員共享資訊。
⑨進食動作	1	介入時禁食中，雖能拿湯匙，但動作偶有停頓，需要協助。相關資訊指出住院前能獨立進食。目前是提供部分協助，但同時也要研究調整餐具。
⑩活動	1	目前是床上安靜等級，絕大多數時間都刺激不足。觀察整體健康狀態，先在較不疲勞的範圍內嘗試離床。與復健人員共享資訊。日常生活自立程度是B-2等級，能夠在協助下移位至輪椅，能離床用餐，但ADL還處於需要全面協助的狀態。為了提升清醒程度，要一邊觀察個案狀態，一邊促進離床，提高活動量至住院前的水準。
⑪進食狀況水準	2	介入時，因為禁食，等級是0。隨著開始介入，用凍狀食和慕斯食進行直接訓練。先是一天一次，計畫繼續增加份量和次數。
⑫食物質地	2	介入時因為沒有由口進食，隨著評估，可開始一天一次進食「吞嚥調整飲食學會分類2013」代碼1等級的飲食（參見81頁）。考量整體健康狀態，目標是提升進食次數與食物質地等級。
⑬營養	4	入院時Alb＝4.1g/dL，CRP＝7.0mg/dL以上，住院第三天CRP＝13.95mg/dL。入院時，體重＝45kg、身高＝145cm、BMI＝21.43。兩天沒有由口進食，輸液只有BFLUID® Injection（必富力得注射液）兩瓶共420kcal（日本規格為500cc／210kcal一瓶），必然導致營養不良。一邊觀察直接訓練吞嚥的狀況，一邊給予高熱量的凍狀食。

編註③：在日本，患者入院時，醫師會視病人需要休息的程度，按「安靜度量表」予以分類。安靜度量表有五個等級，分為絕對安靜、床上安靜、病室內自由活動、病棟內自由活動、院內自由活動。

▶ 1）身心醫學面向的處置

必須幫助個案的整體健康、呼吸、口腔狀態從急性期特有的典型症狀中恢復。氧合雖有改善，但無法自己咳痰仍是一個劣勢。

口腔內乾燥且有舌苔，為了維持清潔要搖高病床的高度，首先確認能否漱口，若無法漱口就用以手下拉嘴角並排出水份的方法，進行口腔護理。努力用牙刷背面去除舌苔，提出相關人員能一致進行的照護方法。隨之，排痰會變得更容易，有助於改善呼吸狀態。

此外，有進食意願會成為恢復的力量，是一大優勢，所以要及早開始由口進食。

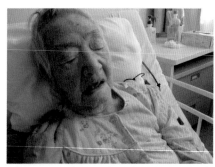

刺激不足、清醒程度不佳。首先要搖高個案身體以進行口腔護理

▶ 2）吞嚥功能面向的處置

剛開始進食時，清醒程度時好時壞，有因無法有意識吞嚥而造成誤嚥的風險。此外，全口無牙，只能靠舌頭壓碎來形成食團。因沒有使用假牙，所以在吞嚥時舌頭稍微有些突出，吞嚥壓不足，誤嚥風險高也是一個劣勢。首先以難度較低的學會分類代碼0～1的質地（參見81頁），一天一餐開始，擬定計畫慢慢提升次數與食物質地等級。目標是能夠安全進食和住院前等同的用餐內容（全粥及軟食）。

在FT時，開始進食後清醒程度就有改善，隨著進食也可期待認知功能提升。由於個案可自行緊閉嘴唇，在形成食團方面，可以壓碎食團也可以後送，可視為優勢。考量到透過改善清醒程度，有意識吞嚥一事也能獲得改善，所以還是必須及早開始重新進食。

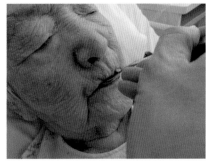

嘴唇從湯匙抿食物的動作良好。在MWST、FT 都同樣無法追加吞嚥。只有一次嗆咳，使用增稠過的水就沒有嗆咳。評估為 3 分。判斷可以由口進食，當天中午就開始由口進食

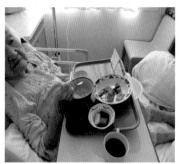

沒有使用假牙，且清醒程度時好時壞，所以從綿軟食、粥凍開始。從半坐臥角度 45 度、完全協助開始，觀察到清醒程度有慢慢提升。雖然能手持餐具，但還無法做到取食動作，給予部分動作協助，在完全協助下進食

▶ 3）姿勢‧活動面向的處置

相關資訊指出住院之前可以坐姿獨立進食，這可視為一個優勢。雖然能拿住湯匙，但動作偶有停頓，需要協助這部分是劣勢，但可期待能獲得改善。

開始介入時距離桌板很遠，有左手放在圍兜底下等姿勢調整不夠好的情況，必須變更桌板或輪椅的尺寸，讓兩手調整到可以放在桌上。一邊提升食物質地等級一邊調整姿勢，設法達到能獨立完成進食動作。住院第三天起，有復健的醫囑，可移位至一般輪椅，計畫增加離床時間。與負責治療的職能治療師共享資訊，護理方面則進行失禁照護。擬定計畫在日間對個案進行如廁練習。

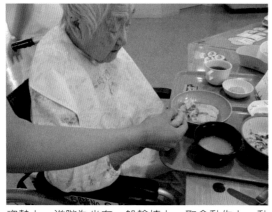

姿勢上，進階為坐在一般輪椅上。取食動作上，動作偶有停頓，在部分協助下用餐中（輪椅扶手較高，離餐桌較遠，左上肢在圍兜底下，姿勢調整不夠好，仍有改善空間）

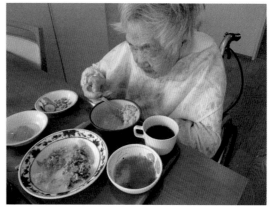

食物質地進階到軟食切碎、糊狀食。取食動作也大致可自理，在監督下可以獨立進食。

住院天數		第1～2天	第3天	第4天	第5天	第6～8天	第9天～出院
點滴		BFLUID® 兩瓶④ (420kcal) 抗生素(Meropenem® 0.25g ＋生理食鹽水 100mL)×3					
餐食內容		無	初次評估＋慕斯食＋粥凍（全部份量的1/2）	慕斯食＋全粥⑤（主食只有一半份量）		慕斯食＋全粥（全部份量）	切碎・糊狀食＋全粥（全部份量）
由口進食	次數	0次	午餐一次	午・晚共兩次		早・午・晚共三次	
	熱量	0 kcal	240 kcal	≒ 600 kcal		≒ 1200 kcal	1200 ～ 1300kcal
用餐時的姿勢			床上45度	床上60度		一般輪椅	

▶▶ 4) 進食狀況・食物質地・營養面向的處置

與開始介入同時，用凍狀食、慕斯食展開直接進食訓練。首先一天一次，擬定計畫增加份量與次數。兩天沒有進食，一定會讓發炎指數高、營養不良惡化。因此要一邊觀察直接進食訓練的狀況，一邊導入高熱量的凍狀食，在營養面提供協助。

編註④：BFLUID日本規格為500cc／210kcal一瓶。

編註⑤：日本的煮粥法，將粥分為「全粥」、「七分粥」、「五分粥」、「三分粥」，米和水的比例分別為「全粥」米1：水5、「七分粥」米1：水7、「五分粥」米1：水10、「三分粥」米1：水20。

出院時（第十二天）的成果與今後的課題

▶ 出院時（第十二天）運用 KT 平衡圖表的一般人員評估

4）進食狀況·食物質地·營養的面向
以軟食切碎·糊狀食、使用少許增稠，三餐由口進食，沒有使用替代營養。需要監督水份攝取及內服藥物等。因此次發炎有營養狀態變差的狀況，期待藉由在團體家屋的活動量與維持由口進食，能恢復到入院前的狀態。

1）身心醫學的面向
能維持食欲，希望即便回到團體家屋後，也能持續提供符合喜好的飲食。整體健康狀態也恢復到入院前的狀態。口腔清潔也維持良好。理想上要調整假牙，要把拓展飲食內容的可能性納入考量，如果可能，考慮進行牙科治療

3）姿勢·活動的面向
能在一般輪椅上調整姿勢。配合體力的恢復，預估可以恢復到入院前的持久度。可以用稍微長柄的湯匙自行進食，但因為疲勞動作偶有停頓，這種時候有時會需要協助。在摘要裡有說明這一點

2）吞嚥功能的面向
用餐期間的認知功能能維持，進食時口唇、舌、頰、頷的動作大致良好。觀察到動作偶有停頓，還處於需要部分協助的狀態。咀嚼力也仍有提升的空間，從這個角度來看也希望能進行牙科治療

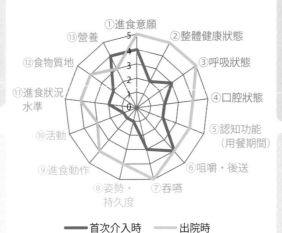

① 進食意願　② 整體健康狀態　③ 呼吸狀態　④ 口腔狀態　⑤ 認知功能（用餐期間）　⑥ 咀嚼·後送　⑦ 吞嚥　⑧ 姿勢·持久度　⑨ 進食動作　⑩ 活動　⑪ 進食狀況水準　⑫ 食物質地　⑬ 營養

—— 首次介入時　　—— 出院時

【出院時運用 KT 平衡圖表的醫療人員複評與今後的處置方案】

項目	評分	介入結果與今後的處置方案
①進食意願	5	能維持食欲，坐輪椅，大致上能獨立進食全部份量。對進食的欲望也高，希望即使回到團體家屋後，也能透過提供符合喜好的飲食，維持進食意願。
②整體健康狀態	5	肺炎治療結束，體溫在36～36.9度區間，意識程度也恢復到入院前的狀態。
③呼吸狀態	5	氧氣部分，靠室內空氣SpO₂維持在90.5%以上。保持活動與持續由口進食，是維持呼吸狀態不可或缺的要素。
④口腔狀態	4	已經可以只靠一般護理就能維持口腔內的清潔與保濕。調整假牙雖然是理想的做法，但當事人、家屬都沒有太大意願。若將拓展飲食內容的可能性納入考量，評給 4 分。可考慮進行牙科治療的可能性。
⑤認知功能（用餐期間）	4	用餐期間的認知功能能夠維持，觀察到動作偶有停頓，還處於需要部分協助的狀態。要一律在監督的環境下用餐，在摘要裡也有說明。
⑥咀嚼·後送	4	進食的口唇、舌、頰、頷的動作大致良好。全口無牙，雖然舌頭稍微突出，但能夠推送食團。不使用假牙，透過磨碎形成食團的狀況略微不佳。咀嚼力也仍有提升的空間，從這個角度來看也希望能進行牙科治療。
⑦吞嚥	5	出院時，評估結果是無法聽指令進行追加吞嚥，所以是 4 分，但用餐時可吞嚥，也沒有觀察到嗆咳或懷疑有咽部殘留的情況。期待能維持持續進食。
⑧姿勢·持久度	4	可以在一般輪椅上調整姿勢，藉由每次的用餐時間再加上一小時的復健，已經能夠在輪椅上維持坐姿超過一小時。配合體力恢復，預估可以恢復到入院前的持久度。委託團體家屋在每日固定作息中進行調整。
⑨進食動作	4	可以用稍微長柄的湯匙獨立進食，但會因為疲勞，動作偶有停頓，這種時候有時會需要協助。在摘要裡有說明。
⑩活動	3	在協助下可移位到輪椅，離開床鋪用餐，但缺乏主動性，整體 ADL 還是多少需要協助。還有坐著就會嗜睡，排泄也需要全面協助。有時比較多話，也觀察到面帶笑容對話的場面，也開始能騰出散步等的時間。團體家屋的娛樂活動等仍有增加參與的可能，已提出現狀說明。
⑪進食狀況水準	4	軟食切碎、糊狀食、使用少許增稠，三餐由口進食，沒有使用替代營養。需要督促攝取水份，以及服用藥物。已在摘要裡說明要繼續維持。

⑫食物質地	4	主要提供學會分類代碼 3 的質地。已提出委託，在調整假牙後，再次研議提升食物質地的等級。
⑬營養	3	CRP＝0.73mg/dL、Hb＝9.7g/dL、Alb＝2.7g/dL、BMI＝21.4，此次發炎有營養狀態變差的狀況。因為超高齡，肌力也有衰退的傾向。透過在團體家屋的活動量與維持由口進食，期待能恢復到入院前的狀態。

▶ **1）身心醫學面向的處置與今後的課題**

能夠維持食欲，希望即使回到團體家屋後，也能持續提供符合喜好的飲食。整體健康狀態已經恢復到入院前的狀況。口腔清潔狀態維持良好。調整假牙是理想的做法，要把拓展飲食內容的可能性納入考量。如果可能，可研究進行牙科治療。

▶ **2）吞嚥功能面向的處置**

能夠維持用餐期間的認知功能，進食的口唇、舌、頰、頜的動作大致良好。觀察到動作偶有停頓，還處於需要部分協助的狀態。咀嚼力也仍有提升的空間，從這個角度來看希望能進行牙科治療。

▶ **3）姿勢・活動面向的處置**

能在一般輪椅上調整姿勢。配合體力的恢復，預估可以恢復到入院前的持久度。可以用稍微長柄的湯匙獨立進食，但疲勞時動作偶有停頓，這種時候有時會需要協助。在摘要裡有說明。

▶ **4）進食狀況・食物質地・營養面向的處置**

軟食切碎、糊狀食、使用少許增稠，三餐由口進食，沒有使用替代營養。需要監督攝取水份，以及服用藥物。此外，此次發炎有營養狀態變差的狀況。透過在團體家屋的活動量與維持由口進食，期待恢復到入院前的狀態。

案例總結

高齡者因為免疫力低下容易罹患流行性傳染病，因此導致整體健康狀態惡化的案例也不少。這次的病例也一樣，因流感合併吸入性肺炎，有一段時間陷入呼吸狀態惡化與有意識障礙的高燒狀態。針對這個病例，在入院時開始使用KT平衡圖表進行評估，同時釐清每個時期的狀態，運用激發五感的技巧進行介入。結果是安全地再度開始進食，用餐內容與入院前相同，生活品質水準也沒有變差，在第十二天就能出院。高齡者肺炎住院時，因長期禁食，或者因為重新開始進食時不夠謹慎導致誤嚥，反而延遲復原的狀況也不在少數。為了避免這些缺失，必須按部就班，掌握應該審慎前進的時機，以及進行「達到這裡接下來就要做這個」這類規律的計畫。

即使處在時時刻刻都會變化的急性期，使用KT平衡圖表進行評估，以進食為目標早期介入，讓我們再度實際感受到KT平衡圖表能成為恢復的助力。在以縮短住院期間為課題的急性期醫療上，說及早由口進食是關鍵，其實一點也不為過。進食、持續進食雖然會面臨到許多問題，但我們認為仍應該要找出個案的優勢，提供可以實際進行的醫療、護理與照護。

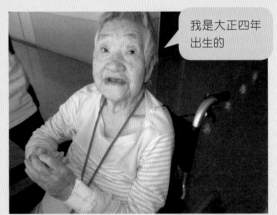

我是大正四年出生的

復健時移位到輪椅上，在病房散步。清醒程度佳，也能享受對話

急性期～恢復期
因心源性腦栓塞出現高階腦功能障礙的患者邁向獨立由口進食的方法

- ▶ **性別・年齡**：男性，八十幾歲
- ▶ **病名**：心源性腦栓塞（左額葉至頂葉、左殼核、放線冠）
- ▶ **過去病史**：高血壓（降壓劑內服治療中）
- ▶ **介入之前的過程**：出門除草，被發現倒在田埂上，被救護車送至醫院。檢查發現是心源性腦栓塞後，採取抗凝血劑的保守治療。
- ▶ **理學檢查結果**：入院時 JCS = II-10[⑥]，瞳孔左右無差異。在格拉斯哥昏迷指數（GCS）上，睜眼反應部分對強力呼喚有反應 3 分，最佳語言能力反應部分是無意義的發聲 2 分，最佳運動能力反應部分，疼痛刺激會噘嘴皺眉是 4 分。右側上下肢幾乎無法活動。
- ▶ **生活狀況**：和妻子兩人一起生活。入院前的日常生活能自理。最近，對長距離步行失去自信，自己才剛購買了助行車。
- ▶ **關於病情**：醫師對家屬說：「右側癱瘓難以恢復，有可能從此長期臥床。可能會出現失語、吞嚥障礙、高階腦功能障礙。」妻子表示：「希望先生能好起來，能帶他回家。希望在家裡照顧他。」
- ▶ **急性期的方針**：使用抗凝血劑、自由基清除劑（free radical scavengers），觀察後續發展。從左額葉至頂葉，直到左殼核、放線冠都有觀察到病變。住院後第二天和醫師、護理師、復健科治療師、營養師確認方針，目標是及早開始復健、回到生活場域。

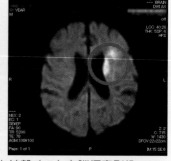
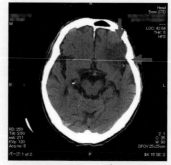

從左額葉至頂葉（←部分），左被殼（○）有腦梗塞影像

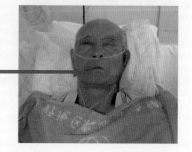

右邊顏面神經麻痺，口角下垂

急性期的處置方案（入院當天～第三天）
▶ 運用 KT 平衡圖表的一般人員初評

4) 進食狀況・食物質地・營養的面向
因周邊靜脈注射熱量不足。若無法由口進食的期間會更長，也需要考慮鼻胃管餵食

3) 姿勢・活動的面向
在血液動力學監測下，在醫師指示範圍內調整病床的角度。增加搖高病床角度的時間，力求姿勢・持久度的提升

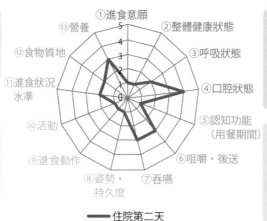

①進食意願
②整體健康狀態
③呼吸狀態
④口腔狀態
⑤認知功能（用餐期間）
⑥咀嚼・後送
⑦吞嚥
⑧姿勢・持久度
⑨進食動作
⑩活動
⑪進食狀況水準
⑫食物質地
⑬營養

—— 住院第二天

1) 身心醫學的面向
處於心源性腦栓塞的超急性期，意識程度是在對疼痛刺激僅有些許反應。體位變換時會觀察到血壓、SpO₂ 的變動。持續觀察意識程度、血壓、脈搏、SpO₂ 的整體健康狀態

2) 吞嚥功能的面向
右邊顏面神經麻痺、舌下神經麻痺。為幫助清醒進行了口腔護理，藉由注水提供感覺輸入，並進行舌、頰的伸展運動。在醫師指示範圍內與物理治療同步進行調整床鋪角度

編註⑥：日本昏迷指數（JCS）II-10，為聽到呼喚後很容易睜開眼睛的狀態。

【初次介入時運用 KT 平衡圖表的醫療人員複評】

項目	評分	觀察‧評估
①進食意願	1	向個案確認進食的意願，但未表達任何想法。清醒程度不佳，在確認整體健康狀態下，以口腔護理等進行感覺刺激，以促使清醒。
②整體健康狀態	1	處於腦梗塞急性期，給與抗凝血劑、自由基清除劑。有 37 度左右的發燒，但沒有觀察到吸入性肺炎的徵兆。觀察到因姿勢變換、口腔護理等產生的血壓變化。JCS = 20[⑦]，呼喚會張開眼睛，但無法持續。稍微能做到握手、放手，但左右邊有差。沒有吸入性肺炎的病史，但因為高齡、右側顏面神經麻痺、右側舌下神經麻痺，所以後送食團會有困難。因為屬「床上安靜」等級，推測存在誤嚥風險。因為處於腦梗塞的急性期，狀態也有可能驟變。在監測血液動力學的變化下，一邊進行口腔護理、變換姿勢，以預防吸入性肺炎、促使清醒。
③呼吸狀態	2	沒有呼吸道系統的病史。隨著血壓變化，SpO_2 也有變化。以鼻導管供氧 2L，SpO_2 可以維持在 99%。有聽到咽部喘鳴聲，偶爾也聽到咳嗽聲，但無法自己喀出痰液，一天需要抽痰六次左右。咳嗽力強是優勢。肺部沒有雜音。在監測血液動力學下，透過搖高病床的角度增加換氣量，並進行心肺物理治療，希望能喀出痰液。
④口腔狀態	4	整口無牙，平常使用全副假牙。口腔內乾燥，附著有無法喀出的痰液。右側舌下神經麻痺，右側的分泌物附著較多。進行機能性的口腔護理，讓口腔環境可以進食。
⑤認知功能（用餐期間）	1	會因呼喚或刺激而點頭，能稍微張開眼睛，但無法持久。推測是大範圍腦梗塞的影響。進行口腔護理、搖高病床角度，目標是達成能因刺激清醒。
⑥咀嚼‧後送	3	雖然可以吞嚥唾液，但有咽部殘留音。推測是受到右側顏面神經麻痺、右側舌下神經麻痺的影響。因此，嘴唇抿食、咀嚼、吞嚥也可能出現問題。口腔護理時，要附加進行頰、舌、口唇周圍肌群的伸展，以預防肌力衰退。
⑦吞嚥	3	JCS = 20，無法評估吞嚥功能。能夠無意識地吞嚥唾液，喉部上抬超過一橫指，但因為高齡，推測並未升起至最大值。此外，因右側顏面神經麻痺、右側舌下神經麻痺，口腔內壓無法升高，可能導致唾液殘留在咽部。之後會在監測整體健康狀態下，待意識狀態恢復至昏迷指數的個位數之後再進行吞嚥功能評估。
⑧姿勢‧持久度	1	處於腦梗塞的急性期，經常都在床上。右側輕癱。30 度半坐臥姿勢會往右傾斜。進行擺位，以達到穩定姿勢。此外，為了預防呼吸系統併發症與廢用症候群，與治療師合作，進行胸腔物理治療。
⑨進食動作	1	缺乏自主性動作。右手的動作不流暢，左手可以動作。之後要對右手進行感覺刺激，以引導做出動作。
⑩活動	1	清醒程度不佳，都在臥床。依循醫師的指示，在可能範圍內以及早離床為目標。在臥床期間，也與復健科合作，進行主被動關節活動。
⑪進食狀況水準	2	因處於腦梗塞急性期，意識狀態不佳，無法進行進食訓練。待 JCS 恢復到個位數之後再進行評估、開始直接訓練。
⑫食物質地	2	沒有進食。住院前是普通飲食。最喜歡的食物是炸雞。
⑬營養	3	身高 = 151cm、體重 = 54.7kg、BMI = 23.83、Alb = 3.7g/dL、TP = 7.2g/dL。周邊靜脈點滴 BFLUID® 三瓶 640kcal（日本規格為 500cc／210kcal 一瓶），需要熱量 1210kcal，營養大致有維持，但低於必需攝取量，所以要以由口進食為目標及早介入。如果無法過渡至由口進食，要開始以腸道營養支持。

　　心源性腦栓塞後的超急性期，清醒狀態、呼吸狀態都不佳，上下肢、軀幹運動機能衰退，評估分數低。為了能再次進食，在預防吸入性肺炎之時，必須與不同職類合作，採全面性的處理方式。

編註⑦：日本昏迷指數（JCS）20的表現為大聲呼喚並搖動身體時，會睜開眼睛。

▶▶②整體健康狀態的處置
●觀察血壓的變化、脈搏的變化、SpO_2 的變化。
●預防吸入性肺炎，在指示範圍內搖高病床的角度，提升肺部活動範圍及咳嗽力。

▶▶④口腔狀態的處置
●口腔護理：一邊進行血液動力學的監測，一邊在指示範圍內搖高病床的角度，維持口腔內部清潔，透過伸展頰、舌預防吸入性肺炎，預防廢用症候群。

▶▶⑤認知功能（用餐期間）的處置
●促使清醒：與個案對話時雖會張開眼睛但不持久，為提供刺激進行口腔護理，透過注水提供感覺輸入，若血液動力學監測佳，可搖高病床的角度，以促進清醒。此外，也鼓勵個案與家人見面，請家屬進行對話、按摩等刺激。

▶▶⑥咀嚼・後送／⑦吞嚥的處置
●間接訓練：給予感官刺激，促使清醒。為了預防口腔周圍肌群及舌頭的廢用，需在口腔護理時進行舌・頰伸展、口腔周圍肌肉的按摩。在口腔護理之後，用冰塊或冰鎮過的湯匙進行加壓刺激，以誘發吞嚥反射。
➡若確認有吞嚥反射時，進行床邊篩檢評估，目標是提升等級。

▶▶⑧姿勢・持久度／⑩活動的處置
●確保坐姿時間：在血液動力學監測下延長坐姿時間，力求姿勢的穩定和持久度。擺位時不要讓頸部呈後屈姿勢，也不要讓身體往患側傾斜。

▶▶⑪進食狀況水準／⑫食物質地／⑬營養的處置
●每天進行功能評估，以提升等級為目標。

由口進食訓練開始（住院第四天～第七天）

入院後第四天，對提問會發出「嗚～」的聲音，左右手雖然只稍微能握手、放手，但已觀察到反應。於是，進行吞嚥功能評估，並使用KT平衡圖表再次進行評估。

▶▶介入第四天運用 KT 平衡圖表的一般人員評估

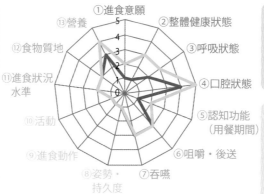

4）進食狀況・食物質地・營養的面向
因周邊靜脈注射熱量不足。開始由口進食訓練，希望能夠及早過渡到由口進食

3）姿勢・活動的面向
右側輕癱。在醫師指示範圍內搖高病床的角度，力求提升軀幹的穩定和持久度。讓個案用右上肢拿餐具等，增加感覺刺激

1）身心醫學的面向
剛脫離超急性期，進食意願低。在血液動力學監測下促進離床，以協助清醒。進行呼吸訓練、排痰訓練，以預防吸入性肺炎

2）吞嚥功能的面向
右邊顏面神經麻痺、右側舌下神經麻痺。口腔內壓無法升高，有咽部殘留，但咳嗽力強可解讀成是優勢。進行緊閉雙唇、舌頭動作訓練，力求改善

━━住院第二天 ━━住院第四天

【介入第四天運用 KT 平衡圖表的醫療人員複評】

項目	評分	觀察・評估
①進食意願	2	對「要吃飯嗎？」的詢問，有搖頭的動作，能夠進食評估吞嚥功能用的食品。準備個案喜好的餐食，以激發進食意願。
②整體健康狀態	3	JCS 恢復到個位數，有時也能遵從指示動作。沒有發燒，沒有觀察到吸入性肺炎的徵兆。床上靜養時，醫師許可病床的角度可以調高至 60 度，但在調整角度時有時會觀察到血壓降低。由於抗凝血劑、自由基清除劑仍在給藥中，所以要在血液動力學的監測下，搖高病床的角度，介入目標是達到增加換氣量、能夠咳出痰液。與其他職類人員共享預防肺炎的照護方法、半坐臥角度、進食姿勢，以利進行照護。
③呼吸狀態	3	在沒有給氧的狀態下，SpO₂ 維持在 99%，肺部沒有聽到雜音。有聽到咽部喘鳴聲，促進咳出的力量也衰弱。但因反射引發的咳嗽力量較強，是為優勢。一天需要抽痰不到五次。擬定計畫以積極離床，促進肺部擴張，提升咳痰的力量。
④口腔狀態	5	口腔環境有維持。假牙也很密合，沒有問題。
⑤認知功能（用餐期間）	2	睜眼時間短，不持續。但用湯匙碰觸下唇時會張口，能抿住並後送食物。讓個案用右手拿湯匙，但握力太弱很快就掉落。在護理師以手協助的介入下進食。之後也需要以手協助進行介入，目標是再度熟悉如何進食。此外，出現不知道如何使用餐具、無法認知空間等的失用症狀，要研議適合個案的處理方式。
⑥咀嚼・後送	3	觀察到左側頸部張力極強，推測會對咀嚼和後送造成影響。以手協助介入引導取食動作。吞嚥反射佳。右側口腔內有少量殘渣，協助右頰雙唇緊閉就幾乎觀察不到到殘渣。用個案容易理解的語句敦促吞嚥，協助口角、頰動作，力求口內、咽部淨空。
⑦吞嚥	3	在床上以半坐臥角度 30 與 60 度進行吞嚥功能評估。MWST ＝ 3 分，FT ＝ 3 分，吞嚥後偶有嗆咳。咳嗽力強。SpO₂ ＝ 95 ～ 99 ％，在清楚指示下引導進行多次吞嚥，力求減少咽部殘留。判斷可以開始進食後，午餐從綿軟食開始。
⑧姿勢・持久度	1	右側輕癱。有指示床上半坐臥角度為 60 度。調整病床角度時，要採頸部前屈姿勢，讓上肢穩定。調整病床角度時，左側頸部張力強，轉向左側。物理治療師、職能治療師開始介入減低肌肉張力的復健。在醫師的指示下計畫離床，慢慢往躺式輪椅、一般輪椅進階。
⑨進食動作	1	右手握取餐具的能力差，有時會掉落。即使拿了湯匙也不知道如何使用。如果力量弱但仍能握持，可花些心思調整餐具，仍有可能能夠獨立進食。在持續床上安靜時，在床上以獨立進食為目標，訓練握持餐具。
⑩活動	1	因清醒程度和疾病的緣故都在床上，在床上也需要進行復健以提高活動性。要持續復健以維持肌力。
⑪進食狀況水準	2	從吞嚥功能評估判斷，藉由吞嚥代償可從「吞嚥調整飲食學會分類」2013 年版的代碼 1 開始進食。一邊觀察吞嚥狀態，逐步提升食物質地、次數，以提高至 3 分為目標。
⑫食物質地	2	半坐臥角度 60 度時，清醒程度出現變化，由於進食後送有困難，食物質地約為代碼 0j ～ 1j 的程度。配合進食姿勢調整，逐步提升食物質地。
⑬營養	4	身高＝ 151cm、體重＝ 54.7kg、BMI ＝ 23.83、Alb ＝ 3.7g/dL、TP ＝ 7.2g/dL。周邊靜脈點滴 BFLUID® 三瓶 640kcal（日本規格為 500cc ／ 210kcal ／瓶）。營養大致有維持。血液數據 CRP ＝ 0.2mg/dL，沒有發炎。之後要促進由口進食，確保攝取到必要的進食量、飲水量。

從身心醫學的面向來看，整體狀態逐漸趨於穩定。今後，從提升吞嚥功能的角度，以評估分數低的⑧⑨⑩為重點進行介入。

▶ 身心醫學面向的處置

- 提供符合個案喜好的食品（咖啡、溫牛奶、布丁），以誘發「想吃」的意願。
- 從半坐臥角度 45 度進行以手協助的介入，與個案對話，以提高個案的自我效能感（self-efficacy）[8]。
- 與物理治療師合作，進行呼吸復健訓練，以及排痰訓練。
- 開始搖高病床的角度，在血液動力學、換氣量改善時，一邊促進肺部擴張，一邊預防四肢軀幹的廢用。此時也要觀察意識狀況的變化、血壓是否降低、脈搏變化、SpO_2 的變化。
- 進行口腔護理，從半坐臥角度 45 度讓個案自己拿牙刷，提升手部的精細動作。
- 進行舌頭伸展復健以引導出舌頭的動作。

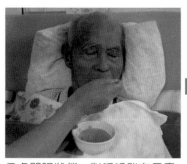 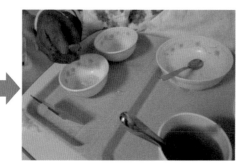

仍處閉眼狀態，對呼喚雖有反應，但沒有張開眼睛。用清楚的詞句向個案說話，以湯匙碰觸下唇，能夠開口進食

二十分鐘吃完全部份量

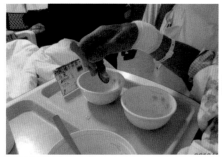 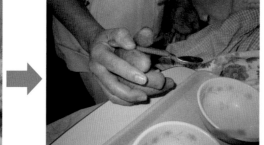

即使握住湯匙，也不知道如何使用

進行以手協助的介入，以喚醒一連串動作的記憶

▶ 吞嚥功能面向的處置

- 用清楚的詞句與個案對話，輸入聽覺、視覺訊息。
- 食物要擺放在個案視覺範圍內的地方。
- 從半坐臥角度 45 度開始進行以手協助的介入。
- 個案重複持續同一動作時，協助個案的進食動作，以喚醒一連串動作的記憶。
- 由語言治療師進行語言訓練。
- 用餐前進行頸部伸展。

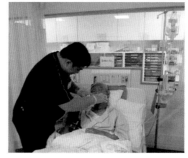

語言治療師進行語言訓練，但說不成句

- 直接訓練：從半坐臥角度 30 度開始，逐步進階提高至 45 度、60 度。促使張眼，輸入視覺訊息。協助緊閉雙唇預防食物從嘴邊掉落、協助後送。
- 讓兩側上肢穩定，以方便取食。
- 由於有咽部殘留，所以飲食從學會分類代碼 1j 質地的食物開始。進行多次吞嚥，並要求個案咳嗽。

編註[8]：自我效能（self-efficacy）是一個心理學概念，意指個人對自己具有有充分能力可以完成某事的信念。與個人擁有的技能無關，與所擁有能力程度如何的自我判斷有關。

- 與物理治療師、職能治療師合作，一邊確認血壓降低程度、脈搏的變化、SpO₂ 的變化，一邊延長維持坐姿的時間，逐步提升持久度。
- 及早和復健人員一起協助移位至輪椅，調整輪椅高度、桌板高度，以設法讓上肢、腳底能夠穩定。
- 在用餐前進行頸部伸展運動，以引導出前臂的動作。
- 將個案前臂置放在餐桌上，協助握持湯匙，不斷累積經驗。
- 在餐具上多用點巧思，讓個案容易握持。
- 為延長維持坐姿時間，進行日常生活動作（洗臉、上廁所等）。

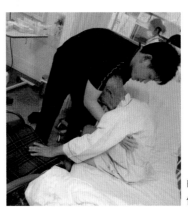

由物理治療師進行輪椅移位訓練

▶▶ 進食狀況・食物質地・營養面向的處置

- 在咽部殘留或口內殘留開始減少的時候，可提升食物質地，並增加用餐次數。
- 在餐食內容上多用些心思，以能由口進食到所需的熱量（1200kcal）。

移位至輪椅後以獨立進食為目標的訓練（住院第八天～第廿四天）

　　已能做到咀嚼動作，也開始能攝取綿軟食。由於手部的精細動作仍然不夠，必須選擇合適的餐具。又因高階腦功能障礙引發失語症，也觀察到個案不知道如何使用餐具、碗盤的蓋子沒打開就想直接用餐、把湯匙移動到碗盤之外的地方等失用症狀，協助者要進行以手協助的介入，設法喚醒一連串動作的記憶。

　　雖然是清醒的，但無法長時間持續張開眼睛。靠著坐姿平衡訓練，身體的持久度逐步提升。為了增加移位坐在輪椅上的時間，照護計畫中導入了許多能建立規律的日常生活動作（起床、排泄、洗臉、用餐、口腔護理），也希望藉此能讓個案做到取食的動作。

▶▶ 身心醫學面向的處置

- 由於有在 10 點與 15 點喝咖啡的習慣，準備咖啡，給予嗅覺和味覺的刺激，以提高進食意願。
- 由於綿軟食能吃一半，為了提高進食意願，請個案的太太帶來他喜歡的「炸雞」，以提供嗅覺、視覺訊息。

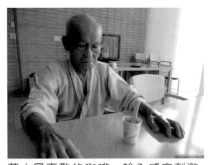

藉由最喜歡的咖啡，輸入感官刺激。凝視著咖啡

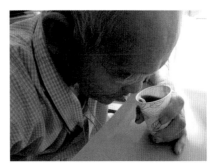

能夠把杯子靠近自己，做出喝的動作

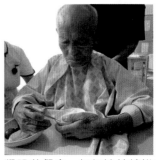

凝視著餐食，但無法持續進食動作

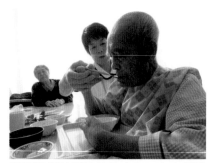 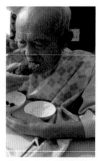 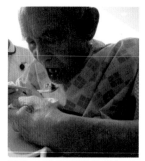

需要進行以手協助的介入。太太很擔心地在一旁觀看

拿起太太帶來的、自己喜歡的食物——炸雞，一口咬住

隨後，使用湯匙的狀況也變得更流暢了

▶▶ **姿勢‧活動面向的處置**

● 輪椅的擺位：由於個案會向右側傾斜，要調整姿勢，以讓上肢穩定、腳底有支撐物，並用浴巾支撐背部等。

● 進食動作只協助做不到的部分。若是個案取食會花太多時間，需要考慮疲勞問題，協助者可協助個案進行舉起前臂的動作。

● 當進食動作停止時，協助者要用清楚的語句給予指示。

● 持續進行以非慣用手扶住碗盤的訓練，讓個案想起進食的一連串動作。

● 由職能治療師強化前臂的旋前旋後動作。日常生活能做到的事請個案自己做，不足的部分再由護理師進行介入。

● 在能夠集中精神的地方用餐。

● 進行從床鋪起身、把腳放下、穿鞋等的動作訓練。

● 進行從坐姿移位到輪椅及步行的訓練。

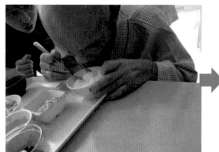 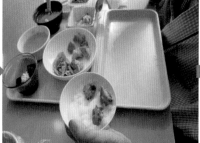 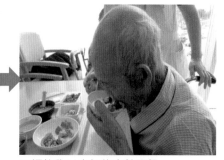

能拿碗，但會前傾

把托盤改成縱向擺放，以方便把前臂放在桌上。

已經能夠以良好的姿勢用餐

在恢復期病房以能做到獨立進食為目標的訓練（住院第廿五天～第一○二天出院）

為了持續進行運動機能、基本動作、日常生活動作的重新學習，並繼續失語訓練，轉至恢復期病房。

與恢復期病房的護理師、復健人員，一邊實際確認個案的動作，一邊進行交接。食物質地在部分協助下讓個案吃普通食，由於進食會前傾，可使用輪椅桌板。雖有進食意願，但不知如何使用餐具、使用餐具的精細動作不佳，所以在取食動作、姿勢、專注力不佳的部分採取重點式的介入。此時期，個案有時會因為自己做不到而懊悔、焦躁、哭泣，判斷是腦梗塞後的沮喪現象，要默默關心這種狀況，鼓勵個案做得到的部分。

▶▶ ①進食意願的處置

繼續在急性期病房每天的習慣——咖啡時間。

▶▶ ⑧姿勢‧持久度／⑨進食動作的處置

● 與復健科交換資訊，掌握能做到的動作。讓個案自己做日常生活能做到的動作，即使花時間也要在一旁等待。

● 承認個案能做到的部分，讓個案的自我效能感提高。

● 進行能從湯匙過渡到筷子的訓練。

● 確認日後在家中進食的動作是否有困難，進行調整希望能夠早日返家。

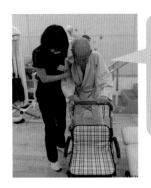

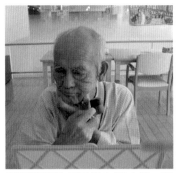

吃完炸雞後，第一次能夠步行。喜歡的食物能帶來生存的活力！

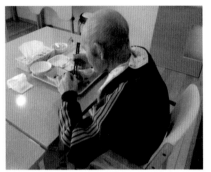

透過繼續執行日常生活功能，連結到進食動作

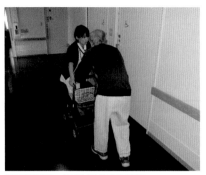

與護理師一同進行步行訓練

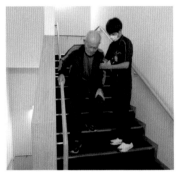

以出院返家為目標的上下樓梯訓練

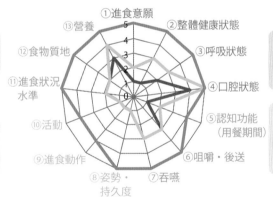

用慣用手拿筷子的訓練

出院時的成果

▶ 出院時運用 KT 平衡圖表的一般人員評估

4) 進食狀況・食物質地・營養的面向
營養沒有問題，可以吃普通食物

3) 姿勢・活動的面向
能使用助行車自己步行，也能上下樓梯。用餐時間，可以坐在椅子上，維持穩定姿勢。也大致上可以做到用筷子取食的動作

1) 身心醫學的面向
有「想吃」的意願，三餐都能把全部份量的普通餐食吃完

2) 吞嚥功能的面向
有時會出現失語、重複同樣語言和動作（固著化）、不知如何使用餐具的狀況

雷達圖軸標籤：
①進食意願　②整體健康狀態　③呼吸狀態　④口腔狀態　⑤認知功能（用餐期間）　⑥咀嚼・後送　⑦吞嚥　⑧姿勢・持久度　⑨進食動作　⑩活動　⑪進食狀況水準　⑫食物質地　⑬營養

——住院第二天　——住院第四天　——出院時

▶ 身心醫學面向的處置
● 有「想吃」的意願，三餐都能吃完全部份量的普通食。
● 整體健康狀態、呼吸狀態都沒有問題。
● 是與糖尿病有關的心源性腦栓塞，衛教太太及家屬要讓個案確實地定期就診，並注意健康管理。
● 太太有重聽，擔心會不容易聽到個案說話。預計出院後進行訪視，以確認生活上沒有問題。

▶ 吞嚥功能面向的處置
● 有時會出現失語、持續同樣行為、不知如何使用餐具的狀況，但可以修正。
● 太太在用餐時間來會面時，說：「大致了解個案的狀況了」，似乎能順利地介入。

▶▶ **姿勢・活動面向的處置**

● 可以使用助行車自己步行，也能上下樓梯。

● 用餐期間，可以坐在椅子上維持穩定的姿勢。也大致上可以做到用筷子取食的動作。

● 出院前確認居家需要的動作是否能完成，幾乎可以毫無問題地在自家生活。

▶▶ **進食狀況・食物質地・營養面向的處置**

● 營養沒有問題，可以進食普通飲食。

案 例 總 結

　　這一個是從住院早期開始，就與不同職類合作，最後成功過渡到由口進食的案例。當開出進行進食功能治療的指示時，筆者就拜訪了負責此個案的復健治療師，一起進行了評估。之後，當復健治療師介入時請護理師到場，當護理師介入時請復健治療師到場，共享有關個案的最新資訊與決定事項，並一同討論目標。討論不會限制在進食這項技能，而是反覆互相確認，該怎麼做個案才能恢復、才能回家。此外，一邊擴展個案已經做到的部分，一邊將做不到的部分從日常生活動作開始協助個案朝目標推進。

　　個案因為自己的癱瘓、高階腦功能障礙而沮喪，懊悔自己做不到時，醫療相關人員要如何支持是一項課題。我們很容易只注意到做不到的部分，但運用KT平衡圖表，整體確認進步的部分，然後往下一個階段前進，不只個案，醫療人員本身的自我效能感也會提高，帶來好的成效。這個結果，也連結了個案及家屬的希望。

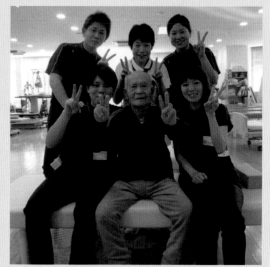

出院前和復健治療師們合影。兩手比 YA

慢性期 從一整年不由口進食過渡到三餐由口進食的案例

案 例 介 紹

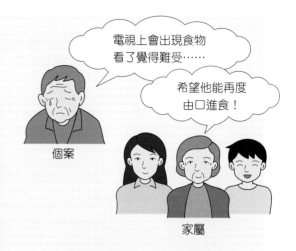

▶ **性別·年齡**：男性，91 歲

▶ **診斷名**：吞嚥功能障礙、腦梗塞後遺症

▶ **介入之前的過程**：70 歲時腦梗塞發作，仍殘留吶語症的問題，住進照護機構，可用拐杖走路，獨立進食普通食。日常生活自立度（臥床度）為 A-1[9]等級。90 歲時發生吸入性肺炎，住進急性期醫院。肺炎雖有改善，但被診斷為吞嚥障礙，開始經鼻胃管餵食。住院一個月後，為了後續治療轉院到慢性期醫院。剛入院時還能用步行器行走，但因反覆發生肺炎，最後陷入長期臥床的狀態。復健時可在協助下移位到輪椅上。會出現躁動或自行拔除鼻胃管的情況，所以約束兩側上肢。家人希望個案能再度由口進食、找回笑容，因此以訓練進食為目的住進現在的醫院。

▶ **診斷與發現**：陳舊性腦梗塞

▶ **頭部 CT 診斷**：兩側基底核與左腦白質有觀察到低密度區（ low-density area）。

▶ **胸部 X 光診斷**：沒有明顯的浸潤影像。

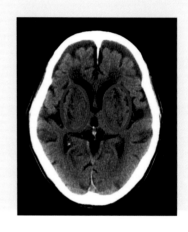

入院時的評估與處置

▶▶ **入院時運用 KT 平衡圖表的一般人員初評**

4) 進食狀況·食物質地·營養的面向
介入當時營養不良，一開始除了由口進食外，還並用經管餵食，以確保所需的營養量。之後則配合由口進食量調整經管營養量，並配合吞嚥功能改善的情況，重新檢視飲食質地

3) 姿勢·活動的面向
首先為了安全進食，要徹底執行坐姿擺位。其次，為了提升坐姿持久度與強化軀幹肌力，要階段性地增加離床時間。此外，為了提升 ADL，要持續進行復健。至於進食動作，是以自行進食為目標，進行上肢的功能訓練

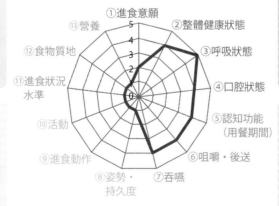

——入院時

1) 身心醫學的面向
整體健康狀態大致維持，經判斷處於可以積極進行進食訓練的狀態，但問題是進食意願低落。透過提高活動量刺激進食中樞、用符合喜好的食物進行直接進食訓練等，誘發進食意願

2) 吞嚥功能的面向
觀察到因廢用症候群導致的口腔機能低下，但藉由反覆吞嚥可讓淨空狀態良好，所以能及早展開直接進食訓練。以擬定處理對策為目的，進行 VF 檢查以詳細評估吞嚥功能。停止身體約束，增加刺激輸入，目標是改善認知功能

編註⑨：日本障礙高齡者日常生活自立度A-1的表現為，屋內生活幾乎都能自理，需要協助才能外出，白天幾乎都可以離床生活。

【入院時運用 KT 平衡圖表的醫療人員複評】

項目	評分	觀察・評估
①進食意願	2	看到食物會自己張開嘴，但沒有飢餓感，並沒有想吃的意圖。透過提高活動量、製造飢餓感，並給予腦部刺激，以誘發進食意願。
②整體健康狀態	4	之前在機構時，每個月雖約有一至二次的發燒，但並未觀察到疑似吸入性肺炎的發燒，處於能夠積極進行進食訓練的狀態。應進行積極的吞嚥復健。
③呼吸狀態	5	呼吸狀態穩定，也沒有卡痰。進行離床，目標是增加換氣量，強化咳嗽力。
④口腔狀態	4	口腔內衛生狀態佳，但幾乎沒有戴假牙，假牙也不密合。由於會成為阻礙咀嚼、吞嚥的因素，所以在牙科就診進行假牙調整。
⑤認知功能（用餐期間）	4	能理解指示，雖然試圖表達自己的意思，但由於吶語症言語表達不清楚，因此設法藉由溝通板進行溝通。進食凍狀食時注意力散漫，意識未聚焦在進食上，所以要調整成能專心用餐的環境。
⑥咀嚼・後送	4	沒有觀察到明顯的顏面神經失調與舌咽神經失調，但無法持續伸出舌頭。因廢用導致口腔機能低下，開始進行間接訓練及 30 度半坐臥姿勢的進食。
⑦吞嚥	4	MWST ＝ 4 分、FT ＝ 4 分。在 FT 時沒有咽部殘留、可以進食，但進食凍狀食時，隨著進食時間拉長會出現嗆咳。因為可以靠反覆吞嚥來處理，所以持續進行凍狀食進食訓練，目標是提升吞嚥功能。
⑧姿勢・持久度	1	在機構時，由於幾乎都在床上生活，因此肌力衰退，採坐姿時會向左傾斜，軀幹的平衡不佳。進行坐姿訓練與平衡訓練，首先要設法達到能夠安全進食的姿勢。
⑨進食動作	1	初次介入時，由於只採經鼻胃管餵食，因此評為 1 分。能理解指示，能夠自己刷牙。與直接進食訓練同時展開進食動作訓練。
⑩活動	1	由於白天在床上生活，所以肌力衰退，起身幾乎需要全面協助。以提升持久度、活動性為目標，藉由導入感興趣的活動進行離床。
⑪進食狀況水準	1	一整年幾乎都沒有由口進食，初次介入時也只有經鼻胃管餵食，因此評為 1 分。除了 KT 平衡圖表外，還進行 VF 評估，展開由口進食訓練。
⑫食物質地	1	只經鼻胃管餵食，有一整年都沒有由口進食。首先從舌頭機能訓練與凍狀食進食訓練開始，目標是之後能有階段性的進步。
⑬營養	1	身高 ＝ 170cm、體重 ＝ 42.3kg、BMI ＝ 14.2、Alb ＝ 3.2g/dL、TP ＝ 6.8g/dL、Hb ＝ 11.8 g/dL。從一年前開始體重就一直很低，營養不良。經鼻管餵食 1200kcal，藉由由口進食訓練，階段性地增加熱量。

觀察住院前的過程，直到一年前發生肺炎之前，都還是進食普通食，之後也沒有發生會帶來器質性吞嚥障礙的腦血管疾病，所以推測這個時間點的吞嚥障礙，極有可能是因為廢用症候群所引起。從入院時運用KT平衡圖表的初評中也已經確認，儘管基本上大致整體健康狀態和吞嚥功能有維持，但因為沒有進食與有身體約束，導致進食意願降低與身體機能衰退。

因此，透過及早開始由口進食、促進活動，把從廢用症候群康復的目標，設定為基本方針。也就是說，一邊維持、強化KT平衡圖表②～⑦的優勢，同時藉由由口進食強化①、⑧～⑬的劣勢。

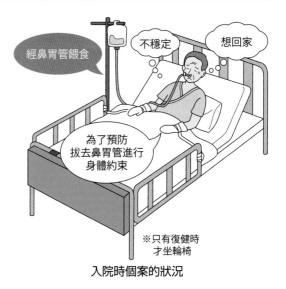

入院時個案的狀況

- 整體健康狀態大致有維持，判斷處於可以積極進行進食訓練的狀態，但問題是進食意願低。
  → 透過提高活動量、刺激進食中樞、用符合喜好的食物進行直接進食訓練等，誘發進食意願。

▶ 吞嚥功能面向的處置

- 觀察到因廢用症候群導致的口腔機能衰退，但藉由反覆吞嚥可讓淨空狀態良好，所以要及早就展開直接訓練。
  → 詳細評估吞嚥功能，以擬定處理對策為目標進行 VF 評估。去除身體約束，增加刺激輸入，盡量改善認知功能。

▶ 姿勢・活動面向的處置

- 首先，為能安全進食，徹底執行坐姿擺位。
- 為了提升坐姿持久度與強化軀幹肌力，階段性增加離床時間。
- 為了提升 ADL，持續進行復健。
- 進食動作也是以獨立進食為目標，進行上肢功能訓練。

▶ 進食狀況・食物質地・營養面向的處置

- 介入當時營養不良，一開始除了由口進食外，還並用管灌餵食，確保所需的營養量。
- 後續配合由口進食量調整營養量，並根據吞嚥功能改善的情況，重新檢視飲食質地。

以由口進食為目標的處置方案（剛入院）

▶ ③呼吸狀態的處置

- 為了維持、強化個案的優勢，以吹氣訓練提升咳嗽力（參見 31 頁），目標是即使嗆咳也不會引發肺炎。

▶ ④口腔狀態的處置

- 假牙不密合，進行假牙調整。
- 引導個案到洗手台刷牙，在可能範圍內，盡可能讓個案可以自己動作，進行漱口訓練。

▶ ⑤認知功能（用餐期間）的處置

- 入院當天，對是否有理解指示的能力進行評估，停止使用約束手套、約束帶。
  → 讓上肢能自由活動，目標是消除壓力，透過擴大活動範圍提高認知功能。

▶ ⑥咀嚼・後送的處置

- 從住院隔天開始進行直接進食訓練。從半坐臥姿勢 30 度開始、食物質地則選擇吞嚥調整飲食學會分類 2013 年版的代碼 0 j。
  → 口腔內或咽部有殘留時，以適合的茶凍協助交互吞嚥、反覆吞嚥。進行 VF 評估。

▶ ⑧姿勢・持久度的處置

- 為了提升姿勢的穩定度、持久度以及提高活動性，嘗試增加坐姿的時間。
- 同時，為了彌補軀幹平衡不佳，利用靠墊等設法讓床上坐姿穩定。

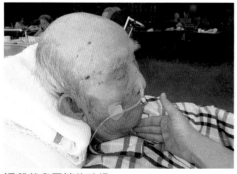
還戴著鼻胃管的時候

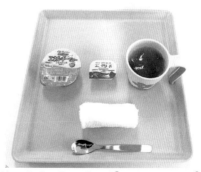
使用茶凍、Engelead®果凍、Energy®果凍

●雖然去除了身體約束，但也完全沒有觀察到個案自己拔去鼻胃管的狀況。

　➡藉由個案喜歡的看報或閱讀，讓個案能因為樂在其中，成功增加了離床時間，也有助於上肢的功能訓練。

●住院第九天進行 VF 評估。用果凍（代碼 0 j ～ 1）、食倍樂粥、糊狀食（代碼 2-1）、3 ％的增稠水進行功能評估。

　➡口腔期因舌頭機能低下導致後送能力變差，咽部期因喉部沒有充分上抬而導致嗆咳延後、咳嗽力衰退，會厭翻轉不足造成會厭谷有殘留，但沒有明顯的喉部誤吸或誤嚥。

　➡吞嚥功能比預想中差，但在躺式輪椅上以半坐臥姿勢 30 度協助將食物送往咽部，並重新調整頸部前屈姿勢以彌補喉部未充分上抬的劣勢，自住院第十二天起進步到午餐可以吃糊狀食。

●住院當天至第九天，運用 KT 平衡圖表，進行 VF 和認知功能等的評估。

　➡評估結果是並非無法進食，透過正確評估找出能讓個案進食的方法，有助於提升到開始進食的階段。

▌開始進食（住院第十二天～廿二天）

▶⑥咀嚼・後送／⑦吞嚥／⑫食物質地的處置

●提供糊狀食（學會分類代碼 2-1），為準備提升食物質地，以嬰兒米餅等進行咀嚼訓練。

●進行以改善舌頭機能為目標的自主、非自主訓練。

●階段性地變更為使用躺式輪椅，以提升角度為目標。

▶⑧姿勢・持久度／⑩活動的處置

●設法調整姿勢以讓躺式輪椅上的坐姿穩定，並階段性地增加離床時間，設置輪椅桌板，把上肢置放在桌板上，藉此讓軀幹穩定。

▶⑨進食動作的處置

●協助進行舀起食物、送往口腔的動作，同時以過渡到獨立進食為目標，進行協助取食的動作。

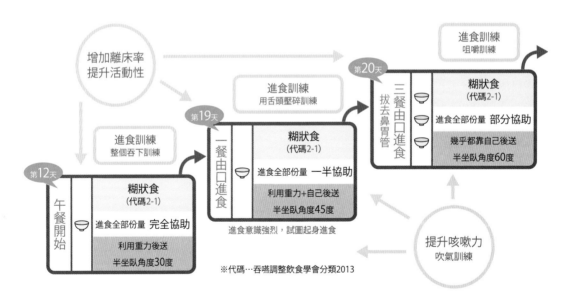

以進步到由口進食為目標的處理方法

▶▶ 住院第十二天～廿二天的評估

● 第十二天，以 30 度半坐臥姿勢，透過完全協助，一餐糊狀食的份量可以全部吃完。
● 第十九天，以 45 度半坐臥姿勢，透過一半協助，一餐糊狀食的份量可以全部吃完。
● 第廿天，以 60 度半坐臥姿勢，透過部分協助，三餐全部份量都由口進食。
● 第廿二天，進步到在躺式輪椅上，以半坐臥角度 70 度獨立進食。
● 雖然偶有嗆咳，但因為咳嗽能力提升，所以能以清喉嚨自行清除。

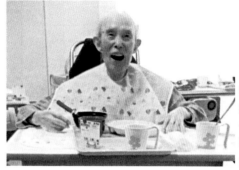

穩定個案兩側上肢，藉由部分協助引導個案獨立進食，改善坐姿前傾的狀況。由口進食，大滿足

為出院後也能持續由口進食進行的準備（住院一個月後～六個月後出院為止）

▶▶ ⑦吞嚥的處置

● 在進食速度分配上有問題，會接二連三地把食物放進口腔裡，換成了勺部較小的湯匙。

▶▶ ⑧姿勢・持久度／⑩活動的處置

● 從躺式輪椅進階到一般輪椅。
  ➡ 增加離床時間，力求強化軀幹肌力與平衡。
● 進行在出院後機構內生活所需的更衣與沐浴動作訓練。

▶▶ ⑫食物質地的處置

● 完成假牙後，食物質地獲得了階段性的提升。

▶▶ ⑬營養的處置

● 配合增加的活動量，補充所需的營養量。

▶▶ 針對出院後的處置

● 請出院之後入住機構的照護人員來院，交接用餐姿勢與進食速度分配的注意事項。
● 與照顧管理專員一起選擇照護輔具。

		第2個月	第3個月	第4個月	第5個月
課題			修正姿勢前傾和歪斜 提升用餐時的持久度 因姿勢前傾造成致咽部殘留導致嗆咳的處理對策		為出院轉移至機構做準備
復健		力求增加離床時間、強化軀幹肌力與平衡／以學習到出院後機構生活所需的動作為目標			
		散步 離床	拼圖 氣球排球 離床	投球 刮鬍子 離床	沐浴動作　　電動復健腳踏車
營養		補充因增加離床時間所增加的必需營養量／逐步進階到可以咀嚼的食物質地			
		1400kcal 代碼 2-1 Enjoy jelly®	1600kcal 2-2 Mei balance soft jelly®	1700kcal 2-2	2-2　　4　　5 粥　粥　粥 慕斯　極細碎　細碎 為了出院轉移至機構，最終調整到不需要另外補充營養就能夠攝取到所需熱量的狀態
		體重 41.8kg		41.0kg	41.6kg
環境		容易向前傾　⇒使用靠墊調整姿勢 嗆咳增加　⇒變更為使用一口份量較少的湯匙			出院後轉移至機構的交接 傳達用餐姿勢和進食速度分配的注意事項等 離床 輔具・桌板等

4) 進食狀況・食物質地・營養的面向
經由咀嚼訓練和假牙調整，已階段性地提升了食物質地，開始能進食普通食。因為已從糊狀食進步到普通食，不再使用營養輔助食品，光靠飲食就已經能夠確保攝取到必需營養量。體重與入院時幾乎沒有差別，已通知出院後入住機構的營養師，仍需進一步改善營養狀態

3) 姿勢・活動的面向
離床時間和活動量的增加，有助於提升持久度與增強肌力，在稍微協助下已能完成日常生活與移位動作。坐姿穩定，運用手肘可以擺放的桌板，能自己做到取食動作

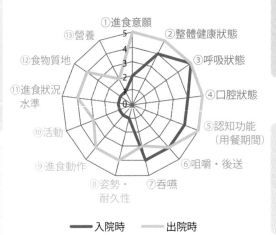

1) 身心醫學的面向
整體健康狀態穩定，白天幾乎都能清醒度過。透過參加娛樂活動，開始有了飢餓感，能聽到「拿飯給我」的要求，進食意願提升

2) 吞嚥功能的面向
透過進食，口腔機能已逐步恢復，咀嚼、後送、吞嚥機能改善，開始可以進食。進食速度分配有問題，會不小心接連把食物送進口中，繼續以口語指導分配進食速度，以能夠持續安全地進食

【出院時運用 KT 平衡圖表的醫療人員複評】

項目	評分	觀察・評估
①進食意願	5	有飢餓感，進食意願也提升，三餐都獨立進食全部份量。
②整體健康狀態	5	不再觀察到發燒的狀況，因持久度提升不再有倦怠感，整體健康狀態轉為良好。
③呼吸狀態	5	呼吸狀態穩定，咳嗽力、聲量都提升了。
④口腔狀態	5	能自己刷牙，口腔內衛生狀態良好。進行假牙調整，也能夠咀嚼了。
⑤認知功能（用餐期間）	5	隨著活動量提升，認知功能也有提升，用餐期間的專注力也提高了。
⑥咀嚼・後送	4	能夠連續伸出舌頭，舌頭運動機能改善。也能在在輪椅上採坐姿咀嚼、後送。
⑦吞嚥	3	仍有輕度的口腔內殘留、嗆咳，但藉由交互吞嚥、反覆吞嚥，能讓咽部淨空狀態良好，所以必須持續敦促交互吞嚥、反覆吞嚥。
⑧姿勢・持久度	4	介入當時因持久度差，採坐姿時會感到疲勞，持久度逐步提升後，離床時間也有增加。能夠維持坐姿平衡，在稍微協助下已經能夠移位至輪椅。
⑨進食動作	4	藉由用可以擺放手肘的桌板調整姿勢，已能用穩定的姿勢獨立進食。藉由湯匙輔具的介入，已不再有食物撒落的狀況發生。
⑩活動	3	已經可以在輪椅上採坐姿閱讀或散步等，白天幾乎都能在清醒狀態下度過。也積極參加院內娛樂活動，笑容增加。
⑪進食狀況水準	4	出院時已不使用營養輔助食品，只靠飲食確保必需營養量，已過渡到三餐都是由口進食。
⑫食物質地	4	過渡至學會分類代碼 5，軟飯、切碎的普通食。
⑬營養	2	身高＝ 170cm、體重＝ 41.6kg、BMI ＝ 14.3、Alb ＝ 2.7g/dL 雖然活動量提升、攝取的熱量增加，但體重與白蛋白指數與入院時幾乎沒有差距。為了能改善營養狀態，需通知出院後入住機構的營養師，共同合作。

▶▶**介入的成果**

●整體健康狀態穩定，白天幾乎都能清醒。透過參加娛樂活動，已有飢餓感出現，開始能聽到「拿飯給我」的要求，進食意願提升。

●透過進食，口腔機能逐步恢復，咀嚼、後送、吞嚥功能改善，開始可以進食。

●進食速度分配有問題，會接連把食物送進口中，繼續以口語指導進食速度，目標是能持續安全地進食。

●離床時間和活動量增加，有助於提升持久度與增強肌力，在稍微協助下已能完成日常生活與移位動作。

●坐姿穩定，使用可以擺放手肘的桌板，可以自己做到取食動作。

●經由咀嚼訓練和假牙調整，食物質地已階段性地提升，開始能夠進食普通食。

　➡從糊狀食進階到普通食，不再使用營養輔助品，光靠飲食就已經能夠確保攝取到必需營養量。

●體重與入院時幾乎沒有差別，已通知出院後入住機構的營養師，仍需進一步改善營養狀態。

案例總結

　　這是一個對一整年未進食的個案，進行多方面的處置後，最終再度學會由口進食的案例。當事人表示「能夠進食非常開心」，家屬也以「重展笑容」表達喜悅的心情。

　　此次的案例在進入本院之前，被以「為了預防肺炎」為由採用經鼻胃管餵食，並為了防止個案自己拔除鼻胃管而進行身體約束。結果卻導致過度臥床，活動性和身體機能因此衰退，陷入QOL顯著降低的狀態。這可說是醫療從業人員所製造出來的「醫源性廢用症候群」。

　　因醫療人員的原因，輕易造成個案身心機能衰退，嚴重左右了個案的人生。進行以發揮個案原有能力為目標的處置，時時保持不讓個案發生廢用症候群的意識，同時提供全人照護，真的至關重要。

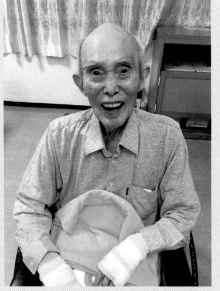

出院四個月後，病情沒有惡化，三餐都獨立進食

出院準備

因出院時與長照機構無縫接軌而進食量增加的案例

案例介紹

- ▶ **性別・年齡**：女性，83 歲
- ▶ **現在病史**：阿茲海默症、吞嚥障礙
- ▶ **過去病史**：高血壓、慢性心臟衰竭、陳舊性腦梗塞
- ▶ **長照保險**：要照護 5[⑩]
- ▶ **入院時**：巴氏量表 0 分，Cognitive Performance Scale（CPS）= 6 分
- ▶ **生活狀況**：從四年前左右開始出現認知功能衰退，三年前住進團體家屋。春天開始觀察到進食量減少。六月住進鄰近的醫療機構。住院一個月後，甚至有脫水傾向，開始經鼻胃管餵食。由於家屬強烈希望，個案嘗試了由口進食。雖然能夠進食五、六口，但有發燒症狀。因有吸入性肺炎之虞，所以停止由口進食。
- ▶ **家屬希望**：家屬理解因為有失智症所以無法進食。然而，雖然有吸入性肺炎的風險，但因此就只能靠鼻胃管度日，家屬還是有一種「沒有別的辦法嗎？」的心情。希望多少能做點什麼可以達到由口進食。
- ▶ **個案狀態**：敦促進食也只吃兩口左右，不是積在嘴巴裡就是吐出來。處於厭食狀態。
- ▶ **介入之前的過程**：轉至本院一個月前因厭食體重明顯減少，所以在前一個住院機構開始經鼻胃管餵食（一天 800kcal），但家屬希望能重新開始由口進食，在網路上查到本院針對吞嚥障礙者的由口進食處理方式，前來諮詢住院事宜後，轉入本院。

介入時的評估與處置方案

▶ 介入時運用 KT 平衡圖表的一般人員初評

　　因阿茲海默症導致食物認知低下。一面觀察整體健康狀態、呼吸狀態，進行營養管理，一面擬定能積極引導出日常生活行為的改善計畫，希望進食意願能產生改變。

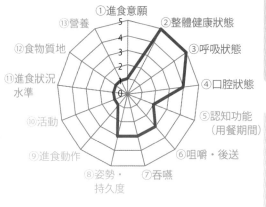

4）進食狀況・食物質地・營養的面向
以改善營養不良為目標的團隊處理方案
1. 與 NST（營養支援小組）合作，一起管理、檢視所需營養量
2. 和主治醫生討論，研究是否提供點心

3）姿勢・活動的面向
從坐姿持久度與日常生活行為下手，進行離床
1. 參加病房的娛樂活動
2. 在洗手台前整理儀容
3. 定時引導如廁
4. 從使用輪椅變更為使用椅子

1）身心醫學的面向
一邊監測進食量，一邊觀察、管理整體健康狀態
1. 觀察進食量、排泄量，因應需要檢視是否需要使用點滴等
2. 機能性的口腔護理、口腔復健

2）吞嚥功能的面向
進行特殊感覺刺激或離床等，不要處於無刺激的狀態
1. 掌握、因應白天的清醒狀態
2. 藉由手把手介入以協助動作
3. 重視生活習慣或興趣的介入

圖表雷達項目：①進食意願 ②整體健康狀態 ③呼吸狀態 ④口腔狀態 ⑤認知功能（用餐期間） ⑥咀嚼・後送 ⑦吞嚥 ⑧姿勢・持久度 ⑨進食動作 ⑩活動 ⑪進食狀況水準 ⑫食物質地 ⑬營養

—— 介入時

編註⑩：根據日本的長照保險規定，需要被照護的等級分為「要支援 1、2」「要照護 1～5」。要照護 5 是飲食、排泄、入浴、行走等日常生活全部都需要照護，理解能力不佳的狀況。

【介入時運用 KT 平衡圖表的醫療人員複評】

項目	評分	觀察・評估
①進食意願	1	轉入本院進行 MWST 和 FT 測試時，讓個案看到湯匙和食物後，在協助下進食了兩口左右。之後繼續敦促進食，但並未觀察到個案有咀嚼及吞嚥的動作，並把食物吐了出來。嘴巴也只開張一點點，推測「想吃」的意願甚低。爲了提高意願，一邊向家屬詢問喜好，一邊繼續進行處理。
②整體健康狀態	5	轉院前沒有發燒，意識狀態良好。離床期間雖有嗜睡狀況，但對於刺激能清醒、回答。擬定積極的離床計畫。
③呼吸狀態	5	沒有積痰、濕性沙啞聲。呼吸狀態穩定。透過積極離床，以維持換氣量、提升嗆咳時咳出的能力。
④口腔狀態	4	全口無牙，沒有假牙，口腔內有乾燥的傾向，但口腔黏膜沒有發炎、髒污，大致上狀態良好。透過機能性的口腔護理，和伸展口腔周圍肌肉、刺激及評估舌頭，進行對維持口腔環境及咀嚼、後送、吞嚥能力的複評。
⑤認知功能 （用餐期間）	2	並無口、顏面的失用症狀。但讓個案看到食物並敦促進食時，個案表情僵硬，頸部肌肉張力也變得強烈。進食兩口之後就閉上眼睛，表現出拒絕的態度，且會聽到個案表示「我不吃」。即便嘴巴打開也不願意吞嚥，會直接吐出來。進食意願低很有可能是來自食物認知的異常。要重新思考食物質地。此外，由於肌肉張力變強，藉由從身體較遠的地方給予愉悅的感覺刺激，期待這些處理能產生放鬆的效果。
⑥咀嚼・後送	3	沒有麻痺或癱瘓等情況，也能夠緊閉雙唇。舌頭能依照指示動作，但舌頭的動作稍稍有點遲鈍。評估咀嚼、後送的狀態並沒有差到需要借助重力姿勢。持續在口腔護理時改善舌頭的運動機能。
⑦吞嚥	3	轉入本院時 MWST＝3 分、FT＝4 分（評估條件：半坐臥角度 30 度、日本吞嚥調整飲食學會分類 2013 代碼 0t）。用 3mL 實施 MWST 之時，吞嚥後出現嗆咳。咳嗽有力，呼吸沒有變化。誘發吞嚥反射良好，根據頸部聽診，吞嚥音也良好。到 FT 的第二口爲止，沒有口腔內、咽部殘留，能夠順利吞嚥，但第三口就吐出來。觀察吐出來的過程，是先暫時把食物保持在口腔內，然後非常強力地吐出來。具備嗆咳能力是優勢。此外，能夠強力地吐出來，意味著個案能夠提高口腔內壓，可解讀成口腔周圍肌群、舌、頰的感覺和運動都良好。
⑧姿勢・持久度	3	使用躺式輪椅。姿勢可以維持在半坐臥角度 60 度，但使用一般輪椅離床時，時間一長就難以維持穩定姿勢。使用一般輪椅進行離床及姿勢調整，但考慮離床時間時要考量到持久度。可積極促使個案參加病房內的團體體操或娛樂活動，以強化持久度。
⑨進食動作	1	轉入本院時，只有使用鼻胃管營養。沒有兩邊上肢癱瘓、攣縮等情況，動作也都流暢。在簡單的指示下能夠完成動作。用餐開始時，要配合觀察取食狀態，並回應個案需要，以期待食物認知提升，並協助進食動作。
⑩活動	1	要照護等級是 5。屬長期臥床的狀態，排泄、移位全都需要協助。此外，因爲進行經鼻胃管餵食和點滴治療，導致被迫待在床上。應掌握個案整體健康狀態，重新檢視因住機構而受限的日常生活活動，促進參加病房內的團體體操或娛樂活動。
⑪進食狀況水準	1	轉入本院時只有人工營養。由於不由口進食的期間長達一個月，所以從代碼 0 開始，經由不同職類一起評估，以慢慢提升爲目標。
⑫食物質地	1	屬無法由口進食任何東西的狀態。除了些許的舌頭活動能力低下外，並無障礙。藉由採用符合個案喜好的食物，力求提升食物質地。
⑬營養	1	轉院時身高＝146cm、體重＝38.3kg、BMI＝18。轉院前的鼻胃管餵食配方爲一天 800kcal（必須營養爲 1500kcal）。呈現厭食狀態，在轉院摘要上記載的三個月體重變化，體重減少達 5% 以上。可解讀爲營養不良，在向 NST 諮詢之後，和鼻胃管餵食並行，進行以由口進食爲目標的處置。

▶▶ **處置方案、具體支援內容與結果**

　　根據運用KT平衡圖表的評估結果而擬定的處理方案，首先聚焦於④口腔狀態、⑧姿勢‧持久度、⑨進食動作、⑩活動、⑪進食狀況水準、⑫食物質地、⑬營養等項目，進行計畫及相關支援。

　　由於離床乘坐輪椅時肌肉緊張的狀況嚴重，所以透過以流水洗手等方式對末梢部位進行刺激。期待娛樂活動能發揮成效，並盡力緩和緊張。此外，推測厭食的原因是對口腔內食物的異常認知，所以除了喜好的食物外，還要考慮食物質地要容易攝取，以個案的步調為中心，尊重個案在不勉強的狀態下能夠進食的份量，同時考量到有營養不良，與NST一同進行介入。

【具體支援內容】

支援內容	支援結果
④口腔狀態	
・引導至洗手台，一邊照鏡子，一邊整理儀容、進行機能性口腔護理。 ・由於評估顯示口腔仍具備維持能力，所以一邊注意姿勢，一邊引導個案拿杯子，敦促漱口。	➡毫無抗拒，能順利地進行。此外，也觀察到了自己積極整理頭髮等的行為。 ➡協助拿杯子後，能夠自己靠近嘴邊並漱口。
⑧姿勢‧持久度	
・之前使用躺式輪椅，但從介入時開始變更為一般輪椅。 ・讓個案在床上坐正後，握住床邊護欄，可以保持平衡。促使從一般輪椅過渡到坐在椅子上。	➡在一般輪椅上能維持姿勢。修正椅面的凹陷，預防離床時有姿勢不良的情況。 ➡雖然基於安全考量需要監督，但也已經能維持在椅子上的坐姿。
⑨進食動作	
・個案看到餐點時，表情變得僵硬。為了減少個案看到的食物視覺訊息，因此在餐桌上只放置小碗。直接進行引導，敦促進食。	➡和直接照原樣把餐點放在桌上供應相比，不知道是否是因為視覺訊息變得單純了，個案開始能夠拿湯匙把食物送到自己嘴邊。此外，也因為原本個案就擅長做菜，當協助者說「希望她幫忙試吃」時，味噌湯等可以全部進食完畢。
⑩活動	
・在全面協助下可從床上移位到輪椅上，藉由協助者提供個案的手支撐，個案可以站起來。由於個案可依循簡單的指示，配合動作，所以介入時可以用請個案一起幫忙的話語，讓個案離床，參加院內的娛樂活動。 ・觀察維持姿勢與持久度改善的狀況，引導使用廁所。	➡不同時間的理解力雖然有落差，但以清楚明瞭的詞句進行指示時，個案就能夠配合。此外，參加院內娛樂活動時也有觀察到笑容與出聲。 ➡透過引導如廁，雖還不能表示有尿意、便意，但已能在廁所排泄。從這個時期開始，吐出食物的行為消失。飲食部分，每餐大概也進步到能進食三成左右。
⑪進食狀況水準／⑫食物質地／⑬營養	
・之前採行鼻胃管餵食，有營養不良。與院內的NST重新思考營養處置。 ・除了完全沒有由口進食外，厭食症狀嚴重。要掌握個案認知功能狀態與符合喜好的食物。	➡進行間歇性的經管營養，致力於確保必需營養量。 ➡從家屬身上得知個案喜歡水果，在個案眼前用紗布現榨果汁，以此作為視覺訊息，並建議個案喝果汁，結果觀察到個案自己拿杯子並試圖飲用的行動。 （雖試圖提升食物質地，但全粥幾乎全都吐出來。希望住院期間能進步到綿軟食）

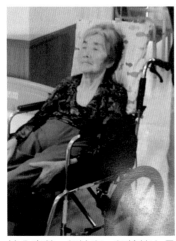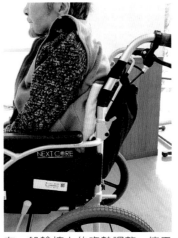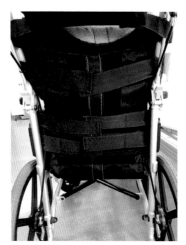

持久度差，無法在一般輪椅上長　在一般輪椅上的姿勢調整。使用　修正輪椅的凹陷
時間維持坐姿　　　　　　　　　浴巾以達到胸廓下方的穩定

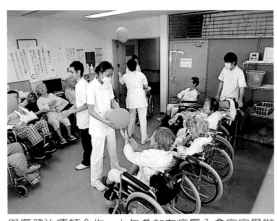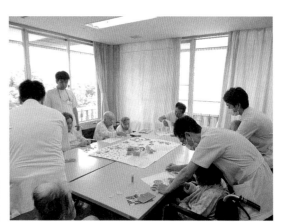

與復健治療師合作，上午參加在病房內會客室舉辦　下午參加著色或剪貼畫等的創作性活動
的體操或娛樂活動

▍介入～出院為止（住院期間共五十一天）

▶ 介入一個月後運用 KT 平衡圖表的一般人員評估

在介入當時，雖然只吃兩口左右就含在口腔內或是吐出來、看到餐點表情就變得僵硬，甚至拒絕開口等，但經由引導至洗手台，透過洗手、整理儀容、離床時的溝通，慢慢地開始觀察到笑容、出聲，也能進行簡單的對話。透過設定讓個案能夠專注用餐的環境、一道菜一道菜上桌等，開始觀察到了個案試圖自己進食的動作。

坐姿的持久度也獲得改善，每餐用餐前引導如廁，設定排泄的環境等，積極地重新引導個案的日常生活活動。慢慢地，進食量每餐平均增加三成左右，含著不吞與吐出的行為也消失。

在院內期間進行的間歇性經管營養，在出院後停止，透過繼續在生活場景中由口進食，期待個案進食量繼續增加，並跟進出院後的支援。若出現厭食或進食量減少，就可能要計畫再度住院。在住院五十一天後，擬定出院後每週兩天至機構復健的計畫後，終於出院。

出院時以KT平衡圖表進行會議。一邊出示KT平衡圖表，一邊與不同職類人員共同商討出院後的協助方法。

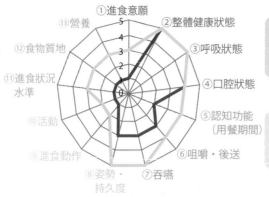

4）進食狀況‧食物質地‧營養的面向
透過進行間歇性經管營養，併行由口進食，體重增加了。出現笑容的頻率也增加，也能享受簡單的對話

3）姿勢‧活動的面向
坐姿持久度有改善。雖然還不會主動表達尿意，但透過離床敦促排泄，已能在廁所排泄

1）身心醫學的面向
觀察到個案自己進食的動作。進食量也增加三成

2）吞嚥功能的面向
吐出來或含著不吞等的行為逐漸消失

——介入時　——介入一個月後

出院一個月後

▶ 出院一個月後運用 KT 平衡圖表的一般人員評估

　　不知是否因為環境因素，剛出院時表情很僵硬，通車前往機構進行復健時，機構的人員也曾因為對應方法要一致及個案進食量少感到不知所措。

　　但因為相信個案的可能性，持續花心思處理。一邊重新評估個案狀態，一邊盡量提升活動性如引導步行等，參考個案曾經教導寫字的生活經歷，藉由讓個案寫字，表情開始變得豐富。

　　此外，因為生活場域裡特有的大範圍娛樂活動，個案活動量增加，用餐也全都是自己用湯匙或筷子進食，進食意願有了顯著的改善。而且，食物質地也從綿軟食進階至切碎食。長照保險的認定也從要照護5變成了要照護4[⑪]。

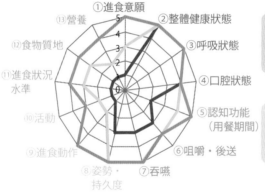

4）進食狀況‧食物質地‧營養的面向
出院後，已能只靠由口進食就攝取1500kal。食物質地也已從綿軟食進步到切碎食

3）姿勢‧活動的面向
出院後，因為每週兩次至機構復健成為外出的機會，維持姿勢能力與持久度都有所提升。至於進食動作，也已能自行進食所提供的餐食

1）身心醫學的面向
已經能夠自己主動伸手，用湯匙或筷子進食。也能表示進食的意願

2）吞嚥功能的面向
食物認知提升，已能進食全部提供的食物。此外，厭食症狀也已消失

——介入時　——介入一個月後　——出院一個月後

編註⑪：日本的長照保險，將有身心障礙的狀況分為七個等級，有兩個等級屬於要協助階段，五個等級屬於要照護階段。要照護 5 的狀況是飲食、排泄、入浴、行走等日常生活全部都需要照護，躁動、理解能力低下。要照護 4 則是提升到能獨立進食，但其它部分都還是需要照護。

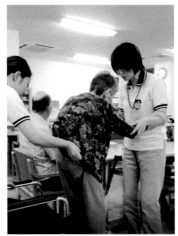

評估站姿。在到機構復健時進行步行訓練

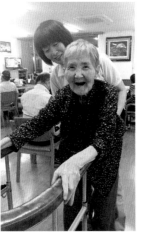

靠著 U 把助步車，可以步行 10 ～ 20m

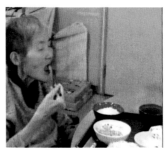

在治療師的鼓勵下，自己記錄下日期、體溫、血壓、脈搏

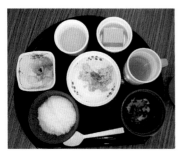

出院後的飲食

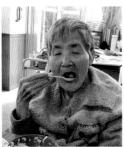

使用湯匙進食

使用筷子進食。進食意願有顯著改善

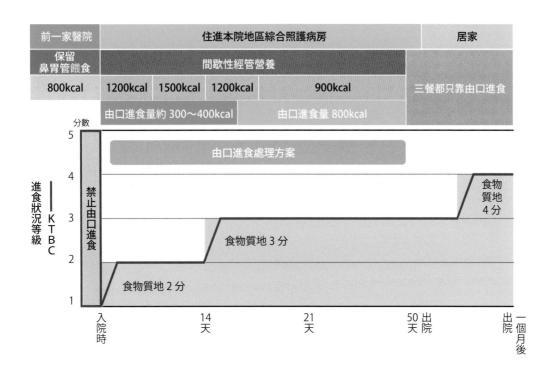

前一家醫院	住進本院地區綜合照護病房				居家
保留鼻胃管餵食	間歇性經管營養				三餐都只靠由口進食
800kcal	1200kcal	1500kcal	1200kcal	900kcal	
	由口進食量約 300～400kcal		由口進食量 800kcal		

案例總結

　　這次案例的重點是：①協助由口進食、②與由口進食並行的營養管理、③運用KT平衡圖表無縫接軌的出院準備。

　　對因失智症引發吞嚥障礙的個案，環境設定非常重要。尤其，因為住院時的環境會以治療為優先，導致讓日常生活活動受限。舉例來說，在生活場景裡，一般都是在洗手台用流動的水進行口腔護理或洗臉，但因為住院，即便整體健康狀態已經穩定，很多時候還是以提供擦臉毛巾或在床上完成口腔護理的方式處理。此外，雖說無法表達尿意、便意，但就因此使用了尿布。如果是暫時性的也還好，但往往後續也沒有進行排泄訓練，只靠在尿布裡排泄等，可以觀察到很多因為住院的環境，導致日常生活活動受限的情況。

　　在這次的案例裡，透過引導至洗手台、用流動的水洗臉等，緩和了離床時的緊張。此外，透過用餐前引導至廁所、促使排泄，也讓吐出食物的行為不再出現。進食量每餐平均也能達到三成左右。

　　重新引導修正日常生活活動雖然非常重要，但在醫院這個以治療為優先的環境裡有其極限。透過這個案例我們學習到，在出院之後，也持續敦促進行日常生活活動，配合失智症的進程盡量進步，有助於進食量增加。為此，無縫接軌的合作非常重要。藉由KT平衡圖表，使用醫療場域與長照共通的語言以會議溝通，可以讓處理方法能無縫接軌，並讓參與人員都有相同的進步目標。

　　對於我們醫療、照護專業人員來說，支援由口進食，就是支持個案的生存，這可以說是照護的本質。

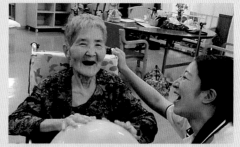

面帶笑容地在玩氣球排球。因生活場景中特有的大範圍娛樂活動，活動量也增加

居家1
在家屬與日照中心人員的合作下
滿足患者希望由口進食心願的案例

▶ **性別‧年齡**：女性，90 歲
▶ **現在病史**：左心源性腦栓塞，因吞嚥障礙裝設胃造口
▶ **過去病史**：右陳舊性腦栓塞、慢性心臟衰竭
▶ **障礙高齡者日常生活自立度**：C2[⑫]
▶ **生活狀況**：一週有三天到日照中心，在日照中心參加娛樂活動等。在家時，一天有兩小時左右坐在輪椅上，一週接受一次居家復健。從床上起身、移位到輪椅，幾乎全程都需要協助。
▶ **復健醫院出院時的 VF 評估結果**：「雖未觀察到誤嚥，但咽部有殘留，吃二至三口就觀察到有疲勞的狀況。由於誤嚥風險高，由口進食今後會很困難。」
▶ **家屬的訴求**：「醫院說，吃飯就會引起吸入性肺炎。如果和醫院討論說：『無論如何都想吃』，醫護人員就說：『還是覺悟吧，凍狀食也只能吃三口。』媽媽平常話不多，但說到『為什麼不給我吃飯』時就會很生氣。我們覺得這是一直的忍耐到現在終於爆發。我們想要的不多。只希望她能享受吃這件事。營養從胃造口灌食也可以，總之希望能夠滿足她的心願。」
▶ **個案的心情**：「我想吃。雖然不知道想吃什麼，但什麼都好，我就是想吃。日照中心的餐點總是讓我很期待。」

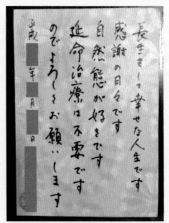

個案寫給家屬的心願：(能這麼長壽，真的很幸福，我每天都很感謝。對生命，我想順其自然，不想進行延命治療。拜託大家了)家屬對於裝胃造口一事是否正確感到糾結

介入前的過程

十二月，住在安養中心期間，心源性腦栓塞發作，住進急救醫院。隔年一月轉至復健醫院，接受VF評估，由於由口進食困難，同年三月設置胃造口後，轉為居家療養。後來，只靠胃造口灌食在居家照護下度日。因為當事人的強烈希望，在居家物理治療師的介紹下，由個案管理師提出委託，同年八月開始到府訪視。到介入為止的八個月期間，都沒有由口進食，只依靠人工營養。

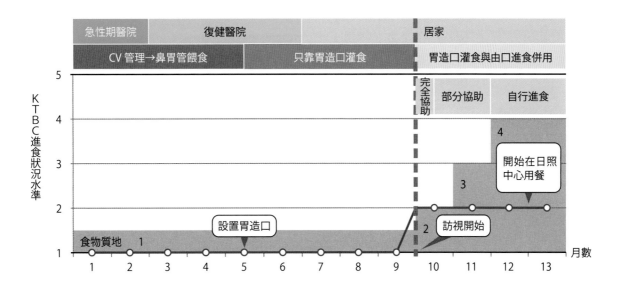

編註⑫：障礙高齡者日常生活自立度 C2 是指無法自行翻身，長時間臥床的情況。

介入初期的處置（介入開始〜三週後為止）

▶ 初次介入時運用 KT 平衡圖表的一般人員初評

　　因為廢用症候群、腦神經障礙導致個案後送、吞嚥功能受損，但沒有吸入性肺炎的徵兆，呼吸狀態也良好，也有咳出的能力，是可以進行直接進食訓練的狀態。藉助由重力姿勢協助將食物送進咽部的動作，盡量提升進食姿勢、食物質地，以獨立進食為處理目標。

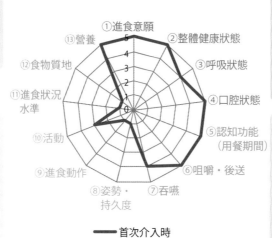

4）進食狀況‧食物質地‧營養的面向
完全沒有由口進食，但整體健康狀態和營養都良好。從先行期至咽部期的機能來看，可以進行直接進食訓練。逐步促進由口進食

1）身心醫學的面向
‧進食意願、整體健康狀態、呼吸狀態都相當良好。進行呼吸訓練，力求維持、提升呼吸功能，致力於預防吸入性肺炎
‧為了維持進食意願，利用個案喜好的食物，進行訓練

3）姿勢‧活動的面向
‧藉由家屬和日照中心人員的協助，能坐在輪椅上。提升坐姿穩定度及持久度，以坐著由口進食為目標
‧右上肢沒有癱瘓，雖然精細動作變差，但仍處於可以自行進食的狀態，以及早提升自理能力為目標，開始進食動作訓練

2）吞嚥功能的面向
‧沒有認知功能低下，能夠認知食物。使用餐具時，有精細動作低下的狀況
‧口腔內壓不足，但能借助重力姿勢送進咽部。以改善嘴唇閉合、舌頭運動機能為目標
‧因廢用導致咽部機能低下，經由直接進食訓練，達成改善咽部機能的目標

圖中各軸：①進食意願　②整體健康狀態　③呼吸狀態　④口腔狀態　⑤認知功能（用餐期間）　⑥咀嚼‧後送　⑦吞嚥　⑧姿勢‧持久度　⑨進食動作　⑩活動　⑪進食狀況水準　⑫食物質地　⑬營養
—— 首次介入時

【初次介入時運用 KT 平衡圖表的醫療人員複評】

項目	評分	觀察‧評估
①進食意願	5	可以表達想吃的心情，也充分具備進食意願。為了維持、提升進食意願，擬定計畫，用符合喜好的食品進行訓練。
②整體健康狀態	5	‧沒有發燒，也沒有觀察到吸入性肺炎的徵兆。靠著家屬配合與復健介入，促進離床，以增加換氣量、提升咳出力。 ‧有慢性心臟衰竭，偶爾會出現嘴唇發紺、喘鳴，但會自然消失。主治醫師、居家護理師、居家復健治療師使用聯絡簿交換資訊，注意血液數據、X 光影像結果、生命徵象和自覺症狀的變化，指導家屬注意尿量等，同時在血液動力學監測下，針對提升活動性、由口進食的能力進行處理。
③呼吸狀態	4	呼吸狀態穩定，雖偶有咳嗽，但能自己咳出白色痰液，並用紙巾擦拭。靠著家屬的合作與復健，積極促進離床，目標是增加換氣量、提升咳嗽能力。
④口腔狀態	5	有牙齒，而且一天進行三次口腔護理，口腔環境大致良好。除了維持口腔環境外，也指導家屬機能性口腔護理的方法，以同時進行口腔周圍肌肉伸展等的間接訓練。
⑤認知功能（用餐期間）	5	可以毫無問題地與人對話，也能夠認知食物。
⑥咀嚼‧後送	5	因左邊顏面神經麻痺造成左口角輕度下垂，但只要稍微注意就能緊閉雙唇。因左舌下神經麻痺導致舌頭機能低下，但屬輕度障礙，在重力姿勢下，抵住食物、咀嚼、後送都沒有問題。為了提升進食姿勢、食物質地，指導家屬在口腔護理時進行相關處理，以改善雙唇閉合、舌頭動作的機能。
⑦吞嚥	4	MWST ＝ 3 分、FT ＝ 4 分（評估條件：床上半坐臥角度 30 度、吞嚥調整飲食學會分類 2013 代碼 0t）。一開始會出現嗆咳，但可以反覆吞嚥，吞嚥反射的誘發也良好，喉部上抬可以向前上方升起一橫指左右。根據頸部聽診，吞嚥音也良好。口腔內、咽部幾乎都沒有殘留，能夠順利吞嚥。在每週一次居家訪視進行直接訓練的同時，配合吞嚥功能，力求階段性提升進食姿勢、食物質地。配合吞嚥功能改善，指導調整姿勢、協助方法等，以增加在家屬協助下的用餐次數。

⑧姿勢・持久度	1	長期未由口進食，且因雙唇閉合不全、舌頭動作低下，導致有準備期～咽部期的障礙，所以從半坐臥角度 30 度開始，配合整體健康狀態、吞嚥功能，以階段性進步為目標進行處理。同時，為了能夠維持穩定的坐姿，除了指導進行坐姿平衡訓練，居家復健時進行步行訓練之外，也請家屬協助延長坐姿時間，在去日照中心或娛樂活動的時間之外，也製造更多其他採坐姿的時間，以提升持久度。
⑨進食動作	1	雖有左半邊癱瘓，但右半邊沒有癱瘓，認知功能也有維持，所以可以自己做到進食動作。為了提升上肢精細動作的能力，在口腔護理時讓個案自己刷牙，半坐臥角度若能進步到 60 度以上，就可獨立進食。雖然精細動作較差，但上肢沒有癱瘓，運動機能也有維持，所以以自行用筷子進食為目標。
⑩活動	3	左半邊癱瘓，難以自力移位至輪椅，但能自己在床上起身、在床邊坐正，可在輪椅上維持坐姿。在家中一天有兩小時坐在輪椅上，藉由每週一次的居家復健，進行步行訓練。為了提升活動性與持久度，居家復健治療師、家屬和日照中心人員，使用聯絡簿相互合作，積極延長坐姿時間、進行步行訓練。
⑪進食狀況水準	1	八個月期間幾乎都沒有由口進食，推測有廢用性的吞嚥功能衰退，因此評估整體健康狀態、吞嚥功能的同時，以開始、持續由口進食為目標進行相關處置。由於每週利用三次日照服務，因此需指導家屬及日照中心人員用餐協助的方法，以增加進食的次數。具體做法是請日照中心人員在個案居家用餐時到場，指導他們如何在日照中心實際協助用餐，家屬則是在我們到府訪視時隨時進行指導，指導他們調整姿勢、協助用餐的方法、嗆咳時的處理方式等，讓家屬可以安心地在只有家屬的情況下協助個案用餐。
⑫食物質地	1	推測因雙唇閉合不全、舌頭機能低下，導致送往咽部的能力及咽部期吞嚥壓都不佳，但屬輕度障礙，也仍有牙齒，所以採用需要咀嚼的食物質地進行咀嚼、舌頭機能訓練，目標是階段性地提升食物質地。食用附著性較高的食品時，採取交互吞嚥，以減輕咽部殘留。為了利用喜歡的食物提升食欲，使用家屬準備的食物來計畫提升食物質地。
⑬營養	5	・身高＝ 150cm、體重＝ 48.5kg、BMI ＝ 21.6。一天營養供應量為 1125kcal（ENSURE・H®1.5kcal x 250ml x 3 次）、水量＝ 1673mL，從胃造口注入。必須營養量為 1200 ～ 1400mL（達成率 90%），必須水量為 1400 ～ 1600mL（達成率 100%）。 ・營養狀態良好，目標是維持現在的營養狀態。但為了過渡為由口進食，要在訪視時一邊評估進食量，一邊進行指導。若持續三天以上由口進食的份量都在一半以下時，要追加供應灌食量，進行營養管理。

▶▶④口腔狀態的處置

口腔護理： 在採坐姿時進行漱口訓練，既能維持口腔清潔，又能進行口腔周圍肌肉的訓練。由於有時漱口水會積存在口中，進行時要指導家屬、日照中心人員排除水份的方法。

▶▶⑥咀嚼・後送／⑦吞嚥／⑧姿勢・持久度／⑫食物質地的處置

直接訓練： 從半坐臥角度30度開始，目標是進階至45度，同時食物質地從學會分類代碼0開始，目標是從日本吞嚥調整飲食學會分類2013年版代碼1進階至代碼2（用餐條件以每次改變一項條件的方法來提升）。雖然有帶給案家市售的吞嚥餐，但因不符合喜好，所以調整成把燉南瓜做成糊狀食、茶碗蒸等，符合個案喜好的食物質地。代碼2的食物殘留在口腔或咽部時，用適合的茶凍進行交互吞嚥。也讓日照中心人員參與直接訓練，指導他們擺位和協助的方法。

▶▶⑧姿勢・持久度／⑨進食動作的處置

延長坐姿時間： 藉由延長坐姿時間，目標是提升姿勢的穩定性、持久度與活動性。同時，力求增加換氣量，強化呼吸狀態。由於處於居家復健介入期間，所以是以提升活動性為目標，並使用聯絡簿共享活動狀況等資訊。此外，向家屬、日照中心人員說明提升活動性的必要性，坐姿訓練的方法，以增加坐姿時間，目標是延長在家中或日照中心坐著的時間。

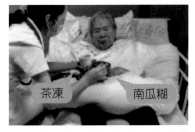

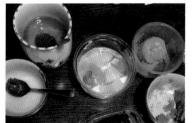

床上的進食訓練：在半坐臥角度45度時，以交互吞嚥進食南瓜糊（「⑫食物質地」3分）與茶凍（「⑫食物質地」2分）。指導家屬、日照中心人員擺位及用餐的方法

提供符合喜好的餐食：吃的是「⑫食物質地」2分的餐食。階段性提升食物質地

以提升用餐條件為目標的處置方案（介入三週後～二個月後）

▶介入二個月後運用 KT 平衡圖表的一般人員評估

介入當時，即使是學會分類代碼1的食物質地都會嗆咳或從嘴邊掉落，但透過進行雙唇閉合訓練、在進食時敦促緊閉雙唇，狀況已減輕。此外，因為舌頭精細動作提升，口腔內的殘留也有減少，透過交互吞嚥，吃代碼2的食品時這種狀況已經減少。配合吞嚥功能與持久度的改善，逐步進行在輪椅上以坐姿進食及獨立進食的訓練。

4) 進食狀況・食物質地・營養的面向
食物質地有所提升，但在日照中心還未能開始進食，所以要設法提升機構人員用餐協助的技能，以增加用餐次數

3) 姿勢・活動的面向
・由於有持續動作的現象、上肢精細動作功能低下，導致進食動作困難，所以要藉由以手協助的方式，以獨立進食為目標進行介入
・力求延長在輪椅上採坐姿的時間，以提升活動性

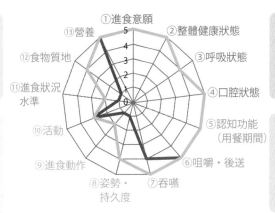

①進食意願　②整體健康狀態　③呼吸狀態　④口腔狀態　⑤認知功能（用餐期間）　⑥咀嚼・後送　⑦吞嚥　⑧姿勢・持久度　⑨進食動作　⑩活動　⑪進食狀況水準　⑫食物質地　⑬營養

—— 首次介入時　—— 介入兩個月後

1) 身心醫學的面向
・力求維持並提升進食意願
・未觀察到吸入性肺炎的徵兆，由於已經可以開始由口進食，可以藉由階段性的評估，以提升等級為目標

2) 吞嚥功能的面向
因為維持姿勢能力的提升，保持食物在口腔、後送咽部都會變困難，需改善舌頭機能、嘴唇閉合機能。觀察到咽部機能的改善，可階段性提升進食條件

▶⑥咀嚼・後送／⑦吞嚥的處置
●經由嘴唇閉合訓練，盡量減少食物從嘴邊掉落、提升吞嚥壓。
●採用食物質地學會分類代碼3、代碼4的食品，以提升咀嚼機能為目標。力求維持、提升進食意願。

▶⑧姿勢・持久度的處置
●調整到在輪椅上的坐姿穩定。

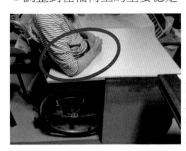

調整進食姿勢：由家屬做了一張能夠支撐手肘的餐桌。由於手肘得到支撐，因此能維持穩定坐姿

●改善取食動作，目標是能過渡到獨立進食。

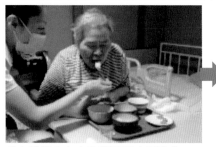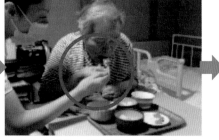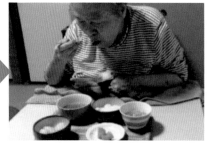

坐在輪椅上在完全協助下由口進食　　協助取食動作，試圖增進自理能力　　透過重複協助取食的動作，終於能夠獨立進食

▶▶ ⑪進食狀況水準的處置

●藉由指導家屬、日照中心人員進食照護方法，在我們每週一次的訪視日之外，也增加了用餐次數。

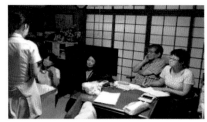

在個案家中與家屬、日照中心人員開會。請日照中心人員實際參加用餐場合，共享資訊，研議開始在日照中心用餐

▶▶ ⑫食物質地的處置

●咀嚼力稍弱，舌下神經障礙導致

舌頭精細動作機能低下，但因為還有牙齒，經由咀嚼訓練，預測可以進食學會分類代碼 4 左右的食物質地。因為討厭粥，所以調整成用兩倍水煮成軟飯做成的雞蛋拌飯及燉煮的綿軟食等符合個案喜好的食物質地。居家訪視時，在餐食中準備一道在食物質地上提升一階的料理，在評估下設法提升食物質地。

▶▶ ⑬營養狀態的處置

●配合由口進食次數的增加，調整灌食量及次數，進行營養管理，維持營養狀態。

以過渡到由口進食為目標的處置方案（介入二個月後～三個月後）

▶▶ 介入三個月後運用 KT 平衡圖表的一般人員評估

　　達成階段性提升，在輪椅上採坐姿，食物質地代碼4，已能獨立進食。此外，透過一起共餐的場合，幫助家屬獲得「光靠自己也能協助（個案）進食」的自信，讓個案在訪視時間之外也能由口進食，成功從一天灌食一次過渡到由口進食。日照中心人員表示，「因為醫師曾經說『進食會引發吸入性肺炎』，所以仍有不安。雖然有讓個案吃凍狀食等，但如果是正餐，無法判斷日照中心提供的食物是否沒有問題。」對於在日照中心開始用餐一事仍有抗拒。

4) 進食狀況·食物質地·營養的面向
開始在日照中心用餐，但因為人手不足與個案要求，只有午餐是由口進食，早、晚仍為灌食，所以，以三餐都由口進食為目標，慢慢增加用餐的次數

1) 身心醫學的面向
· 因進食量增加，評分提升至 4 分，成功維持「進食意願」
· 因慢性心臟衰竭偶爾會引發喘鳴，但呼吸狀態沒有變化。包含水份攝取量等在內，和主治醫生合作

3) 姿勢·活動的面向
已經可以使用筷子獨立進食，但持久度差，在用餐後半經常會出現疲勞的狀況，所以除提升活動性外，要繼續加強持久度

2) 吞嚥功能的面向
· 食物從嘴邊掉落的狀況減輕很多，也觀察到舌頭機能、嘴唇閉合的改善。持續以恢復機能為目標進行訓練
· 由於食團形成功能不完全，有些食品較難以攝取，進行訓練以達到改善咀嚼動作的目標

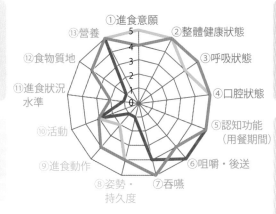

①進食意願
②整體健康狀態
③呼吸狀態
④口腔狀態
⑤認知功能（用餐期間）
⑥咀嚼·後送
⑦吞嚥
⑧姿勢·持久度
⑨進食動作
⑩活動
⑪進食狀況水準
⑫食物質地
⑬營養

—— 首次介入時　　—— 介入兩個月後　　—— 介入三個月後

▶▶⑧**姿勢・持久度／⑨進食動作／⑫食物質地的處置**
● 訪問日照中心，讓個案實際享用機構所提供的餐食，指導工作人員如何進行用餐協助。
● 和家屬及日照中心人員一起討論，調整到讓個案也能在日照中心用餐。因為日照中心人員對食物質地表示不安，可以把在家吃的餐食帶去日照中心，讓他們了解個案完全具備進食功能，以及什麼樣的食物質地可以讓個案安全進食等。

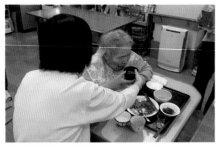

在機構的進食指導：訪問機構，對工作人員進行口腔護理、調整用餐姿勢、食物質地和增稠稠度等的指導

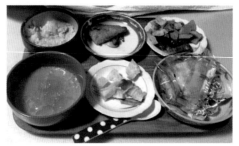

在家的餐食：配合個案的喜好，由家屬準備。已能進食「⑫食物質地」4～5分的食物

▶▶⑪**進食狀況水準的處置**
● 進食意願時有時無，有時也會不想由口進食，所以要思考餐食內容、管理整體健康狀態，以能維持穩定的進食量。

▶▶⑫**食物質地的處置**
● 藉由由口進食與從胃造口灌食，營養狀態足以維持。然而，由於心臟衰竭有惡化的傾向，要重新檢視水份攝取量，和主治醫師合作進行水份管理。

▶▶**介入的成果**

項目	觀察・複評
1)身心醫學的面向	・食欲時好時壞，但有表達「想吃」的心情，能維持進食意願，進食量也慢慢增加。介入當時表情僵硬，也不太說話，但後來笑容增加了，雖然話仍不多但也開始說話了。用餐次數因為心臟衰竭、疲勞等原因，一天只有一餐是由口進食，但有聽到本人表示很開心能吃東西。 ・沒有發燒、發炎反應上升、痰液增加等這類吸入性肺炎的徵兆，但有慢性心臟衰竭（惡化 BNP > 1000），偶爾會觀察到嘴唇發紺、喘鳴等狀況。有時還會觀察到維持坐姿造成的疲勞現象，所以要和主治醫師合作，進行血液動力學的監測。
2)吞嚥功能的面向	因為先行期至咽部期的機能改善，已經能夠以坐姿進食食物質地代碼 4 的餐食。因雙唇閉合不全導致食物從嘴邊掉落的狀況也少了很多，繼續進行雙唇緊閉訓練，以求更進一步改善機能。
3)姿勢・活動的面向	藉由使用可以擺放手肘的餐桌、調整椅面，已能在輪椅上維持穩定坐姿。此外，因上肢功能改善，幾乎可以自行使用筷子進行取食。因慢性心臟衰竭的影響容易疲勞，有時會有喘鳴、嘴唇發紺等血液動力學不穩定的狀況，以致坐姿時間難以延長，所以在管理整體健康狀態的同時，盡量改善活動性。
4)進食狀況・食物質地・營養的面向	・透過讓日照中心人員了解個案目前的狀況，讓他們參觀用餐的情形，並指導具體的用餐協助方法，已經成功過渡到代碼 4 的食物質地、每日一餐（午餐）由口進食。 ・雖然已過渡到一餐可以由口進食，但營養狀態始終不佳。配合今後用餐次數的增加，調整灌食量等，繼續進行營養管理。 ・雖有進食意願，但因為採坐姿和心臟衰竭導致容易疲勞，加上個案要求「一餐就好」，所以進食狀況水準是 2 分。此外，家屬也無法三餐都在旁照料，對個案一人進食一事仍感不安。一邊配合個案要求，一邊調整整體健康狀態，希望能過渡到三餐都能由口進食，並設法與家屬合作，以增加用餐的次數。

案例總結

　　在居家重新回到由口進食，不僅需要主責吞嚥復健的治療師介入，家屬與日照中心人員等協助個案生活的相關人士互相合作也相當必要。介入之時，家屬表示：「醫師說：『若用嘴巴吃，會因吸入性肺炎死亡』。我們不想因吸入性肺炎讓她痛苦。雖然覺得能這樣全家一起看喜歡的電視節目是最好的，但她卻說：『為什麼不讓我吃呢？』如果她這麼強烈希望，我們也希望多少能讓她用嘴巴吃東西、讓她滿足。但並不想拿掉胃造口。」家人並不期待積極地由口進食，只希望讓個案嘗點味道，讓個案感到滿足。

　　但過程中，看到個案自己進食，家屬表示「終於能有其實進食也不會有問題的實感。一開始看到她吃飯會覺得『真的沒問題嗎？』心中充滿不安。『吃了就會死』到底是什麼意思啊？不過現在終於稍微有點信心了，覺得光靠我們家屬也能讓她吃飯了」。醫師的話份量很重，因為醫師說「不能吃」，所以家屬陷入了強烈的不安，眼光無法放在個案擁有的良好機能上，這成了巨大的枷鎖。日照中心人員也一樣，對由口進食抱著過度的不安，一直擔憂「真的沒問題嗎？」，所以到能在機構開始用餐花了很多時間。即使無法由口進食，但進行訓練希望將來能由口進食，並朝這個希望進行介入，能協助更多希望由口進食的人，獲得由口進食的幸福。

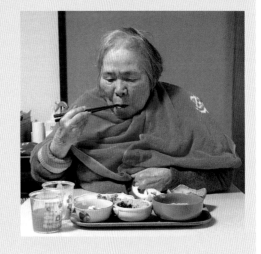

　　要貼近個案想由口進食的希望，必需綜合觀察個案狀態盡量改善，同時引導出個案所具備的機能、調整人為及物理的環境，三者缺一不可。

居家2 在臨時住宅從重度吞嚥障礙、胃造口成功過渡至全量由口進食的案例

案例介紹

- ▶ **性別・年齡**：男性，40 幾歲
- ▶ **現在病史**：左側椎動脈剝離導致左側延髓、小腦梗塞，因延髓性麻痺導致重度吞嚥障礙，設置胃造口
- ▶ **要照護程度**：4
- ▶ **生活狀況**：在東日本大地震中受災，自宅因海嘯全毀。和太太、兒子（小學一年級）三人住在臨時住宅。每週至日照中心三次，在家時都在床上生活。在每週一次居家訪視時進行復健，起身、移位至輪椅需要完全協助。用餐時，能夠以左手（非慣用手）使用進食輔具。
- ▶ **營養攝取狀況**：除了 RACOL®腸道營養劑 600–600–300 共計 1500kcal 之外，一天只有由口進食一餐攪打食、全粥（合計相當於 600kcal）。
- ▶ **介入之前的過程**：一月時因頭暈到鄰近醫院就診後住院。隔日狀態惡化，為接受精密檢查而轉院至急性期綜合醫院。被診斷為左側椎動脈剝離，伴隨左側延髓、小腦梗塞，接受治療。之後，症狀持續惡化，出現右側偏癱、延髓性麻痺的症狀，吞嚥困難。進行氣切，裝設鼻胃管、尿管。四月拔除氣切套管，轉院至恢復期復健醫院。雖進行進食訓練，但有由口進食困難，裝設胃造口。後來也持續訓練，但以胃造口灌食為主，一天只吃一餐少量的攪打食，同年八月出院回家。因為個案本人提出「想吃正常食物」的要求，由主治醫師委託到宅牙醫、居家營養師，自十月起我們開始居家訪視，但就在要介入之前因吸入性肺炎住進鄰近醫院。

介入初期（住院期間）的處置方案

▶ 介入時運用 KT 平衡圖表的一般人員初評

在要介入之前發生吸入性肺炎，住院治療，狀態穩定後進行了吞嚥功能評估。雖有考慮吸入性肺炎的風險，但因為個案與家屬強烈希望「想吃正常的食物」，不同職類一起進行了風險評估及規劃了多面向的處理方案。自住院期間開始，配合吞嚥功能進行口腔護理、進食訓練、營養照護，計畫先從一天一餐由口進食凍狀食的方式開始。

4) 進食狀況・食物質地・營養的面向
根據吞嚥功能評估，從少量凍狀食開始進食。住院期間可以提供吞嚥照護食、全粥。出院後指導家屬進行吞嚥照護食製作，希望能在家中提供配合牙科治療和口腔狀態的食物。由口進食量較少時，必須以腸道營養劑確保熱量

3) 姿勢・活動的面向
因右側偏癱導致姿勢容易不穩定，但健側能夠獨立進食。要協助找出不影響自行進食的穩定擺位方法。此外，由於住在臨時住宅，居住空間的問題導致難以在輪椅上用餐。採取的因應對策是調整到在床上進食的穩定姿勢與規劃用餐環境

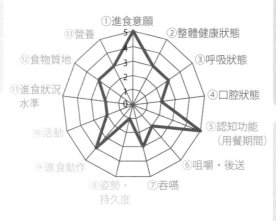
——首次介入時

1) 身心醫學的面向
在治療吸入性肺炎的同時，調整整體健康與呼吸狀態。針對口腔內髒污、齲齒、缺牙等狀況，透過口腔護理和牙科治療，改善口腔狀態、咀嚼與後送功能。個案進食意願高對持續由口進食很重要，為了不讓意願降低，必須提出考量到個案喜好與希望的方案

2) 吞嚥功能的面向
篩檢評估為 3 分。因延髓性麻痺導致食道入口部分無法充分打開，進行氣球擴張訓練。對缺牙多導致咀嚼、後送功能低下，透過牙科治療改善。認知功能佳，所以藉由吞嚥訓練、牙科治療，隨著吞嚥功能的改善，提供考量到個案希望和喜好的食物質地

【介入時運用 KT 平衡圖表的醫療人員複評】

項目	評分	觀察‧評估
①進食意願	5	充分具備「想吃」的意願，一天一餐的攪打食全部吃完。表示想要品嘗非攪打食的「普通餐食」，對食物的意識也高。配合口腔狀態和吞嚥功能擬定計畫，提供考量個案想法和對外觀喜好的食物質地。
②整體健康狀態	3	就在要介入之前，因吸入性肺炎住院，進行肺炎的治療。發燒約 37.5 度左右，但入院後有退燒的趨勢。意識狀態大致良好。
③呼吸狀態	3	呼吸穩定，偶有卡痰。有時能自己咳出痰，有時不行。評估時，透過鼻導管供氧 2L，SpO$_2$ 曾暫時降低至 90% 以下，但呼吸穩定。有時會積痰，需要抽吸，但盡可能透過讓個案自己咳出、促進離床，以改善呼吸狀態。
④口腔狀態	2	因為害怕看牙，長年都未到牙科醫院就診，但齲齒多、缺牙多導致咀嚼力低下。用左手（非慣用手）刷牙，但牙齒上附著有牙菌斑、牙結石，口腔內清潔不夠充分。首先進行口腔護理、除去牙結石、拔牙，以抑制口腔內細菌繁殖，還能保留下來的牙齒用牙橋（裝接假牙），缺損部分用假牙以確立咬合。此外，由於沒有使用假牙的經驗，在假牙的設計上要盡可能降低異物感。
⑤認知功能（用餐期間）	5	有溝通能力，也能進行對話。對食物的認知能力也沒問題。
⑥咀嚼‧後送	2	由於害怕看牙、牙齒多處缺損，咀嚼食物及形成食團都很困難。嘴唇沒有癱瘓可以閉合，舌頭雖有萎縮，但可以用力伸出，左右沒有差異，觀察到左側軟顎無法上抬（窗簾徵象，curtain sign）[13]。透過牙科治療恢復咬合機能，以及鼻咽腔閉合訓練等的間接訓練，以提升吞嚥壓。
⑦吞嚥	3	因為延髓性麻痺，發生吞嚥障礙。觀察到舌頭萎縮、左側軟顎上抬幅度小（窗簾徵象）。頭部的溫痛覺左右沒有差異，但右側上肢稍微較差。有朝向左方的共軛偏視、眼球震顫。發聲算是比較清楚，有濕性沙啞聲。透過頸部聽診，左側咽部通過音為高音，有阻塞的可能性。RSST ＝ 3 次／30 秒，MWST ＝ 3 分（殘留音，多次吞嚥），FT ＝ 3 分（殘留音，多次吞嚥），在仰臥角度 45 度進行 VF 評估。左側梨狀窩的咽部殘留明顯，右側也有阻塞，但沒有明顯的誤嚥。由於咽部殘留明顯，有誤嚥風險，但可以咳出。〈吞嚥困難臨床嚴重程度分級〉（dysphagia severity scale, DSS）是「4‧偶然吸入（嗆到）」[14]，〈進食‧吞嚥等級〉是 5[15]。雖然嘗試了左轉吞嚥，但頸部僵直，難以旋轉，所以從正面用凍狀食開始訓練，咽部殘留以多次吞嚥、追加吞嚥確保淨空，同時並指導自己咳出。此外，在進食訓練前，進行氣球擴張訓練。
⑧姿勢‧持久度	1	在家或在日照中心，都是在床上用餐。此外，由於是住在臨時住宅，居住空間的問題導致難以在輪椅上用餐。所以利用調整擺位，讓個案能在床上穩定地獨立進食，並規劃更適合個案的進食輔具和碗盤，調整用餐環境。
⑨進食動作	4	發病前的慣用手是右手，但因為右側偏癱，所以變更成左手，可運用輔具獨立進食。需要用餐準備與監督。
⑩活動	2	因吸入性肺炎而住院治療中。用餐能獨立進食，但更衣、排泄等需要部分協助。住院前，每週三次前往日照中心，由能以輪椅外出，要避免活動性降低，待整體健康狀態穩定後，要促進離床。
⑪進食狀況水準	2	一天合計注入 1500kcal 的腸道營養劑，所需熱量約八成都是依賴人工營養。住院前是由口進食一天一餐的攪打餐，但在介入前，因吸入性肺炎住院，因此重新從凍狀食開始。住院期間持續提供支援，提升到慕斯狀的吞嚥照護食、全粥，一次約能攝取約 400 ～ 600kcal 的吞嚥食。當由口進食份量增加後，腸道營養劑從一天三次減少至兩次。

編註⑬：窗簾徵象（curtain sign）是指，發生時軟顎與懸雍垂被喉部後壁健側牽引的病狀，代表可能是迷走神經或舌咽神經障礙引發單側性的咽部肌肉麻痺。原因可能是腦中風、病毒感染、神經血管壓迫等，當窗簾徵象為陽性時，很多時候也伴隨著吞嚥障礙或濕性沙啞聲。

編註⑭：〈吞嚥困難臨床嚴重程度分級〉（dysphagia severity scale）共分為七個等級，數字愈高狀態愈好，1～4有誤嚥的風險，5～7則無。

編註⑮：〈進食‧吞嚥等級〉，1993年由藤島一郎所提出，共分為十個等級，等級5是屬於「Ⅱ‧症狀中等，經口與輔助營養：部分（一～二餐）」經口攝取。

⑫食物質地	3	由於咀嚼吞嚥能力低下，以及食物容易堆積在咽部沒有吞下，因此介入時的食物質地是糊狀食（相當於「進食吞嚥調整飲食學會分類」2013 年版的代碼 2-1）。進行居家食物質地的指導，食物從糊狀食到慕斯食，更進一步進階為需要壓碎的綿軟食（代碼 3），配合咀嚼力的提升，以接近「普通食」的質地為目標。
⑬營養	3	身高＝ 181cm、體重＝ 63kg、BMI ＝ 19.2，雖然在標準體重範圍內，但與發病前的體重（84kg）相比，八個月體重就減少了 15kg（25%）。腦梗塞發作當時，在急性期醫院兩個星期就只靠點滴。無法否定就是在那兩個星期造成含吞嚥相關肌肉在內的骨骼肌肉減少。%IBW（ideal body weight，理想體重數值）＝ 88%，Alb ＝ 3.6mg/dL，進食內容為腸道營養劑 1500kcal，攪打餐 600kcal，基礎代謝量為 1400kcal，推測所需熱量為 1800kcal，蛋白質攝取量 75g ／日（40 歲以上男性建議量為 60g）。根據營養的輔助診斷基準，過去三個月體重不明減少（2 分）＋ BMI19.2（1 分）＝總分 3 分，評估分數為 3 分。來自腸道營養劑的營養量可以 100% 達到建議所需熱量。由於由口進食量少，所以靠腸道營養劑確保所需營養量，足以維持現有體重。出院回家後，需指導家屬烹調出主食、主菜、配菜齊全的吞嚥照護食料理，若能增加由口進食量，就能根據體重的增減，逐步減少腸道營養劑。

▶▶④口腔狀態的處置
● 伴隨著吸入性肺炎，口腔內髒污的程度明顯惡化，自住院期間起，向病房護理師說明使用清水的口腔護理方法，力求改善口腔內的環境。
● 有許多齲齒與牙結石，可能會讓口腔內髒污更加惡化。
　➡ 首先，藉由拔牙與牙周病治療，減少口腔內的細菌數，以改善口腔環境。

▶▶⑦吞嚥的處置
● 住院期間進行 VF 評估。發現左側食道入口無法充分打開，梨狀窩有殘留。此外，右側也觀察到有阻塞。
　➡ 沒有觀察到明顯的誤嚥，但梨狀窩有明顯殘留，有誤嚥的風險。
● 頸部肌肉僵直，轉頭吞嚥有困難。
　➡ 進行直接訓練，從正面將凍狀食放在口腔內，讓個案壓成糊狀，有意識地吞下。
　➡ 咽部殘留藉由多次吞嚥或是咳嗽去除，以達到咽部淨空。
● 進行基礎訓練，以吹氣訓練鍛練軟顎，以氣球擴張訓練改善食道入口部分無法充分打開的問題。
　➡ 氣球擴張訓練，每天午餐前進行十次左右。指導個案與護理師，個案吞下導管之後，雖然頸部轉動困難，也要盡可能一邊轉向右下方一邊拔出導管。
　➡ 還有，也要說明，如果難以讓氣球膨脹時，也可以只進行吞下導管的訓練。
● 從篩檢評估與 VF 評估的結果來看是有誤嚥的風險，但在向主治醫師說明個案的希望與訓練內容，並討論發燒時的因應方式後，最終獲得了主治醫師的合作。

▶▶⑫食物質地的處置
● 住院前由口進食的攪打餐，其中有些食品經果汁機攪打過會產生黏性，較易附著在咽部。
　➡ 住院之後，從凍狀食開始，一邊進行吞嚥訓練，一邊過渡到慕斯食。
● 關於營養狀態，為了維持現在的體重，腸道營養劑與由口進食同時併用，指導將總攝取熱量維持在 1800kcal 左右。

以提升用餐條件為目標（介入一個月後～六個月後）

▶▶介入六個月後運用 KT 平衡圖表的一般人員評估
● 因吸入性肺炎住院一個月後出院。調整口腔環境、假牙完成，咀嚼、後送能力已逐步提升。
● 出院後，經由長照保險，開始有居家營養諮詢。共計進行了十二次。此時，家屬開始預約牙科醫師。

▶▶④口腔狀態的處置
● 經由到宅牙科診療，透過口腔護理和拔掉無法保存的牙齒，抑制了口腔細菌的繁殖。
● 此外，擬定方案對殘存的牙齒進行治療，利用假牙或牙橋，確立到臼齒部分的咬合能夠咀嚼。

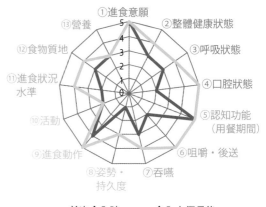

①進食意願　②整體健康狀態　③呼吸狀態　④口腔狀態　⑤認知功能（用餐期間）　⑥咀嚼‧後送　⑦吞嚥　⑧姿勢‧持久度　⑨進食動作　⑩活動　⑪進食狀況水準　⑫食物質地　⑬營養

━ 首次介入時　　━ 介入六個月後

▶ ⑦吞嚥的處置

● 從住院期間開始，就讓個案進行氣球擴張訓練，出院後在家用餐前也一樣進行氣球擴張訓練。

➡ 當食物質地提升為學會分類代碼 3 時，因為和剛介入時相比，由口進食量增加、咽部殘留也減少，所以停止了氣球擴張訓練。

▶ ⑧姿勢的處置

● 由於自宅是臨時住宅，在室內缺乏使用輪椅的空間。

➡ 用餐擺位以在床上半坐臥角度 60 度的獨立進食為目標。

▶ ⑫食物質地的處置

● 訪視開始時，吞嚥照護食從附著性低的凍狀食或慕斯食開始，力求逐步提升。

● 在介入後五個月時，如果是上顎能壓碎的食品，都能順利吞下，但沒有咀嚼動作，幾乎是整個吞下的狀態，透過一點一點的咀嚼練習，推測可以過渡至代碼 3。

● 如果假牙完成後，也還是只能整個吞下，就仍是代碼 3，從代碼 3 到 4 的提升，需向牙科醫師確認是否能熟練使用假牙形成食團之後，慎重地往前進。

● 在居家營養諮詢時，和家屬一起烹調適合個案需求的吞照護嚥食。

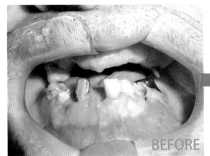
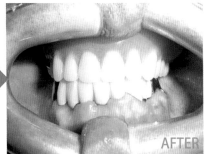
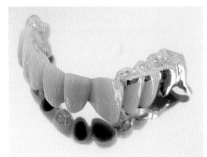

牙科治療包括了控制牙菌斑、拔牙、根管治療、臨時復形物（provisional restoration）、製作假牙、長徑距牙橋、確立咬合狀態等

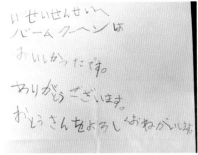
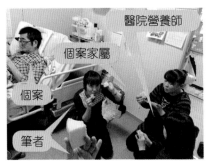
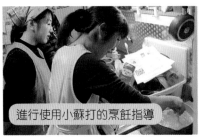

兒子給醫師的信（醫師伯伯，年輪蛋糕很好吃。謝謝。爸爸就拜託醫師了）。

個案的要求「和大家一起吃口感濕潤的年輪蛋糕」（介入三個月後）

以年輪蛋糕的質地（壓碎後可以用牙齦咀嚼形成食團）為基準，思考往後符合營養需求的食物

● 食物質地指導實例

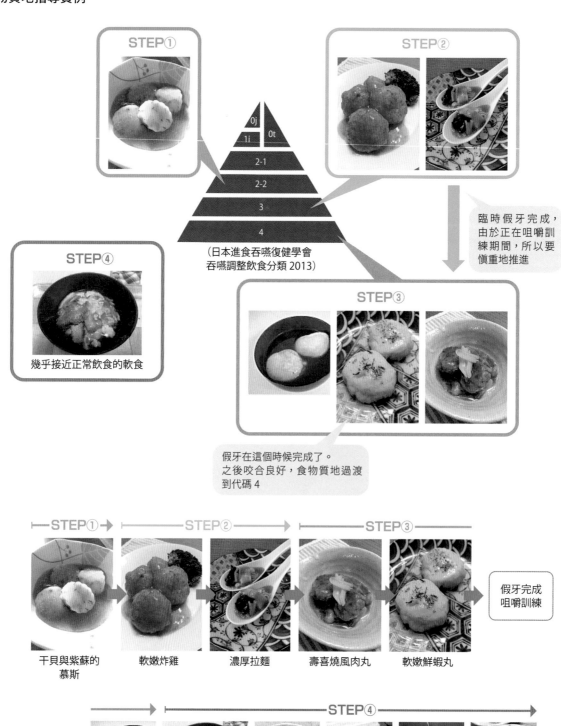

STEP①

STEP②

0j

0t

1i

2-1

2-2

3

4

（日本進食吞嚥復健學會
吞嚥調整飲食分類 2013）

STEP④

幾乎接近正常飲食的軟食

臨時假牙完成，
由於正在咀嚼訓
練期間，所以要
慎重地推進

STEP③

假牙在這個時候完成了。
之後咬合良好，食物質地過渡
到代碼 4

├─STEP①→   ├──STEP②──→   ├──STEP③──→

干貝與紫蘇的
慕斯

軟嫩炸雞

濃厚拉麵

壽喜燒風肉丸

軟嫩鮮蝦丸

假牙完成
咀嚼訓練

├─────────────────STEP④────────────────→

第二次進行
VF 評估

山藥麻糬
紅豆湯

軟嫩豬排丼

軟嫩牛排

鹽味內臟佐
軟嫩高麗菜凍

黏糊糊麵線

鑫鑫腸三明治

● 製作吞嚥照護食的重點

餐點名稱	烹調的重點
干貝與紫蘇的慕斯	干貝慕斯可運用已經攪打過的照護食材。淋上滿滿增稠過的蘿蔔泥芡汁,更增添風味與滑順口感。
軟嫩炸雞	將絞肉與山藥充分攪拌後放在小盤上,裹上麵糊後油炸,淋上增稠的糖醋芡汁,在口腔內更容易成團。
濃厚拉麵	麵與蔬菜用小蘇打水煮到可以用手指壓碎的程度,將紅燒肉(市售料理包)用稀釋過後的麵味露燉煮。趁熱在湯汁裡加入膠化劑讓湯汁變成凍狀。
軟嫩肉丸*	用絞肉、洋蔥末,再加上約絞肉份量兩成左右的麵包粉,做成軟嫩肉丸。淋上滿滿濃稠芡汁,日本大蔥的芯煮軟後裝飾在旁。
軟嫩鮮蝦丸*	蝦肉、半片、蛋白用果汁機攪碎,蓋上保鮮膜蒸熟,製成鮮蝦丸,淋上滿滿增稠過的芡汁。
滑嫩麻糬紅豆湯*	用水溶解少量的白玉粉,加上山藥泥後充分攪拌,用微波爐加熱。就能完成不會黏在口腔內、附著性較低的麻糬。
軟嫩豬排丼	里肌肉用小蘇打水(一杯水加小蘇打一小匙、鹽一匙)醃漬半天後再烹調。烹調至用牙齦也能咬得動的軟度。把油炸用的麵包粉放進塑膠袋裡,壓碎到更細呈粉狀。蛋煮到半熟,更增加滑嫩感。
軟嫩牛排	用小蘇打水醃漬里肌肉的變化版。佐以柔軟的馬鈴薯泥,再淋上滿滿稀釋過後並增稠的燒肉醬汁。
鹽味內臟佐軟嫩高麗菜凍	內臟前一晚用小蘇打水煮熟,做好事先準備。在供餐之前用噴槍炙燒,增加香氣。內臟單獨咀嚼時會在口腔內散開,所以佐以高麗菜凍。
山藥泥麵線	把秋葵、金針菇醬、山藥泥、溫泉蛋等天然黏糊糊的食品全部放在蕎麥麵上。乾的蕎麥麵條事先折到 1 / 3 長後煮軟。
鑫鑫腸三明治	為了實現個案想要和兒子吃同樣東西的願望而烹調的一道菜。在鑫鑫腸上多劃幾刀,運用番茄醬、洋蔥泥、增稠劑,夾滿「不會散開的番茄醬」。

＊出自江頭文江,《支援居家生活的新吞嚥照護食譜》,三輪書店,2008。

以三餐由口進食為目標(介入七個月〜一年六個月)

▶介入一年六個月後運用 KT 平衡圖表的一般人員評估

　　剛介入時有觀察到咽部殘留,導致用餐期間嗆咳狀況多,也有卡痰,透過適合的假牙,再加上藉由居家營養諮詢在自家提供吞嚥照護食,及持續進行直接進食訓練的過程中,用餐期間的嗆咳已經減少。介入半年之後,透過第二次VF評估,確認吞嚥功能已經獲得改善,確立之後朝三餐都由口進食的方向前進。

　　介入一年之後,已經開始可以品嘗豬排丼、牛排、鹽味內臟等各式各樣的餐點。

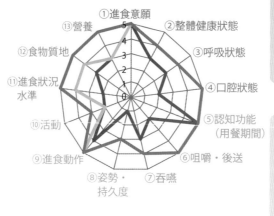

4）進食狀況‧食物質地‧營養的面向
水份需要稍微增稠才能飲用，但咀嚼與吞嚥功能已大幅提升。由於已經過渡到可以完全由口進食接近普通食的食物質地，所以可以拔去胃造口。因餐食選擇範圍增加，之後要持續一併觀察因此增加的體重，並予以控制，還有窒息等的風險

3）姿勢‧活動的面向
能夠自行進食，達到自立。透過積極進行自己做得到的事，ADL能夠維持。透過強化居家和在機構的復健，已能順利地移位至輪椅。還是在方便微調角度的床上用餐，但能坐輪椅到附近散步，或是出門到附近購物等，比起介入前，外出機會增加許多。運用自用車座位角度可調的功能，有時外出時也會在車內用餐

1）身心醫學的面向
經由牙科治療，口腔狀態也趨於穩定，餐食的選擇也增加，進食意願也有維持。咽部有積痰，雖能自己咳出，但仍有誤嚥風險。透過訪視，持續進行整體健康的管理與口腔護理

2）吞嚥功能的面向
藉由牙科治療，建立良好的咬合以能夠咀嚼。此外，配合牙科治療的進展，考量口腔機能與當事人喜好的食物質地規劃餐點，讓個案能一邊享受餐點，一邊進行進食訓練，有助於提升形成食團的能力、減少咽部殘留。推測今後也有使用假牙的問題，將透過到宅牙科治療持續追蹤

雷達圖標籤：①進食意願 ②整體健康狀態 ③呼吸狀態 ④口腔狀態 ⑤認知功能（用餐期間）⑥咀嚼‧後送 ⑦吞嚥 ⑧姿勢‧持久度 ⑨進食動作 ⑩活動 ⑪進食狀況水準 ⑫食物質地 ⑬營養

圖例：—— 首次介入時 —— 介入六個月後 —— 介入一年六個月後

▶▶**⑥咀嚼‧後送／⑦吞嚥的處置**
●雖然是第一次使用假牙，但一邊使用一邊調整，已能咀嚼食物並形成食團。
●在患側仍觀察到少量殘留，但透過交互吞嚥與咳嗽，已能保持淨空。

▶▶**⑪進食狀況水準的處置**
●第二次 VF 評估後，在日照中心或臨托時的用餐，已更改為提供「綿軟食」。
●在家的用餐次數，因主治醫師許可而增加，已慢慢從一天一餐過渡成三餐。
　➡一天三餐都要烹調吞嚥照護食，考慮到對居家照顧者是負擔，所以對過渡至三餐都由口進食的具體時期並未作出指示，交由個案本人與照顧者決定。

▶▶**⑫食物質地的處置**
●透過從粥提升至軟飯，增加每餐攝取的熱量（全粥 100g 是 71kcal，若變更為米飯 100g 是 168kcal）。
●個案提出「想吃肉」的願望，和牙科醫師確認形成食團的能力後，慎重地從絞肉到薄切肉片，再進階到肉塊。

▶▶**⑬營養的處置**
●每個月在日照中心量體重，進行體重管理。
　➡介入七個月後，由口進食量開始增加，根據主治醫師與家屬的判斷，減少營養劑的注入量，體重變成 61kg，比剛介入時減少了 3.1 %。
　➡之後，若進食量比平常少時，根據照護者的判斷追加營養劑，介入一年後回到原本的體重（64.6kg）。

▌過渡至三餐由口進食後的一般人員再評估

經由長照獲得了居家營養諮詢（由營養師到府進行居家營養指導），每六個月擬定一次「營養照顧計畫」並進行居家訪視。由於一年後達成當初設定的目標，所以結束了營養師訪視的支援。體重的變化等營養狀態，後續由主治醫師和長照單位進行追蹤。

食物質地已經可以一天三餐由口進食幾乎接近普通飲食的餐食，也不再需要從胃造口灌食。因此，在介入一年四個月後移除了胃造口。

▶▶**⑪進食狀況水準的處置**
●從原本「為了補充營養的進食」，轉變成為能享受晚間小酌的用餐，能為了生活品質而用餐。
　➡燒酒加入增稠劑後享用，悠閒地一邊品嘗容易吞嚥的餐食，一邊觀賞體育比賽成了每天的樂趣。

▶▶⑫食物質地的處置

● 在居家營養諮詢結束後，因為居家飲食更進一步提升到幾乎是正常的食物質地，讓體重稍微增加（最高 67kg，BMI = 20.5），在介入一年六個月後維持在 64 ~ 65kg 的標準體重（BMI = 19.8）。

KT平衡圖表評分的變化與食物質地・口腔狀態的變化

在照護者（太太）考量下調理在口腔內不易散開的餐食

【介入的成果】

項目	觀察・評估
1）身心醫學的面向	剛介入時個案不斷反覆提及對過去吞嚥評估與吞嚥復健的不滿，以及住院期間所提供的攪打食很難吃等等。隨著訪視次數增加，能夠提供讓個案滿足的美味吞嚥照護食後，終於開始看到笑容。在介入之前因為肺炎住院，所以不僅是吞嚥功能，整體健康狀態、有沒有腦梗塞後遺症之外的障礙或內科疾病，都經過詳細檢查，在出院之後整體健康狀態也依舊穩定，這些都成了牙科治療與營養照護的基礎。再加上本人也維持高度意願，且仍保有溝通能力；照護者高度的烹調能力與「希望個案吃到更美味的餐食」的熱忱，才達成了過渡到全部份量都由口進食的成果。
2）吞嚥功能的面向	透過及早治療會助長口腔內髒污的齲齒和牙周病、製作假牙與牙橋、確立咬合，讓個案能夠咀嚼，穩定的顎位有助於提升口腔內壓。透過牙科醫師與營養師的合作，在改善口腔機能之時，同時調整食物質地，才完成了階段性的提升。透過把符合個案要求的餐食烹調容易入口，進食本身成為進食訓練，得以將訓練融入日常生活當中。結果是通過咽部的食物量能增加，有助於減少咽部殘留。今後，將透過確認假牙的使用狀況、繼續進行口腔護理，以維持現有的功能。
3）姿勢・活動的面向	藉由搖高床的角度讓軀幹不會傾斜，以及運用床鋪本身空中傾倒（tilt）的功能，讓個案更容易看見餐食，進行方便讓個案能獨立進食的擺位。帶去日照中心的輪椅沒有空中傾倒功能，只能用於移動，而且自宅因空間有限，也無法移位到輪椅上用餐。但床鋪可以微調角度，所以個案希望能在床上用餐。透過復健健側的站姿，已能順利地移位到輪椅，所以用餐時間外會移位到輪椅上，進行復健與參加娛樂活動。以後如果能藉由居家復健達到更能離床，就能享受在外用餐等的樂趣，QOL 就能有更近一步的提升。

4)進食狀況・食物質地・營養的面向	剛介入時，因為不理解對個案而言所謂的「普通餐食」是指什麼樣的食物？是「看起來像普通餐食的吞嚥照護食」？還是在口腔內能夠形成食團的「接近普通餐食的吞嚥照護食」，這種狀況下，首先要一邊觀察口腔機能改善到何種程度，一邊調整食物質地。一天有一餐可以由口進食，可是進食量少時仍需調整營養劑的量，但照護者無法計算所攝取的營養量。所以在營養諮詢中教導照護者了解要滿足所需熱量，一餐的份量是多少，不足的部分就以營養劑補足，以這樣來進行營養管理。舉例來說，指導照護者每餐要有一碗飯（約 200g）、肉或魚要有一個手掌的份量、蔬菜類一天兩個手掌的份量、一餐 500 ~ 600kcal× 三餐與點心 200kcal 左右，一整天的總熱量是 1800 ~ 2000kcal。在營養上來說，能由口進食多樣化的食品，不光只依賴腸道營養劑，是很大的好處。

案 例 總 結

當接到訪視的委託時，筆者其實無法預測為實現個案的願望，在居家究竟能做到什麼程度。連主治醫師在內，任誰都想像不到，在不同職類介入、個案本人的努力及家屬的支持下，由口進食竟然能恢復到這個程度。

介入六個月後，由於吞嚥功能改善，向照護者提出了「可以結束居家營養諮詢」的要求，但因為照護者覺得「對備餐仍有不安」，所以又再進行了半年的居家營養諮詢。隨著次數的增加，因應個案的要求發展出了多樣化的餐食，也讓照護者體會到憑藉巧思，的確能讓個案品嘗到各式各樣的餐食。

此外，因為在東日本大地震中受災嚴重，生活在不甚方便的臨時住宅裡，但即使如此仍在狹窄的廚房裡絞盡腦汁烹調吞嚥照護食的照護者（太太），也讓人深感敬佩。我們在個案和家屬身上學到，無論在什麼樣的環境裡，憑藉當事人強大的意志與家人的支持，是能改變狀況的。

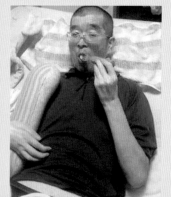

我們也感受到在居家照護上，進行專業營養諮詢的需求很高。不僅是個案的吞嚥能力、照護能力、經濟能力，能夠配合療養環境提供「量身訂做的飲食支援」，是居家營養諮詢的優點。常有人說：「因為居家所以做不到」，但希望我們在把責任歸咎在環境之前，時時思考「如何才能做到？」、「因為居家所以才能做到的支援是什麼？」，從實務上建立團體工作模式，實現更多人「想吃」的心願。

安養機構　在特別養護老人院裡從胃造口重新回到三餐由口進食的案例

▶ **性別・年齡**：女性，91 歲
▶ **現在病史**：腦梗塞後遺症、阿茲海默症
▶ **過去病史**：腦梗塞、鬱血性心臟衰竭、肺炎
▶ **障礙高齡者日常生活自立度**：C2[⑯]
▶ **失智症高齡者自立度**：IV[⑰]
▶ **生活狀況**：在住進機構之前，因肺炎、鬱血性心臟衰竭、腦梗塞在市立醫院住院，都在床上生活。需要完全協助，飲食方面以胃造口灌食一天 900kcal。住院期間反覆出現發燒和喘鳴的症狀，以抗生素點滴改善。右手戴著約束手套，卡痰情況嚴重，左側上下肢麻痺，因語言障礙完全不說話。薦骨部分有褥瘡，因而從醫院轉至機構。
▶ **家屬・照護人員的希望**：可能因為腦梗塞發生之前，曾經利用本機構的短期住宿，所以聽到照護人員說「希望能讓她再次吃飯」，家屬也表示「我們覺得只要還活著就希望她能由口進食。能讓她吃嗎？我們想再次看到媽媽吃飯的樣子」。
▶ **介入之前的過程**：一邊使用短期住宿等長照服務，一邊居家生活，腦梗塞發生後住院了一個月。雖然出院回家，但十一個月後又再度發生腦梗塞、鬱血性心臟衰竭、肺炎，再次住院。由於無法由口進食，所以插入鼻胃管，兩個月後改成胃造口。被醫院告知「今後吸入性肺炎的風險很高，無法由口進食」，出院。在整整一年三個月都未曾由口進食的狀態下住進機構裡。

介入初期的處置方案（從介入開始～一週之後）

▶▶ 介入時運用 KT 平衡圖表的一般人員初評

雖有因廢用症候群、大腦神經問題所引發的認知功能障礙，但用沾過冰水的湯匙碰觸嘴唇時會張口，有進食意願。此外，偶有發燒，但其餘整體健康狀態穩定，可以直接進行訓練。

藉由特殊感覺刺激、口腔護理、離床，提升認知功能，處理目標是提升進食姿勢、食物質地，達到三餐由口進食。

4) 進食狀況・食物質地・營養的面向
雖然一年三個月都沒有由口進食，但整體健康狀態穩定，篩檢評估的結果也顯示，可以開始直接進食訓練。目標是階段性地提升

3) 姿勢・活動的面向
透過利用浴巾等進行調整，已能維持在躺式輪椅上的姿勢。設法增加離床時間，提升軀幹肌力、姿勢的穩定度與持久度

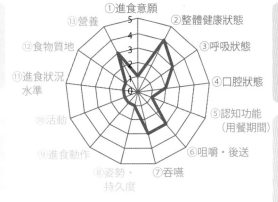
——介入時

1) 身心醫學的面向
有痰與分泌物堆積在咽部，需要抽吸。徹底執行口腔護理，以達到咽部淨空與改善口腔內環境。此外，藉由增加離床時間，採取抗重力姿勢以強化軀幹與呼吸肌，提升咳出的能力

2) 吞嚥功能的面向
能認知食物時，可以利用重力姿勢達成後送、吞嚥，但無法認知食物時就會吐出來。藉由反覆以喜好的食物等進行直接進食訓練，逐步提高食物認知

編註⑯：日本障礙高齡者日常生活自立度 C2 的情況為：長期臥床，無法自行翻身。
編註⑰：日本失智症高齡者自立度 IV 的情況是：經常出現影響日常生活的症狀，例如：無法順利穿衣、進食、排泄，隨便抓東西送進嘴裡，囤積物品，徘徊、失禁，大呼小叫等，行為和想法溝通有困難，需要經常照護。

【介入時運用 KT 平衡圖表的醫療人員複評】

項目	評分	觀察・評估
①進食意願	1	之前沒有針對由口進食進行處理，因為有認知障礙，並不清楚是否有進食意願，但當湯匙碰觸到嘴唇時會張口。家屬對於由口進食的想法堅定，「希望只要活著都能由口進食」。
②整體健康狀態	4	偶爾會觀察到發燒，但不是長期，不治療也能退燒。有痰液與分泌物堆積在咽部，需要抽吸，但其餘的整體健康狀態穩定。
③呼吸狀態	3	有痰液與分泌物堆積在咽部，以抽吸處理。住院期間長時間臥床導致廢用症候群，推測呼吸肌衰退。徹底執行口腔護理與必要時進行抽吸，同時透過設法慢慢增加離床時間，強化軀幹和呼吸肌，逐步提升自己咳嗽的能力。
④口腔狀態	2	上顎有八顆、下顎有五顆殘存齒，並無使用假牙。有口臭和舌苔。徹底執行口腔護理，致力改善口腔內環境。
⑤認知功能（用餐期間）	1	沒有由口進食。認知功能、清醒程度都低。無法發話或對話。透過慢慢增加離床機會，逐步提升清醒程度。
⑥咀嚼・後送	3	篩檢評估結果顯示，在能認知食物時，能確實做到利用重力姿勢的後送、吞嚥，但無法認知時就會吐出來。進行運用五感的策略，提高食物認知。
⑦吞嚥	3	在床上以半坐臥角度 30 度、頸部前屈姿勢進行 MWST＝3 分、FT＝4 分。以冰水 1mL、2mL、3mL 實施 MWST，但攝取 3mL 時出現嗆咳。沒有 SpO₂ 低的狀況。呼吸狀態也良好。FT 時也沒有口腔內殘留，能夠順利吞嚥。無法理解口頭指示，三十秒內空吞兩次有困難。目標是階段性地提升進食姿勢、食物質地。
⑧姿勢・持久度	1	在床上進行管灌餵食。左側上下肢有癱瘓，透過使用浴巾調整，已可以維持正確姿勢。以躺式輪椅離床時，透過頭部、兩側上肢下方、腳底使用靠墊，可以維持 60 度的半坐臥姿勢。透過增加離床機會，慢慢增加離床時間，逐步提升姿勢的穩定度、持久度。
⑨進食動作	1	只靠管灌餵食，沒有由口進食。左側上下肢有癱瘓，但能活動右側上肢。精細動作能力不佳，認知功能也低下，所以難以獨立進食，透過手把手協助或讓個案手拿食物等，進行提升食物認知的處理。
⑩活動	1	所有日常生活動作都需要協助。障礙高齡者日常生活自立度是 C2。
⑪進食狀況水準	1	只靠管灌餵食，也沒有進行吞嚥訓練。
⑫食物質地	1	完全沒有由口進食。
⑬營養	3	身高＝144cm、體重＝39.4kg、BMI＝19.0，從入院時起管灌餵食 900kcal ／日（水份 1500mL ／日），現在仍持續中。必須營養量是 1300 ～ 1400kcal，目前只有管灌餵食，今後以由口進食加上管灌餵食，熱量攝取量 1300 ～ 1400kcal 為目標。體重也希望逐步接近理想體重的 45.6 公斤 ±10 %。

● 由於偶有發燒，需要抽痰，需要徹底執行口腔護理。
● 上顎有髒污，有舌苔、口臭，但因為維持張口有困難與咬合反射導致口腔護理困難。
　➡一邊進行減敏感，一邊進行一天六次的口腔護理。

▶ 吞嚥功能面向的處置
● 由於身體向右傾，所以要從左側介入。有時食物一放進嘴裡就會吐出來。
　➡進食甜食、味道濃郁的食品及喜好的食物時，對食物認知會提升，吐出來的狀況也少。在堅持不懈地持續針對五感進行刺激後（讓個案用眼睛看、聞味道、用手拿等），吐出的狀況已經慢慢減少。

▶ **姿勢‧活動面向的處置**

● 可離床移位至躺式輪椅（30 度半坐臥姿勢，使用輪椅桌板），右手戴約束手套。

➡ 藉由由口進食或參加團體活動等，達到一天三次離床移位至躺式輪椅，也延長了離床的時間。

以提升用餐條件為目標的處置方案（介入一週～十四週）

▶ **介入十四週後運用 KT 平衡圖表的一般人員評估**

　　介入當時，食物認知障礙嚴重，吐出的情況也多，透過延長離床時間和提供喜好的食物，成功提高了對食物的認知。但是，從咀嚼凍狀食確認咽部有殘留音，進行變更食物質地的處理。

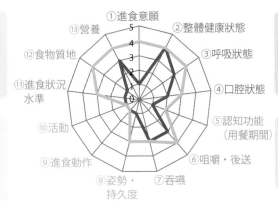

4）進食狀況‧食物質地‧營養的面向
成功提升了食物質地、用餐次數，但因為人手不足的緣故，早餐改為從胃造口注入替代營養。可提升照護人員的技能，以三餐由口進食為目標

3）姿勢‧活動的面向
軀幹向右傾，有姿勢不正的狀況。調整適當的坐姿擺位，並讓機構的照護人員全部都瞭解。以提升穩定度與持久度為目標

1）身心醫學的面向
整體健康狀態穩定，進食意願也慢慢提高。有痰，但自己咳出來的力量也逐步提升，也沒觀察到吸入性肺炎的徵兆

2）吞嚥功能的面向
半坐臥角度 60 度也能毫無問題地咀嚼、吞嚥。透過交互吞嚥，可以更安全地進食

▶ **姿勢‧活動面向的處置**

● 半坐臥角度 60 度，使用輪椅桌板。由於離床時間一長，身體就會往右側傾斜，所以用浴巾等進行調整，成功達到長時間離床。

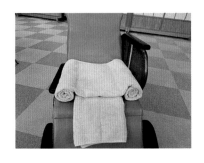 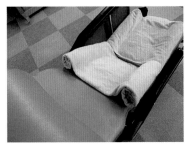 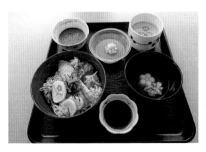

修正椅面的凹陷，用兩端捲起的浴巾設法穩定骨盆。背部（從腰部至胸廓下方為止）也使用兩端捲起的浴巾，消除傾斜的狀況

▶ **進食狀況‧食物質地‧營養面向的處置**

● 介入兩週後，以軟飯、綿軟食（配菜為凍狀食），從每天一餐開始由口進食。藉由咀嚼凍狀食確認咽部有沒有殘留音。

➡ 透過交互吞嚥、以凍狀食為小菜，減少咽部殘留，能兼顧安全的問題。

➡ 從一餐量可以全部吃完的第八週開始，提升為一天提供兩餐。

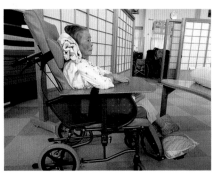

軟飯、綿軟食（小菜為凍狀食）的範例

以過渡至由口進食為目標的處置方案（介入十四週～二十週後為止）

▶介入二十週後運用 KT 平衡圖表的一般人員評估

　　進步到坐空中傾倒型輪椅，半坐臥角度60度，使用輪椅桌板，食物質地為軟飯、綿軟食（配菜為凍狀食），一天兩餐能全部吃完，但專注力不佳，用餐時間拖長逐漸成為障礙。此外，一直都只靠核心成員協助用餐，必須要讓所有照護人員都能進行協助。

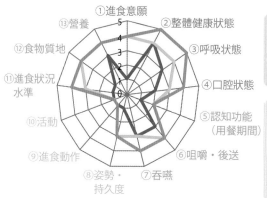

4）進食狀況・食物質地・營養的面向
從第十八週起，從兩餐進步為三餐由口進食。所有照護人員的用餐協助也已達成一致，維持三餐由口進食

3）姿勢・活動的面向
觀察到身體向右側傾斜，及頸部往右側旋轉。設法緩和頸部緊繃，同時並注意要從左側介入，以讓個案能夠轉至正面。此外，運用附有照片的聯絡單等，讓大家都能瞭解合適的坐姿擺位方法

1）身心醫學的面向
能維持進食意願。並未觀察到吸入性肺炎的徵兆，整體健康、呼吸、口腔狀態都維持良好

2）吞嚥功能的面向
用餐期間有時無法持續集中精神。要留意輸入準確的視覺訊息與協助用餐的節奏，以縮短用餐時間與維持注意力。也要考慮調整環境讓個案能夠集中精神

雷達圖項目：①進食意願 ②整體健康狀態 ③呼吸狀態 ④口腔狀態 ⑤認知功能（用餐期間） ⑥咀嚼・後送 ⑦吞嚥 ⑧姿勢・持久度 ⑨進食動作 ⑩活動 ⑪進食狀況水準 ⑫食物質地 ⑬營養

──介入時　　──介入 14 週後　　──介入 20 週後

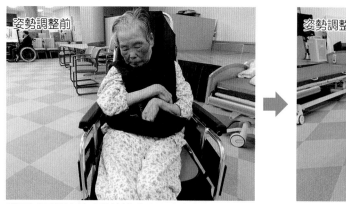
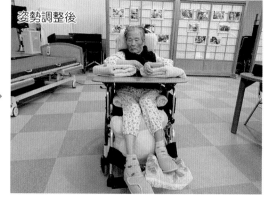

姿勢調整前 → 姿勢調整後

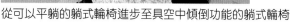
從可以平躺的躺式輪椅進步至具空中傾倒功能的躺式輪椅

▶吞嚥功能面向的處置
●用餐時無法長時間集中注意力，有時會因此無法認知食物，或是想用嘴唇吸食食物。
　→從用湯匙舀食物的階段開始就一定要讓個案看到，徹底執行把湯匙放在舌頭中央，然後沿上唇抽出的動作。
　→此外，也要留意用餐協助的節奏，吞嚥後要馬上把下一口用湯匙送到嘴邊，透過這種方式縮短用餐時間與維持專注力。

▶姿勢・活動面向的處置
●為讓所有照護人員都能執行用餐協助，製作附照片的聯絡單，以達到用餐協助方法一致。
●醫師、照護人員、護理師、機能訓練指導員[18]、營養師、諮商師、照服員等，一起開會以共享資訊。

編註⑱：日本的機能訓練指導員是在日本長照保險制度下所認證的一項資格，類似台灣長照服務人員中醫事人員的項目，是為了提升高齡者的生活品質，為高齡者所需的身體訓練及生活能力提供指導的人，包括各職類的治療師、整復師、按摩師、針灸師等。

吞嚥聯絡單（特別養護老人院惠潮苑）

患者姓名	████████ 先生・女士		性別	M・**F**	年齡	91歲

現在病史	腦梗塞後遺症　阿茲海默症
過去病史	腦梗塞 鬱血性心臟衰竭 肺炎
吞嚥機能 評估 過程 等	**VF**（實施日　/　）・**VE**（實施日　/　） **MWST**：　3分　　　　**FT**：　4分
投藥方法	水・增稠水・服藥凝膠・粉碎後混入食物中
攝取方法	完全協助・部分協助・監督・自立
輔具	無・有　（　　　）
用餐姿勢	椅子・輪椅・躺式輪椅・床上
食物形態	主食　（米飯・軟飯・全粥・食倍樂粥） 副食　（普通食物・一口大小・軟質・滑順・可以壓碎・配菜 凍狀食 ） 喜好・禁止食品：
水份增稠劑	增稠劑　　（不要・必要） 100ml中使用　 0.5 ・1）g
口腔護理等	漱口（可・不可）　假牙 無 ・有） 清潔器具 牙刷 ・ 清潔黏膜專用牙刷 ・清潔黏膜專用牙刷（敏感型） ・ 海綿牙刷 ・ 牙間刷 ・ 海綿潔牙棒 ）
注意事項 復健技巧 等	・不是用牙齒咬住食物，而是用嘴唇抿住食物。此外，無法持續集中精神用餐，狀況時好時壞。口腔內有積存食物或不咀嚼時，表情會變（表情變得僵硬）。 ・<u>一定要讓患者看到食物，把湯匙放在舌頭上，沿著上唇抽出。</u>用筷子時，不要從正前方，要稍微從斜側伸入。 ・吞完一次後，要馬上放進下一口食物。事先準備好，才能在張口時馬上放進下一口。 ・湯汁等水份要迅速送入。湯匙一直放在嘴裡，可能會連同空氣一起吞下，所以要在短時間內進行。

記錄負責人（職別）　　小野寺裕子

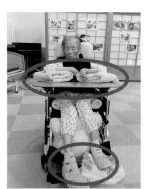

・請使用浴巾等設法讓兩側上肢穩定
・請使用靠墊等，讓下肢、腳底也能穩定

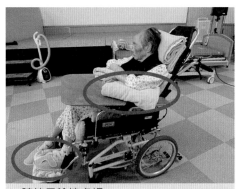

・請使用輪椅桌板
・請使用毛巾等，設法穩定頭頸部、兩側上肢、腳底

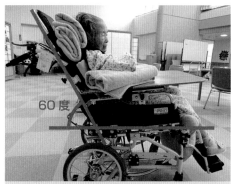

60度

・把食物放進口腔內，能在五秒內吞嚥，所以請在吞下後立刻放進下一口，有節奏地進行協助
・藉由認知食物，用餐專注力也會提升，所以把半坐臥角度設定為 60 度

運用附照片與建議的吞嚥聯絡單，目標是坐姿擺位與照護方法能一致

●自第十八週起，所有照護人員都能進行用餐協助，軟飯、綿軟食（小菜是凍狀食）也從兩餐進階為三餐都由口進食。

【介入的成果】

項目	觀察・複評
1)身心醫學的面向	不再發燒，也完全不再需要抽吸。雖然只是單字，但也開始能聽到發聲說話。
2)吞嚥功能的面向	食物送進嘴裡後，無論質地如何一定會出現咀嚼動作，所以改為提供一般食物。但富纖維質的食物難以吞嚥，且會在患側的口腔內積存，顧慮到安全性，小菜仍選擇凍狀食。因改變用餐協助節奏，用餐時間縮短，用餐時也能專注，但今後的處理方案仍需要包括調整環境。
3)姿勢・活動的面向	會傾向右側，往右側旋轉（斜頸），所以要一邊緩和頸部的緊繃，一邊引導至正面，從左側進行協助。由於斜頸狀況一直沒有改善，所以平時就要更留意從忽略的一側給予刺激。
4)進食狀況・食物質地・營養的面向	已能三餐由口進食軟飯、綿軟食（小菜凍狀食）。每餐都全部吃完，營養狀態也良好。在開始由口進食之時，一開始只靠護理師、看護主任（輔助）協助進食，設法將擺位與協助方法達成一致。為了讓現場的照護人員都能安心地協助進食，製作了附照片的聯絡單。後來也直接指導照護人員，以達到資訊共享。先做給照護人員看，接著一起做，最後讓照護人員一個人做做看，透過這樣的成功體驗，有助於照護人員建立起「我們也做得到」的自信，成功地讓所有照護人員能夠以一致的方法協助進食。

案 例 總 結

　　目前，在照護第一線，人力不足是全日本重視的問題，本機構同樣也受到影響，這也是本個案進步耗費時間的最主要因素（對用餐需要部分協助或完全協助的十一位住民，平均配置二至三位照護人員）。但我們透過舉辦工作坊，讓所有照護人員都能學會正確的協助進食技巧，且不只是照護人員，是要所有職員都能把「住民想要吃」、「家屬想讓個案吃」的心情視為最優先事項，並成功證實透過這樣的方式是能夠達成願望的。

　　在本機構內，開始由口進食時，醫師會與家屬開會。醫師會向家屬說明「由口進食是身為人生活在世上重要的事」、「為了完成住民想吃的心情，機構裡的照護人員需要都具備知識技術並致力其中」。在特別養護老人院裡想能夠再度由口進食，需要的是醫師的知識與判斷力，以及為住民著想的心。若醫師判斷「無法由口進食」，我們就難以實現住民想要由口進食的心願。

　　還有，不可或缺的是不同職類的合作。若不同職類能夠合作，無論面對多大的障礙，也一定能夠跨越吧。

　　能夠有不同職類合作因應，是特養（特別養護機構）最大的優勢。不同職類的合作，才能提升團隊照護的品質，進一步有助住民QOL的提升。在本個案中，家屬感激地表示「既然活著就想由口進食，因為有這樣的心願，所以能住進惠潮苑真是太好了」。今後我們也將一邊維持自己的優勢，一邊以成為能夠實現更多人「想由口進食」目標的機構繼續努力。

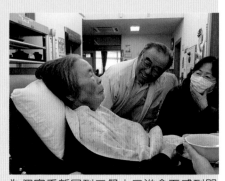

為個案重新回到三餐由口進食而感到開心的家屬

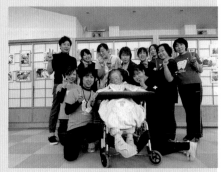

「多職類合作」是團隊的優勢！

第 5 章

進食的機制及運作方式

進食的機制及運作方式

食物進入口中一直到消化、吸收的過程，需要感覺、運動、腦神經、內分泌、消化等系統的相互配合才能完成。而且，為了執行高階飲食行為，大腦皮質的作用也不可或缺。此外，需要照護的高齡者發生吸入性肺炎或窒息的風險很高，所以吞嚥與呼吸系統間的平衡也很重要。因此，必須了解身體各部位基本的解剖及生理機能才能因應。

支援進食所需的腦部功能與器官

理解腦部功能、神經系統、口腔（**圖5-1**）、咽部及喉部（**圖5-2**）、呼吸器官、消化道等的運作機制，不僅能成為不同醫療專業間合作的共同基礎，也有助於理解照護個案的能力與問題所在。此外，在進行吸入性肺炎、窒息、營養不良等的風險管理時也不可或缺。

「進食」這個行為，綜合了來自各式各樣感覺刺激的訊息，可以提升並活化記憶、判斷、洞察、創造、學習和情緒這類高階腦部功能。因此，了解腦神經與各個不同部位腦功能障礙相關的症狀，以及臨床症狀之間的關係，是為有吞嚥障礙者量身訂做治療目標時不可或缺的。此外，屬於高階腦功能障礙的失用症、注意力障礙、偏側空間忽略、額葉症候群、記憶障礙等，不僅在吞嚥階段的先行期會有影響，在準備期、口腔期、咽部期等過程，也會帶來影響。因此，哪一個症狀與進食過程有關，會帶來什麼樣的問題，都必須要進行綜合的評估。

本章要介紹的是吞嚥的五階段模式（Five Stage Model）（**圖5-3**）與過程模式（Process Model）。

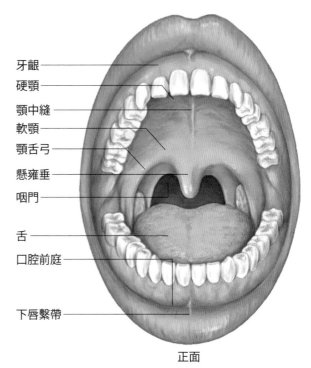

牙齦
硬顎
顎中縫
軟顎
顎舌弓
懸雍垂
咽門
舌
口腔前庭
下唇繫帶

正面

圖 5-1　口腔解剖圖

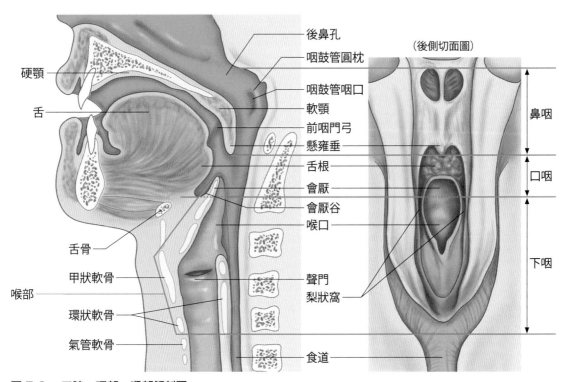

硬顎
舌

後鼻孔
咽鼓管圓枕
咽鼓管咽口
軟顎
前咽門弓
懸雍垂
舌根
會厭
會厭谷
喉口

舌骨
甲狀軟骨
喉部
環狀軟骨
氣管軟骨

聲門
梨狀窩

食道

（後側切面圖）

鼻咽
口咽
下咽

圖 5-2　口腔、咽部、喉部解剖圖

理解進食的機制

1）所謂「吃」這件事

　　人類的「吃」，是一項自主性的社會行為。食物進入嘴巴之後，經過消化、吸收，直到以糞便的形式排出，需要長達 24 ～ 72 小時的時間，但吞嚥動作不到一秒的時間內就能處理完畢。這個過程是由感覺、運動、神經傳遞及內分泌系統等許多器官透過一連串身體運作機制，按照順序進行的複雜動作，且此動作對生命而言不可或缺。

　　瞭解吞嚥機制，必須先理解下圖所示的五個階段（先行期、準備期、口腔期、咽部期、食道期），以及咀嚼吞嚥固體食物的過程。此外，食欲和滿足感等因素也很重要。為了吃得美味，需要有飢餓感，為經營社會生活有想吃的動機也很重要。更重要的是，從嘴巴吃進東西的滿足感，能為生活帶來活著的喜悅與安定感。

2）食欲・動機・滿足感

　　飢餓與食欲的差別究竟在哪裡？沒有飢餓感就不會有想吃的欲望。生物的能量消耗得過少，就不會有飢餓感，身體疼痛、消耗、藥物副作用很強等情況也是一樣。飢餓與飽食的支配中樞是下視丘，但食欲與滿足感的中樞系統（大腦的最高等級命令）則是以額葉為中心，由大腦皮質統一下命令。舉例來說，因為想吃的麵包發霉了、眼前全是討厭的食物，這樣的情況下，就算再怎麼餓也無法有食欲。人類處在心理不安和高壓力的情境，或食物不合口味等情況下，是無法引發食欲的。

　　再加上，進食的「滿足感」，是人類追求更健康且具社會性的「飲食」中，必備的要素之一。每個人，對會對生命有幫助的外部環境，都會主動重複同樣的行動，連我們身體的內部環境都是一樣，人類就是這種生命體。就算再怎麼粗茶淡飯，只要是吃了蘊藏心意的料理，需要用餐協助時被細心呵護，都會感到安心和滿足。對個人而言，所謂的飲食生活，是由生長環境、美容及健康目標，還有地域性、飲食文化，以及因應個別差異需要的滿足感所構成的。希望在協助進食時，能以此為基礎思考每個人的需求。

吞嚥的五階段模式（圖 5-3）

1）先行期──認知食物與進食動作（圖 5-4）

　　先行期是指，在食物進入嘴巴前，要吃什麼、吃多少量、用什麼方法、以多快的速度吃下去的這個瞬間判斷階段。此時，不僅是下視丘的進食中樞，包括視覺、嗅覺、記憶、判斷等高階腦功能和自律神經系統等會綜合發揮功能，身體各部位的感覺、運動、消化器官全部都會開始準備。

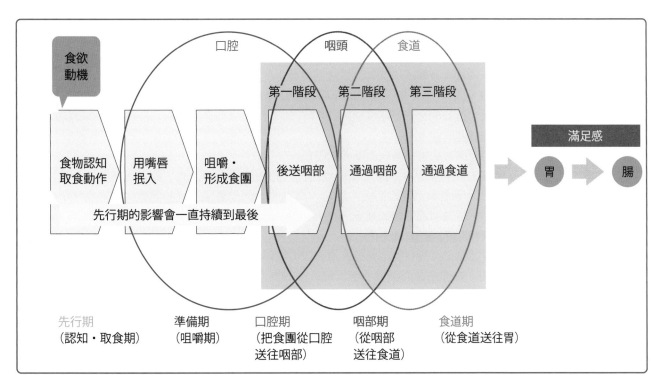

圖 5-3　吞嚥的五階段模式

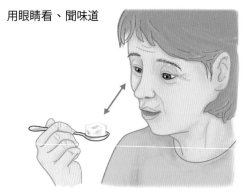

用眼睛看、聞味道

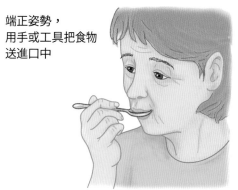

端正姿勢，
用手或工具把食物
送進口中

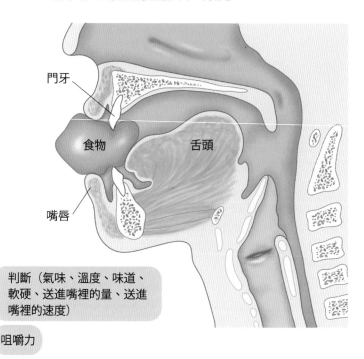

● 用眼睛看、聞味道，辨認食物，判斷要怎麼吃
● 用手或工具把食物送進口中（取食）

門牙

食物　　　　　舌頭

嘴唇

判斷（氣味、溫度、味道、
軟硬、送進嘴裡的量、送進
嘴裡的速度）

咀嚼力

圖 5-4　先行期

根據才藤榮一、向井美惠、半田幸代、藤島一郎（編輯）：JIN 特輯 No52. 進食‧吞嚥復健，醫學書院，1996 年的 p.19 所製成。

　　此外，在先行期中，負責取食功能的手，和進食動作、進食工具、姿勢等都是重要的因素。當發生高階腦功能障礙或失智症時，也可能同時發生記憶障礙、注意力障礙、失語症、失用症、失認症、執行功能障礙、定向力障礙、情緒與行為障礙、抑制力減低或自主性動作減少等症狀。姿勢不良或不適當的協助，對於後續的咀嚼、後送、吞嚥會有很大的影響。

2）準備期──用嘴唇將食物抿入口中、咀嚼、製成食團（圖 5-5）

　　準備期是指把食物送進口中，咀嚼後製成食團的階段。

　　用嘴唇抿入的食物，要在瞬間辨別出它的形狀、軟硬、溫度等，這與咀嚼動作、舌頭的後送是連動的。當嘴唇感覺到這是需要咀嚼的食物時，會立刻用舌頭送往臼齒，開始咀嚼動作。一邊判斷性質與味道，一邊把它磨碎，和唾液混合在一起製成食團。液體或優格等糊狀食則會馬上送進咽部，省略咀嚼的過程。

　　為了製成食團，不僅牙齒（假牙）、牙齦、緊閉的雙唇，以及能靈活地上下、前後、左右轉動的舌頭，臉頰或上下顎等的感覺與動作系統，彼此的合作不可或缺。

3）口腔期（第一階段）──送進咽部（圖 5-6）

　　口腔期指的是，食團經由舌頭從口腔被後送到咽部的階段。

　　和準備期一樣，若雙唇沒有維持緊閉，就無法讓口腔內的口腔內壓上升。此外，軟顎也需要上抬緊貼著咽部後壁，讓鼻咽腔能緊緊閉合。若是鼻咽腔沒有完全閉合，食團的一部分會逆流到鼻咽腔。吞嚥與呼吸的協調不一致，就難以誘發吞嚥反射，容易引起嗆咳或誤嚥。

4）咽部期（第二階段）──從咽部送往食道（圖 5-7）

　　咽部期指的是，藉由反射運動把食團從咽部送往食道入口的階段。

　　食團透過接觸咽部、咽門、軟顎黏膜而誘發吞嚥反射，咽部周圍的許多肌肉會先後收縮。由於主要的吞嚥動作是一種反射，所以無法靠自己的意識控制。

　　舌頭的快速活動會讓鼻咽腔緊閉，並把食團推至下咽，這會讓喉部上抬，往上方、前方向舌骨處移動。此時，會厭會往下蓋住氣管，在聲門緊閉的同時停止呼吸（因此想呼吸或出聲就會嗆到）。這一連串的協調動作，能有效防止食團誤入呼吸道。

　　必須要記得，咽部期與先行期、準備期、口腔期是連動的。吞嚥時，是許多肌肉同時動作並順利地發揮功

●進行咀嚼、製成食團

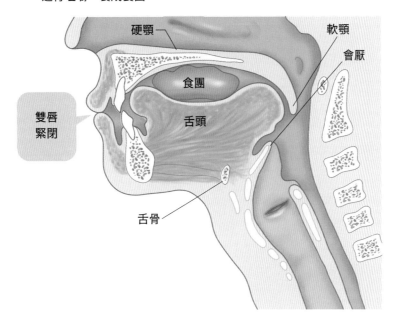

圖 5-5 準備期
根據才藤榮一、向井美惠、半田幸代、藤島一郎（編輯）：JIN 特輯 No52. 進食‧吞嚥復健，醫學書院，1996 年的 p.19 所製成。

●當口腔內壓力升高時，食團就會被用力地送往咽部方向
●舌頭頂住口腔前方形成緊閉的狀態　　●鼻咽腔緊閉

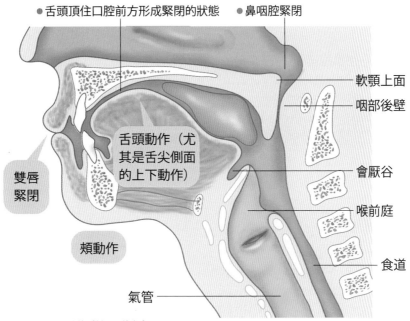

圖 5-6　口腔期（第一階段）
根據才藤榮一、向井美惠、半田幸代、藤島一郎（編輯）：JIN 特輯 No52. 進食‧吞嚥復健，醫學書院，1996 年的 p.20 所製成。

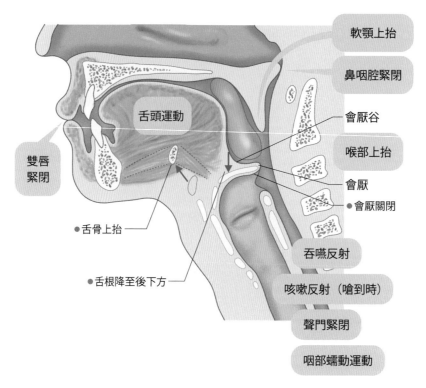

●會厭會像蓋住喉部般向下，擴大會厭谷的空間，食團會下降至這個空間

軟顎上抬

鼻咽腔緊閉

會厭谷

喉部上抬

舌頭運動

會厭

●會厭關閉

雙唇
緊閉

吞嚥反射

●舌骨上抬

咳嗽反射（嗆到時）

●舌根降至後下方

聲門緊閉

咽部蠕動運動

圖 5-7　咽部期（第二階段）

根據才藤榮一、向井美惠、半田幸代、藤島一郎（編輯）：JIN 特輯 No52. 進食・吞嚥復健，醫學書院，1996 年的 p.22 所製成。

能[1]。此外，支配這些肌群的腦神經，包括三叉神經、顏面神經、舌咽神經、迷走神經、舌下神經等命令系統的整合也不可或缺。而且，為了有效進行吞嚥動作，胸鎖乳突肌、斜方肌、呼吸肌、腹壁肌等所構成的頸、肩、胸、腹部肌肉運動與協調性也缺一不可。

5）食道期（第三階段）──從食道送往胃（圖 5-8）

食道期是指，食團從食道入口被送往胃的階段。食團本身的壓力、重力、食道肌肉的蠕動，三者共同把食團送進胃裡。這部分，主要與中樞神經系統的迷走神經有關。

食團通過食道的時間會因食物的物理性質而有所不同，一般而言液體是三秒，固體是八秒。食道蠕動的動作，是透過一次收縮與二次收縮的連續動作產生的運動過程。一次收縮是反射的一部分，而二次收縮是食道因食團通過而擴張，因受到刺激而進一步誘發的收縮運動。透過這個收縮運動，能把殘留在食道裡、尚未被送進胃部的食物一掃而空。

咀嚼吞嚥的過程模式（圖 5-9）

過程模式說明了咀嚼食物時吞嚥的動態。

在過程模式裡，食物會經由舌頭的動作被送往臼齒（第I期後送：stage I transport）開始咀嚼。咀嚼後的食物，變成能夠吞嚥的質地和狀態，集中到舌頭中央之後，會通過咽門、送往口咽（第II期後送：stage II transport）。第II期後送主要是經由舌頭的擠壓動作，所以不需要重力。這個動作是我們在日常生活用餐中就會經驗到的事，透過咀嚼固體食物將形成食團，一邊用舌頭擠壓一邊被送往咽部，在咽部達到了一定量之後，就會產生吞嚥反射。

由於第II期的後送動作在咀嚼過程中是間歇性地產生，所以食物會同時存在口腔內和咽部，在口咽聚集後才引發吞嚥反射，過程模式說明了這個機制。在臨床上有許多經驗指出，咀嚼吞嚥利用這個過程模式，能夠訓練有效的代償方法。舉例來說，當認知功能衰退，已經很難有意識地整口吞下時，提醒個案「好好咬哦」，就能讓口腔內堆積的食物減少，也比較容易誘發吞嚥反射。此外，透過強化雙唇緊閉或有效的咀嚼，能夠提升吞嚥時所需要的口腔內壓，就比較容易避免因食團殘留在咽部所引起的誤嚥。因此，即使口腔內還殘留有食物，只要在對的時機點把下一口送進嘴裡，也會是有效的協助技巧。

●食團被後送到食道入口時，食道入口的環咽肌會收縮、緊閉，以防止
　食團逆流

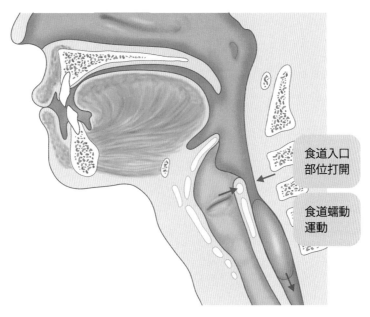

圖 5-8　食道期（第三階段）

根據才藤榮一、向井美惠、半田幸代、藤島一郎（編輯）：JIN 特輯 No52. 進食・吞
嚥復健，醫學書院，1996 年的 p.22 所製成。

圖 5-9　咀嚼吞嚥的過程模式

　　很多例子顯示，運用過程模式進行直接進食訓練時，就算很難整個吞下凍狀或糊狀的食物，只要提供燉煮
至軟嫩的固體食物，運用咀嚼吞嚥，還是有可能提高由口進食的機率。此外，把食物凝聚成食團的能力太差、
口腔期障礙導致食團後送動作不佳等狀況，或是水份含量高的食物質地，都可能會讓食團過早流進咽部，容易
造成吞嚥前的誤嚥。此外，若進食速度過快、一口的份量太多，在利用重力的30度左右半坐臥姿勢進食時，容
易引發窒息，必須特別注意。

參考文獻

第 1 章　支援由口進食幸福的意義

○高齡者模式中飲食支援的有效性與展望

1) World Health Organization："Disability and rehabilitation" http://www.who.int/disabilities/care/en/（access 2017.6.15）

2) Momosaki R, Yasunaga H, Matsui H, et al.：Predictive factors for oral intake after aspiration pneumonia in older adults. Geriatrics & Gerontology International, 16(5)：556-560, 2016.

3) Ellis G, Whitehead MA, O'Neill D, et al.：Comprehensive geriatric assessment for older adults admitted to hospital. Cochrane Database of Systematic Reviews, 2011；(7)：CD006211.

4) Maeda K, Shamoto H, Wakabayashi H, et al.：Reliability and validity of a simplified comprehensive assessment tool for feeding support；Kuchi-Kara Taberu Index. Journal of the American Geriatrics Society, 64(12)：e248-e252, 2016.

5) Maeda K, Akagi J：Treatment of sarcopenic dysphagia with rehabilitation and nutritional support；a comprehensive approach. Journal of the Academy of Nutrition and Dietetics, 116(4)：573-577, 2016.

6) Wakabayashi H, Uwano R：Rehabilitation nutrition for possible sarcopenic dysphagia after lung cancer surgery；a case report. American Journal of Physical Medicine & Rehabilitation, 95(6)：e84-e89, 2016.

7) Hashida N, Shamoto H, Maeda K, et al.：Rehabilitation and nutritional support for sarcopenic dysphagia and tongue atrophy after glossectomy；A case report. Nutrition, 35：128-131, 2017.

第 2 章　達成由口進食需要的綜合評估與支援技巧

○介紹 KT 平衡圖表中的綜合評估項目

1) Maeda K, Shamoto H, Wakabayashi H, Enomoto J, Takeichi M, Koyama T：Reliability and validity of a simplified comprehensive assessment tool for feeding support：Kuchi-Kara Taberu Index. Journal of the American Geriatrics Society, 64(12)：e248-e252, 2016. DOI：10.1111/jgs.14508

①進食意願

1) 馬場元毅：絵でみる脳と神経(第3版)．大脳, pp.22-39, 医学書院, 2009.

2) 食欲 in 健康を守る栄養知識　http://www.aloe-webshop.com/nourishment/（2017 年 6 月 15 日アクセス）

3) 府川則子, 砂川昌子, 金丸晶子, 他：高齢患者の栄養サポートに対する栄養評価の指標に「摂食意欲」を取り入れた試み．静脈経腸栄養, 29(6)：1-8, 2014.

4) 小山珠美(監修)：ビジュアルでわかる早期経口摂取実践ガイド．摂食訓練と食事介助, pp.181-198, 日総研出版, 2012.

②整體健康狀態

1) Koyama T, Maeda K, Anzai H, et al.：Early commencement of oral intake and physical function are associated with early hospital discharge with oral intake in hospitalized elderly individuals with pneumonia. Journal of the American Geriatrics Society, 63(10)：2183–2185, 2015.

2) Halm EA, Fine MJ, Marrie TJ, et al.：Time to clinical stability in patients hospitalized with community-acquired pneumonia；implications for practice guidelines. JAMA, 279：1452-1457, 1998.

3) Bone RC, Balk RA, Cerra FB, et al.：Definitions for sepsis and organ failure and guidelines for the use of innovative therapies in sepsis. The ACCP/SCCM Consensus Conference Committee. American College of Chest Physicians/Society of Critical Care Medicine. Chest, 101：1644-1655, 1992.

4) Tsai LL, Mair RW, Li CH, et al.：Posture-dependent human ^{3}He lung imaging in an open-access MRI system；initial results. Academic Radiology, 15：728-739, 2008.

5) Blair E, Hickam JB：The effect of change in body position on lung volume and intrapulmonary gas mixing in normal subjects. Journal of Clinical Investigation, 34：383-389, 1955.

6) Koyama T, Koganei Y, Katoh M：Effects of a dysphagia rehabilitation program, which begins in the acute stage of stroke, on the early acquisition of oral intake ability. The Japanese Journal of Dysphagia Rehabilitation, 16：20-31, 2012.

7) Leibovitz A, Plotnikov G, Habot B, et al.：Pathogenic colonization of oral flora in frail elderly patients fed by nasogastric tube or percuta-neous enterogastric tube. The Journals of Gerontology：Series A, Biological Sciences and Medical Sciences, 58：52-55, 2003.

8) Maeda K, Akagi J：Oral care may reduce pneumonia in the tube-fed elderly：a preliminary study. Dysphagia, 29：616-621, 2014.

9) Kikuchi R, Watabe N, Konno T, et al.：High incidence of silent aspiration in elderly patients

with community-acquired pneumonia. American Journal of Respiratory and Critical Care Medicine, 150：251-253, 1994.

10) Tanaka N, Nohara K, Kotani Y, et al.：Swallowing frequency in elderly people during daily life. Journal of Oral Rehabilitation, 40：744-750, 2013.

11) Momosaki R, Yasunaga H, Matsui H, et al.：Effect of early rehabilitation by physical therapists on in-hospital mortality after aspiration pneumonia in the elderly. Archives of Physical Medicine and Rehabilitation, 96(2)：205-209, 2014.

12) Lange P, Vestbo J, Nyboe J：Risk factors for death and hospitalization from pneumonia；a prospective study of a general population. European Respiratory Journal, 8：1694-1698, 1995.

13) Yoneyama T, Yoshida M, Matsui T, et al.：Oral care and pneumonia；oral care working group. Lancet, 354：515, 1999.

14) Maruyama T, Taguchi O, Niederman MS, et al.：Efficacy of 23-valent pneumococcal vaccine in preventing pneumonia and improving survival in nursing home residents；double blind, randomised and placebo controlled trial. BMJ, 340：c1004, 2010.

15) Sekizawa K, Matsui T, Nakagawa T, et al.：ACE inhibitors and pneumonia. Lancet, 352：1069, 1998.

16) Maeda K, Akagi J：Sarcopenia is an independent risk factor of dysphagia in hospitalized older people. Geriatrics & Gerontology International, 16(4)：515-521, 2016.

17) Wakabayashi H：Presbyphagia and sarcopenic dysphagia；association between aging, sarcopenia, and deglutition disorders. Journal of Frailty & Aging, 3：97-103, 2014.

③呼吸状態

1) 日本摂食嚥下リハビリテーション学会, 出江紳一, 小島千枝子, 小山珠美, 戸戸原玄, 尾崎研一郎(編集)：日本摂食嚥下リハビリテーション学会eラーニング対応－第4分野－摂食嚥下リハビリテーションの介入Ⅱ 直接訓練・食事介助・外科治療－Ver.2, pp.54-60, 医歯薬出版, 2015.

④口腔状態

1) 武井典子：清拭と清掃, どちらでも有効？. 藤本篤士・武井典子・他(編著), 続5疾病の口腔ケア－プロフェッショナルな実践のためのQ&A55, p.28, 医歯薬出版, 2016.

2)藤本篤士：口腔乾燥に対してどのように保湿を行う？. 藤本篤士・武井典子・他(編著), 5疾病の口腔ケアプロフェッショナルな実践のためのQ&A55, pp.18-19, 医歯薬出版, 2013.

⑤認知機能(用餐期間)

1) 小山珠美(監修)：ビジュアルでわかる早期経口摂取実践ガイド. 高次脳機能障害者へのアプローチ, pp.205-218, 日総研出版, 2012.

2) 才藤栄一, 植田耕一郎(監修)：摂食嚥下リハビリテーション(第3版). 臨床編Ⅱ 原疾患と評価・対処, pp.317-318, 医歯薬出版, 2016.

⑥咀嚼・後送

1) 才藤栄一, 植田耕一郎(監修)：摂食嚥下リハビリテーション(第3版). pp.183-250, 医歯薬出版, 2016.

2) 小山珠美(監修)：ビジュアルでわかる早期経口摂取実践ガイド. 日総研出版, 2012.

3) 山田好秋：よくわかる摂食・嚥下のメカニズム. pp.43-64, 医歯薬出版, 1999.

4) 日本摂食嚥下リハビリテーション学会医療検討委員会：訓練法のまとめ(2014版). 日本摂食・嚥下リハビリテーション学会誌, 18(1)：55-89, 2014.

5) 藤島一郎(監著)：嚥下障害ポケットマニュアル(第3版). 医歯薬出版, 2011.

6) 日本補綴歯科学会：顎関節症に関するガイドライン. 日本補綴歯科学会誌, 46：577-625, 2002.

⑦呑嚥

1) 才藤栄一, 植田耕一郎(監修)：摂食嚥下リハビリテーション(第3版). pp.183-250, 医歯薬出版, 2016.

⑧姿勢・持久度

1) 迫田綾子(編集)：誤嚥を防ぐポジショニングと食事ケア. pp.32-74, 三輪書店, 2013.

2) 祖父江正, 近藤まゆみ(編集)：がん患者の褥瘡ケア. pp.41-51, 日本看護協会出版会, 2009.

3) ベンクト・エングストローム：車いすのためのエルゴノミック・シーティング. pp.53-119, ラックヘルスケア, 2003.

4) 北出貴則(監修)：明日から役立つポジショニング実践ハンドブック. pp.4-12, アイ・ソネックス.

⑨進食動作

1) 千野直一：脳卒中患者の機能評価 SIAS と FIM の実際. pp.19-20, pp.43-58, シュプリンガー・ジャパン, 2007.

2) 岡村太郎：Allen Cognitive Level Screen 2000 の紹介と試用経験の報告. 新潟医療福祉大学学会, 1：54-63, 2001.

3) Bertrand C：Staring an Allen's Cognitive Level Program in a geriatric facility. pp.34-35, Allen Conferences, Inc., 1997.

4) 東嶋美佐子：摂食・嚥下障害への作業療法アプローチー基礎理解から疾患別対応まで. pp.103-112, pp.118-121, pp.154-156, 医歯薬出版, 2012.

⑩活動

1) 世界保健機関(著), 障害者福祉研究会(編集)：ICF 国際生活機能分類—国際障害分類改定版. 中央法規, 2002.

2)Koyama T, Maeda K, Anzai H, et al.：Early commencement of oral intake and physical function are associated with early hospital discharge with oral intake in hospitalized elderly individuals with pneumonia. Journal of the American Geriatrics Society, 63(10)：2183-2185, 2015.

3) 増田公香：CIG(Community Integration Questionnaire)日本語版作成の経緯および使用方法. 作業療法ジャーナル, 39：1022-1024, 2005.

⑪進食状況水準

1) Wakabayashi H：Presbyphagia and sarcopenic dysphagia：association between aging, sarcopenia, and deglutition disorders. Journal of Frailty & Aging, 3：97-103, 2014.

2) Wakabayashi H, Sakuma K：Rehabilitation nutrition for sarcopenia with disability：a combination of both rehabilitation and nutrition care management. Journal of Cachexia, Sarcopenia and Muscle, 5：269-277, 2014.

3) 日本摂食嚥下リハビリテーション学会医療検討委員会：訓練法のまとめ(2014版). 日本摂食嚥下リハビリテーション学会誌, 18(1)：55-89, 2014.

4) Momosaki R, Yasunaga H, Matsui H, et al.：Effect of early rehabilitation by physical therapists on in-hospital mortality after aspiration pneumonia in the elderly. Archives of Physical Medicine and Rehabilitation, 96(2)：205-209, 2014.

5) Maeda K, Koga T, Akagi J：Tentative nil per os leads to poor outcomes in older adults with aspiration pneumonia. Clinical Nutrition, 35 (5)：1147-1152, 2016.

6) Koyama T, Maeda K, Anzai H, et al.：Early commencement of oral intake and physical function are associated with early hospital discharge with oral intake in hospitalized elderly individuals with pneumonia. Journal of the American Geriatrics Society, 63(10)：2183-2185, 2015.

7) 小山珠美, 芳村直美(監修)：実践で身につく！摂食・嚥下障害へのアプローチ―急性期から「食べたい」を支えるケアと技術. pp.165-170, 学研メディカル秀潤社, 2012.

8) Koyama T, Shamoto H, Anzai H, Koganei Y, Maeda K, Wakabayashi H：Multidisciplinary comprehensive care for early recommencement of oral intake in older adults with severe pneumonia. Journal of Gerontological Nursing, 42(10)：21-29, 2016.

9) Maeda K, Shamoto H, Wakabayashi H, Enomoto J, Takeichi M, Koyama T：Reliability and validity of a simplified comprehensive assessment tool for feeding support：Kuchi-Kara Taberu Index. Journal of the American Geriatrics Society, 64 (12)：e248-e252, 2016. DOI：10.1111/jgs.14508

⑫食物質地

1) 日本摂食嚥下リハビリテーション学会医療検討委員会：訓練法のまとめ(2014版). 日本摂食嚥下リハビリテーション学会誌, 18(1)：55-89, 2014.

2) 栢下淳(編著)：嚥下食ピラミッドによるペースト食・ムース食レシピ230. 医歯薬出版, 2013.

3) 江頭文江, 栢下淳(編著)：嚥下食ピラミッドによる嚥下食レシピ125. 医歯薬出版, 2007.

4) 栢下淳(編集)：食べにくい患者への食事アプローチ―イチからよくわかる摂食嚥下障害と嚥下調整食. ニュートリションケア2014年春季増刊, 2014.

5) 回復期リハビリテーション病棟協会栄養委員会(監修), 栢下淳, 高山仁子(編著)：嚥下調整食 学会分類2013に基づく 回復期リハビリテーション病棟の嚥下調整食レシピ集105. 医歯薬出版, 2016.

6) 江頭文江：在宅生活を支える！―これからの新しい嚥下食レシピ. 三輪書店, 2008.

7) 吉田貞夫(編集)：認知症の人の摂食障害―最短トラブルシューティング 食べられる環境, 食べられる食事がわかる. 医歯薬出版, 2014.

⑬營養

1) 嶋津さゆり：寝たきり予防のごはんとおやつ. 栄養と料理, 1：68-69, 2016.

2) 若林秀隆(監修)：リハビリテーション栄養ポケットガイド. p.8, ジェフコーポレーション, 2014.

3) 吉田貞夫(編著)：経腸栄養管理プランとリスクマネジメント. pp.191-195, サイオ出版, 2015.

第3章 用餐協助技巧
○對高階腦功能障礙的處理／小山 珠美

1) 宮永和夫：最適ケアを実現する高次脳機能障害アセスメントブック. p.5, 日総研出版, 2004.

2) 熊倉勇美：高次脳機能障害患者への摂食・嚥下アプローチ. 高次脳機能研究, 28(3)：291-295, 2008.

3) 菅原郁子, 福良薫, 林裕子, 他：急性期からの摂食・嚥下アプローチ―高次脳機能障害と臨床重症度分類に焦点を当てて. BRAIN NURSING, 24(3)：97-104, 2008.

4) 小山珠美, 所和彦(監修)：脳血管障害による高次脳機能障害ナーシングガイド. pp.43-100, 日総研出版, 2008.

5) 橋本圭司：高次脳を鍛える. pp.18-22, 全日本病院出版会, 2008.

6) 藤島一郎：脳卒中の摂食・嚥下障害. pp.137-144, 医歯薬出版, 2004.

7) 小山珠美, 所和彦(監修)：脳血管障害による高次脳機能障害ナーシングガイド. pp.111-130, 日総研出版, 2008.

8) 中野明子, 大塚幸子, 中澤操, 他：「口腔期の嚥下失行」が疑われた左半球損傷の3例. 言語聴覚研究, 6(3)：135-143, 2009.

9) 石合純夫：半側空間無視の世界. 日本高次脳機能障害学会高次脳研究, 30(1)：1-18, 2010.

10) 柳原光恵, 鈴木飛鳥, 乳井恵：箸を使用した食事摂

取がリハビリに与えた影響. 第7回日本リハビリ
テーション看護学会学術大会抄録, pp.143-144,
2008.
11) 小山珠美(監修)：ビジュアルでわかる早期経口摂取
実践ガイド. pp.18-21, 日総研出版, 2012.
12) Jacqueline Kindell ／金子芳洋(訳)：認知症と食べ
る障害. pp.21-73, 医歯薬出版, 2007.
13) 山田規畩子：壊れた脳 生存する知. 講談社, 2004.
14) 山田規畩子：それでも脳は学習する. 講談社, 2007.
15) 中川賀嗣：臨床失行症学. 日本高次脳機能障害学会
高次脳研究, 30(1)：10-18, 2010.
16) 日本摂食・嚥下リハビリテーション学会, 馬場尊,
小島千枝子, 福永真哉, 小山珠美(編集)：日本摂食・
嚥下リハビリテーション学会eラーニング対応―
第4分野―摂食・嚥下リハビリテーションの介入
Ⅱ 直接訓練・食事介助・外科治療. 医歯薬出版,
2011.
17) 椿原彰夫, 石井雅之(監修)：リハビリナース, PT,
OT, ST のための患者さんの行動から理解する高次
脳機能障害. メディカ出版, 2011.

○對認知功能低下者的處理 ／小山 珠美

1) 融道男, 他(監訳)：ICD-10 精神および行動の障害
―臨床記述と診断ガイドライン(新訂版). p.57,
医学書院, 2006.
2) 諏訪さゆり：認知症ケア研修ブック―12 の事例か
ら学ぶ大切なこと. 全国社会福祉協議会, 2009.
3) 野原幹司(編集), 山脇正永, 小谷泰子, 山根由起
子, 石山寿子(著)：認知症患者の摂食・嚥下リハビ
リテーション. 南山堂, 2011.
4) 小山珠美(監修)：ビジュアルでわかる早期経口摂取
実践ガイド. 日総研出版, 2012.
5) 吉田貞夫(編集)：認知症の人の摂食障害トラブル
シューティング. 医歯薬出版, 2015.
6) 日本看護協会(編集)：認知症ケアガイドブック.

pp.13-137, 照林社, 2016.

第4章 運用 KT 平衡圖表的實際支援案例――「吃」竟然讓人變得如此有活力！

○居家2

1) 菱田明・佐々木敏(監修)：日本人の食事摂取基準
2015 年版. 第一出版, 2014.
2) 日本病態栄養学会(編集)：病態栄養認定管理栄養士
のための病態栄養ガイドブック(改訂第5版). 南
江堂, 2016.

第5章 進食的機制及運作方式 ／小山 珠美

1) 金子芳洋, 千野直一(監修)：摂食・嚥下リハビリテー
ション. 摂食・嚥下にかかわる形態的特長. pp.13-
15, 医歯薬出版, 1998.
2) 小山珠美, 所和彦(監修)：脳血管障害による高次脳
機能障害ナーシングガイド(第3版). pp.43-100,
日総研出版, 2008.
3) 山田好秋：よくわかる摂食・嚥下のしくみ. pp.77-
80, 医歯薬出版, 1999.
4) 松尾浩一郎：嚥下モデル―4 期モデル・プロセス
モデル. 日本摂食・嚥下リハビリテーション学会,
馬場尊, 小笠原正(編集), 日本摂食・嚥下リハビリ
テーション学会eラーニング対応―第1分野―摂
食・嚥下リハビリテーションの全体像, p.45, 医
歯薬出版, 2011.
5) 鎌倉やよい, 深田順子：高齢者総合機能評価摂食・
嚥下機能アセスメント. 臨牀看護 32(4): 605-
612, 2006.
6) 才藤栄一, 向井美惠, 半田幸代, 藤島一郎(編集)：
JJN スペシャル No.52 摂食・嚥下リハビリテーショ
ン. 医学書院, 1996.

索 引（按筆畫排序）